# 骨科
## 常用护理
## 与康复技术

张玉梅　唐永利　陈小华　主编

GUKE CHANGYONG HULI
YU KANGFU JISHU

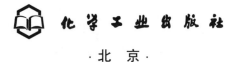

化学工业出版社

·北 京·

## 内容简介

本书就骨科专科护理常用操作与康复技术进行了详尽阐述，针对各项技术的作用和目的、适应证、禁忌证、人员资质、评估要点、宣教要点、关键技术流程、关键提示、风险防范和处理流程、操作考核评分标准等方面进行了梳理和规范。

本书可作为骨科护士专科护理操作和康复技术的培训教材，也可供骨科护理人员在日常护理康复中使用。

**图书在版编目（CIP）数据**

骨科常用护理与康复技术/张玉梅，唐永利，陈小华主编. —北京：化学工业出版社，2023.7

ISBN 978-7-122-43362-6

Ⅰ.①骨⋯　Ⅱ.①张⋯②唐⋯③陈⋯　Ⅲ.①骨疾病-护理②骨疾病-康复　Ⅳ.①R473.6②R680.9

中国国家版本馆 CIP 数据核字（2023）第 072391 号

---

责任编辑：戴小玲　　　　　　　　　　　文字编辑：何　芳
责任校对：王鹏飞　　　　　　　　　　　装帧设计：史利平

---

出版发行：化学工业出版社（北京市东城区青年湖南街 13 号　邮政编码 100011）
印　　装：三河市延风印装有限公司
710mm×1000mm　1/16　印张 16¾　字数 352 千字　2023 年 9 月北京第 1 版第 1 次印刷

---

购书咨询：010-64518888　　　　　　　　售后服务：010-64518899
网　　址：http://www.cip.com.cn
凡购买本书，如有缺损质量问题，本社销售中心负责调换。

---

定　　价：68.00 元

# 编写人员名单

**主　编**　张玉梅　唐永利　陈小华

**副主编**　易德坤　刘小琴　廖淑梅　尹芝华　叶　健

**编　者**（排名不分先后）

张玉梅（陆军军医大学第二附属医院）

唐永利（重庆医科大学第一附属医院）

刘小琴（重庆医科大学第二附属医院）

陈小华（重庆市人民医院）

廖淑梅（重庆市西区医院）

罗春梅（陆军军医大学第二附属医院）

尹芝华（重庆医科大学第三附属医院）

叶　健（重庆市江津区人民医院）

邓　姝（陆军军医大学第一附属医院）

李　英（重庆市荣昌区人民医院）

谭春尼（重庆市九龙坡区人民医院）

邓晓琴（重庆市璧山区人民医院）

何　洁（重庆医科大学第二附属医院）

丁永清（重庆市人民医院）

罗淑明（重庆大学附属三峡医院）

李各芳（重庆医科大学附属儿童医院）

黎娜娜（陆军军医大学第一附属医院）

易德坤（陆军军医大学第二附属医院）

秦　霞（陆军军医大学第二附属医院）

代　丽（陆军军医大学第二附属医院）

汪　涓（陆军军医大学第二附属医院）

何永琴（陆军军医大学第二附属医院）

余建英（陆军特色医学中心）

杨　柳（陆军特色医学中心）

朱朝英（重庆医科大学第一附属医院）

刘　英（重庆医科大学第二附属医院）

聂　娜（重庆医科大学第三附属医院）

吴彩娥（重庆市人民医院）

李　艳（重庆市江津区人民医院）

**秘　书**　易德坤　雷一鹏　何永琴

**视频拍摄与剪辑**　雷一鹏

# 序

"十四五"时期将全面推进健康中国建设，这对我国护理事业的发展提出了新的、更高的要求。未来的护理服务需要紧密围绕人民的健康需求，构建全面全程、优质高效的护理服务体系，而护理康复作为该体系中极为重要的一环，目前还亟须全国护理人鏖战以备。同时，随着骨科医疗技术的快速发展和快速康复外科理念在骨科领域的大力推广，骨科护理人员必须持续提升自身专业水平，尤其是要熟练掌握骨科常用护理与康复技术，提升临床技术水平，夯实专科护理质量，才能为患者的快速康复推波助力。

由于骨科患者所需的护理操作和康复指导技术含量高、持续时间长，目前各级医院尤其是基层医院在这些方面的知识储备、操作意识、操作水平以及硬件设施状况参差不齐，因此，规范、科学的技术指导与推广应用十分必要。重庆市护理学会骨科护理专委会在重庆市卫生健康委员会主导的适宜技术推广中，对重庆市骨科护理人员进行了为期1年的骨科护理和康复技术的推广培训，得到了被培训单位和个人非常高的评价，他们收集了大量资料，总结了相关经验，最终编写出《骨科常用护理与康复技术》一书，该书就骨科专科护理常用操作与康复技术进行了详尽阐述，针对各项技术的作用和目的、适应证、禁忌证、人员资质、评估要点、宣教要点、关键技术流程、关键提示、风险防范和处理流程、操作考核评分标准等方面进行了梳理和规范，相信可以很好地帮助骨科护士理解操作流程、掌握操作手法。同时，该书还配有精心录制的操作视频，读者可以随时扫码观看学习。

《骨科常用护理与康复技术》立足于骨科临床护理工作，具有很强的针对性和实用性，该书可作为骨科护士专科护理操作和康复技术的培训教材，也可供临床骨科护理人员在日常护理康复工作中参考使用。

中华护理学会骨科护理专委会主任委员
中国人民解放军总医院第一医学中心护理部主任

2023 年 2 月

# 前·言

为了适应骨科医学、护理学、康复医学的飞速发展，指导各级医院尤其是基层医院规范骨科专科护理与康复技术，促进骨科患者快速康复，在重庆市卫生健康委员会主导的骨科常用护理与康复适宜技术推广的基础上，重庆市护理学会骨科护理专委会组织重庆市临床经验丰富的骨科护理专家编写了《骨科常用护理与康复技术》一书。该书是针对骨科收治患者开展的护理和康复操作，具有很强的骨科专科护理特点。

编写本书之前，编者对重庆市各级医院骨科护理与康复技术进行调研，充分了解各级医院在护理康复意识、专科知识储备、操作规范水平等方面的需求和存在的问题，使本书内容紧贴临床实际，具有极强的针对性和实用性。本书内容包括骨科常用专科护理操作技术、骨科常用专科治疗技术、骨科常用支具应用护理技术、骨科常用康复技术、骨科常用专科仪器使用操作技术、骨科专科护理评估与理学检查技术等六大模板，共计52个骨科专科护理和康复技术操作，编者首次将骨科理学检查融入其中，在帮助护士准确评估、全面掌握患者病情的同时，提升护士的专业内涵。在形式呈现方面，笔者也结合临床实际，进行了深加工，采用多种方式方便护理人员学习。首先阐述每项技术的作用和目的、适应证、禁忌证、人员资质、评估要点、宣教要点、关键技术流程、关键提示、风险防范和处理流程、操作考核评分标准等，知识点覆盖面广。同时，将技术操作过程制作视频并生成二维码，护理人员扫描二维码即可免费学习，内容展现方式更生动，操作细节交代更清楚，易学易懂。这些方法可更好地帮助骨科护士掌握操作手法和技能，规范骨科护理与康复技术，提高骨科护士的专业能力水平，助力骨科专科护士人才梯队建设，满足骨科护士岗位需求。

本书在编写、审校和出版过程中，全体编者付出了巨大努力和心血，在此致以最崇敬的谢意。虽然编者对书稿内容进行了反复斟酌和修改，但在内容编排和呈现方面难免有不足之处，恳请各位读者批评指正。

编　者
2023年2月

# 目·录

# 第一章 ▶▶ 骨科常用专科护理操作技术

## 第一节 · 止血术

### 一、概述

止血术是指应用物理、药物和手术的方法，控制机体各类出血的技术。其中常见的物理止血方法有指压止血法、止血带止血法、加压包扎止血法、填塞止血法和钳夹止血法等。本节主要介绍与骨科相关的常见物理止血方法。

### 二、作用和目的

控制机体各类出血，防止出血性休克的发生或因出血造成的机体伤害，以挽救生命。

### 三、适应证

（1）血管创伤性出血。
（2）某些特殊部位创伤或病理血管破裂出血。
（3）减少手术区域内的出血。

### 四、禁忌证

（1）伤肢远端明显缺血或有严重挤压伤者禁用止血带止血。
（2）需要施行断肢（指）再植者禁用止血带。
（3）特殊感染截肢禁用止血带，如气性坏疽截肢。
（4）凡有动脉硬化症、糖尿病、慢性肾病肾功能不全者慎用。

### 五、人员资质

经止血技术培训合格的医护人员。

### 六、评估要点

（1）评估环境安全。

（2）评估伤者生命体征、意识状态、配合程度。

（3）评估伤者出血部位、出血类型、出血量。

## 七、宣教要点

（1）告知伤者止血的作用和目的。

（2）告知伤者止血的关键流程及配合方法。

（3）告知伤者止血操作过程中，如有不适，应及时告知医护人员。

（4）告知伤者止血后如再出血或有不适，应及时告知医护人员。

（5）止血带不能自行取下，医护人员将根据时间和止血效果决定取下时间。

## 八、关键技术流程（图 1-1）

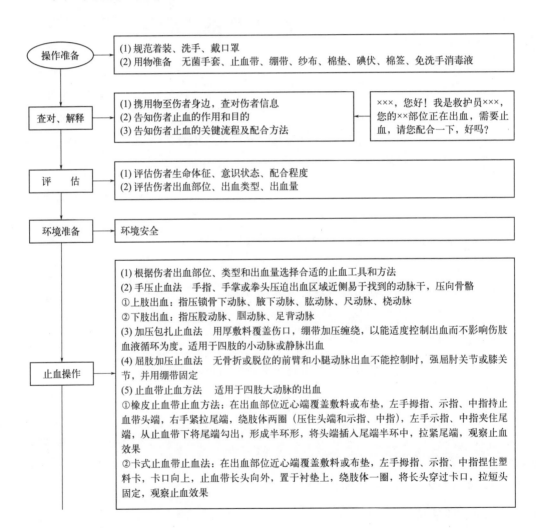

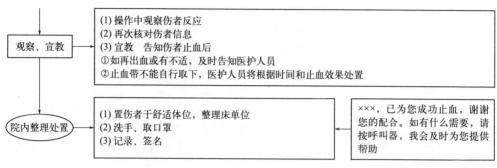

图 1-1 止血术关键技术流程

## 九、关键提示

### 1. 出血评估

（1）出血类型

① 动脉出血：血色鲜红，呈喷射状（与动脉搏动一致），出血速度快，出血量大，危险性大。

② 静脉出血：血色暗红，呈泉涌状，出血速度相对缓慢。

③ 毛细血管出血：血色鲜红，呈渗出状。创面较小时，常可自行凝固止血，危险性小，但当创面较大时，渗出血量较多，危险性大。

（2）出血量

① 根据生命体征估计

a. 生命体征基本平稳或仅有轻微脉率增快，其失血量＜800mL（＜总血容量的20％）。

b. 心率为100～120次/分，收缩压＜80mmHg，其失血量为1000～1250mL（占总血容量的20％～25％），是轻度休克的表现。

c. 心率＞120次/分，收缩压60～80mmHg，尿量＜30mL/h，其失血量为1500～1750mL（占血容量的30％～35％），是中重度休克的表现。

d. 心率＜55次/分。收缩压＜80mmHg，无尿，其失血量＞2000mL（占血容量的40％），表现为明显的意识障碍，是重度休克的表现。

② 根据受伤部位估计

a. 骨盆骨折：出血量1000～1500mL。

b. 开放性肱骨骨折：出血量500～1000mL。

c. 闭合性肱骨骨折：出血量300～500mL。

d. 开放性股骨骨折：出血量1000～2000mL。

e. 闭合性股骨骨折：出血量500～1000mL。

f. 胫腓骨骨折：出血量500～2000mL。

### 2. 止血部位

（1）标准位置 上肢为上臂上1/3，下肢为股骨中、下1/3交界处。也可以将

3

止血带扎在紧靠伤口近侧的健康部位，利于最大限度地保存肢体。

（2）禁止在上臂中、下1/3部扎止血带，避免损伤桡神经。

（3）止血带不可直接缠绕在皮肤上，要绑扎在衬垫上，如三角巾、毛巾、衣服等上面。

### 3. 止血压力

（1）扎止血带松紧适宜，以出血停止、远端不能摸到动脉搏动为度。过松时只能压住静脉，使静脉血液回流受阻，反而加重出血。

（2）使用充气止血带，成人上肢需维持在300mmHg（40kPa，$1Pa=0.0075mmHg$），下肢维持在500mmHg（66.7kPa）为宜。

### 4. 止血时间

应尽量缩短使用止血带时间，以1h为宜，因特殊情况需延长，连续时间最长不超过3h，其间每隔0.5～1h放松1次，每次1～2min，再在该平面以上肢体绑扎，禁止在同一部位反复绑扎。

### 5. 止血标记

使用止血带的伤者要有明显标识，注明开始扎止血带时间、部位、放松时间。

### 6. 肢体保暖

注意肢体保暖，冬季更应注意防寒，因肢体被阻断血流后抗寒能力低下，易发生冻伤，绑扎止血带处不可覆盖，便于随时观察出血的情况。

### 7. 病情观察

绑扎止血带伤者转运途中，要严密观察伤情及患肢情况，如止血带是否脱落，有无剧痛、皮肤发绀、坏死等，如有应立即予以处理。

### 8. 止血带放松

止血带放松后如出血严重可用手压迫出血动脉，如已不出血，则不需继续使用止血带，但不应立即取掉，应维持松开状态，继续观察，确定止血成功后方可取掉。

### 9. 止血带停用

停用止血带时应缓慢松开，防止肢体血流突然增加，伤及毛细血管及影响全身血液重新分布，甚至导致血压下降，取下止血带后应轻抚伤肢，缓解冰冷、麻木等不适感觉。

## 十、止血技术风险防范和处理流程

### 1. 止血时潜在风险的预防措施

（1）肢体缺血

① 绑扎止血带松紧适宜，以出血停止、远端不能摸到动脉搏动为度。

② 使用充气止血带，成人上肢需维持在300mmHg（40kPa），下肢以500mmHg（66.7kPa）为宜。

③ 使用止血带时间应尽量缩短，以1h为宜，最长不超过3h，期间每隔0.5～1h放松1次，每次1～2min。

④ 使用止血带的伤者要有明显标识，注明开始绑扎止血带时间、部位、放松时间。

⑤ 绑扎止血带伤者转运途中，要严密观察伤情及患肢情况，有无剧痛、皮肤发绀、坏死等，如有应立即予以处理。

（2）神经损伤

① 扎止血带部位在上肢为上臂上 1/3，下肢为股骨中、下 1/3 交界处，禁止在上臂中、下 1/3 部扎止血带，避免损伤桡神经。

② 使用止血带过程中，严密观察患肢感觉、运动情况，重视伤者的主诉。

**2. 止血时发生风险的处理流程**（图 1-2、图 1-3）

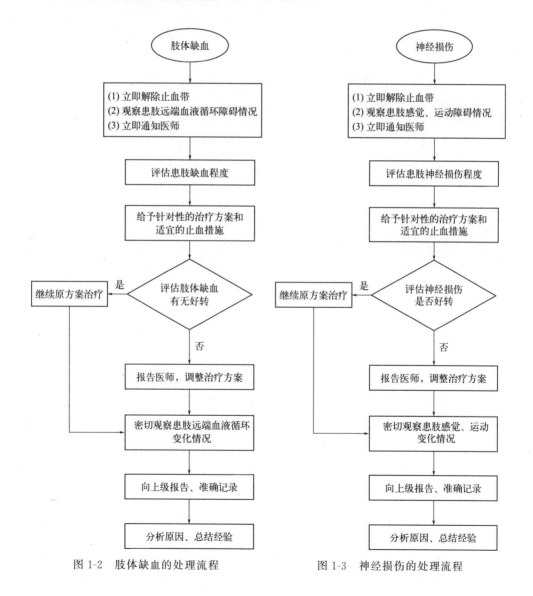

图 1-2　肢体缺血的处理流程　　　　图 1-3　神经损伤的处理流程

## 十一、操作考核评分标准（表 1-1）

### 表 1-1　止血技术操作考核评分标准

科室：_____　姓名：_____　考核日期：_____　考核者：_____　得分：_____

| 项目 | 操作技术要点 | 考核要点 | | 标准分/分 | 得分/分 |
|---|---|---|---|---|---|
| 操作前<br>(30分) | 用物准备　无菌手套、止血带、纱布、棉垫、碘伏、棉签、免洗手消毒液 | 用物齐全 | 2分 | 2 | |
| | 护士准备　仪表端庄、服装整洁、不留长指甲 | (1)仪表端庄<br>(2)服装整洁<br>(3)指甲符合要求 | 1分<br>1分<br>1分 | 3 | |
| | 环境准备　环境安全,温湿度适宜,屏风遮挡 | (1)评估环境<br>(2)屏风遮挡 | 2分<br>2分 | 4 | |
| | 评估伤者<br>(1)生命体征、意识状态、配合程度<br>(2)出血部位、出血类型、出血量 | (1)正确评估全身情况<br>(2)正确评估出血情况 | 2分<br>3分 | 5 | |
| | 采用两种以上方式核对床号、姓名、手腕带等信息 | (1)自我介绍<br>(2)核对方法正确<br>(3)核对信息完整 | 1分<br>2分<br>2分 | 5 | |
| | 告知包扎目的、关键流程、配合方法及注意事项 | (1)告知内容全面<br>(2)伤者理解并配合 | 2分<br>2分 | 4 | |
| | 洗手、戴口罩、戴手套 | (1)洗手规范<br>(2)规范戴口罩<br>(3)规范戴手套 | 3分<br>2分<br>2分 | 7 | |
| 操作中<br>(50分) | (1)取舒适体位<br>(2)正确处理伤口或骨折<br>(3)患肢制动,呈适宜止血的角度 | (1)体位舒适<br>(2)处理伤口或骨折正确<br>(3)患肢体位正确 | 2分<br>4分<br>4分 | 10 | |
| | 根据伤者出血部位、类型和出血量选择合适的止血工具和方法 | (1)止血工具选择正确<br>(2)止血方法选择正确 | 5分<br>5分 | 10 | |
| | A1:手压止血法<br>(1)根据出血部位准确找到压迫的动脉干<br>① 上肢出血:锁骨下动脉、腋下动脉、肱动脉、尺动脉、桡动脉<br>② 下肢出血:股动脉、腘动脉、足背动脉<br>(2)根据出血量选择止血方式　手指、手掌或拳头<br>(3)压迫方向正确　压向骨骼<br>(4)观察止血效果和远端感觉、运动、血液循环情况 | (1)选择动脉干正确<br>(2)选择止血方式正确<br>(3)压迫方向正确<br>(4)指导伤者配合得当<br>(5)病情观察正确<br>(6)有效止血 | 5分<br>5分<br>5分<br>5分<br>5分<br>5分 | 30 | |
| | A2:加压包扎止血法<br>(1)用厚敷料覆盖伤口<br>(2)绷带加压缠绕<br>(3)压力能适度控制出血而不影响伤肢血液循环<br>(4)观察止血效果和远端感觉、运动、血液循环情况 | (1)敷料选择正确<br>(2)绷带缠绕正确<br>(3)压力适当<br>(4)指导伤者配合得当<br>(5)病情观察正确<br>(6)有效止血 | 5分<br>5分<br>5分<br>5分<br>5分<br>5分 | 30 | |

续表

| 项目 | 操作技术要点 | 考核要点 | | 标准分/分 | 得分/分 |
|---|---|---|---|---|---|
| 操作中<br>(50分) | A3:屈肢加压止血法<br>(1)适应证选择:无骨折或脱位的前臂和小腿动脉出血不能控制时<br>(2)肘窝或腘窝处垫棉垫等软物<br>(3)强屈肘关节或膝关节并用绷带固定<br>(4)观察止血效果和远端感觉、运动、血液循环情况 | (1)适应证选择正确<br>(2)肘窝或腘窝处有软物保护<br>(3)绷带缠绕正确、压力适当<br>(4)指导伤者配合得当<br>(5)病情观察正确<br>(6)有效止血 | 5分<br>5分<br>5分<br>5分<br>5分<br>5分 | 30 | |
| | A4:止血带止血方法<br>(1)选择正确的绑扎止血带部位<br>(2)在绑扎止血带部位放衬垫物<br>(3)橡皮止血带止血法<br>① 左手拇指、示指、中指持止血带头端,右手紧拉尾端,绕肢体两圈(压住头端和示指、中指),左手示指、中指夹住尾端,从止血带下将尾端勾出,形成半环形,将头端插入尾端半环中,拉紧尾端<br>② 卡式止血带止血法:左手拇指、示指、中指捏住塑料卡,卡口向上,止血带长头向外,置于衬垫上,绕肢体一圈,将长头穿过卡口,拉短头固定<br>(4)观察止血效果和远端感觉、运动、血液循环情况 | (1)选择绑扎止血带部位正确<br>(2)绑扎止血带部位有衬垫物<br>(3)绑扎止血带手法正确<br>(4)指导伤者配合得当<br>(5)病情观察正确<br>(6)有效止血 | 5分<br>2分<br>10分<br>3分<br>5分<br>5分 | 30 | |
| 操作后<br>(10分) | (1)患肢适合止血体位<br>(2)协助取舒适体位 | (1)伤者体位正确<br>(2)伤者体位舒适 | 1分<br>1分 | 2 | |
| | 洗手、取下口罩、记录、签字 | (1)洗手方法正确<br>(2)取口罩方法正确<br>(3)记录正确 | 1分<br>1分<br>1分 | 3 | |
| | 交代注意事项 | 告知内容准确、全面 | 5分 | 5 | |
| 综合评价<br>(10分) | 操作熟练、动作轻柔、体现人文关怀 | | | | |
| | 操作中观察病情变化,与伤者沟通良好 | | | 5 | |
| 总分<br>(100分) | | 实际得分合计 | | | |

注:A1、A2、A3、A4选其一。

止血术

# 第二节 · 包扎术

## 一、概述

包扎术是指利用三角巾、绷带、敷料等材料包扎止血，保护伤口，限制活动，促进受伤组织愈合。本节主要介绍与骨科相关的常用包扎术。

## 二、作用和目的

（1）保护伤口、减少感染。
（2）帮助止血、镇痛。
（3）固定敷料、夹板、石膏。

## 三、适应证

所有需要包扎的伤口。

## 四、禁忌证

（1）大面积烧伤、烫伤者。
（2）伤口有厌氧菌感染者。

## 五、人员资质

经包扎技术培训合格的医护人员。

## 六、评估要点

（1）评估环境安全、宽敞、明亮、温度适宜。
（2）评估伤者生命体征、意识状态、配合程度。
（3）评估伤者创面或伤口情况。

## 七、宣教要点

（1）告知伤者包扎的作用和目的，取得配合。
（2）告知伤者包扎的关键流程及配合方法。
（3）告知伤者包扎过程中如有不适，及时告知医护人员。
（4）告知伤者包扎后如有不适，及时告知医护人员。
（5）告知伤者包扎后如有松动，需重新包扎固定。

## 八、关键技术流程 （图 1-4）

```
操作准备    (1) 规范着装、洗手、戴口罩
           (2) 用物准备  无菌手套、三角巾、绷带、纱布、棉垫、碘伏、棉签、免洗手消毒液
           (3) 核对医嘱  二人查对
```

| 查对、解释 | (1) 携用物至床旁，查对伤者信息<br>(2) 告知伤者包扎的作用和目的，取得配合<br>(3) 告知伤者包扎的关键流程及配合方法 | ×××，您好！我是您的主管护士×××，您的伤口需要包扎，请您配合一下，好吗？ |

| 评　估 | (1) 评估伤者生命体征、意识状态、配合程度<br>(2) 评估伤者创面或伤口情况 |

| 环境准备 | (1) 床帘或屏风遮挡<br>(2) 环境安全、宽敞、明亮、温度适宜<br>(3) 检查床脚是否固定稳妥 |

**包扎操作**

(1)根据伤者的身材、伤口部位及大小等选择合适的包扎敷料和包扎方法
(2) 三角巾包扎术
①肩部伤的包扎
a.单肩包扎法：将三角巾折叠成燕尾式，燕尾夹角约 90°，夹角对准颈部放于伤侧肩上，向后的一角压住向前的一角，并稍大于前角，燕尾底边两角绕上臂上部并打结，拉紧两燕尾角，分别经胸背于对侧腋下打结
b.双肩包扎法：使三角巾两燕尾角等大，燕尾夹角约120°，夹角朝上对准颈后正中，燕尾披在双肩上，两燕尾角过肩由前往后包肩至腋下与燕尾底边相遇打结
②上肢悬吊式包扎：三角巾底边的一端置于健侧肩部，屈伤侧肘 80°左右，将前臂放在三角巾上，然后将三角巾向上反折，使底边另一端到伤侧肩部，绕至颈与对侧端打结，最后折平三角巾顶角用安全针固定
③臀部伤的包扎
a.单臀包扎法：折三角巾成燕尾状，夹角朝上对准股骨粗隆，覆盖伤侧臀部的后片要大于并压着向前的小片，两底边分别过腰腹部在对侧腹部打结，两燕尾角包绕伤侧大腿，于大腿内侧打结
b.双臀包扎法：多用蝴蝶巾式打结包扎。将两条三角巾的顶角连接处置于腰部正中，底边的各一端绕向前在腹部打结，另一端分别自大腿内侧绕向前，与其底边打纽扣结
④膝部伤的包扎：三角巾顶角朝上盖住膝关节，反折底边并向后拉，左右交叉后再向前、向上拉至关节上方，压住顶角打结。也可将三角巾三折向内，斜放于膝部伤口上，两端于膝后交叉绕至前方。压住上下两边，在膝内侧打结
⑤手（足）伤的包扎：手心向下朝顶角方向平放在三角巾上，顶角反折覆盖全手及腕部，折叠手指两侧的三角巾使其符合手的外形，然后将两底角拉向手背，左右交叉压住顶角后绕手腕打结。同法包足
⑥残肢风帽式包扎法：分别将三角巾底边中央和顶角打结，成风帽状，然后将残肢伤端套入风帽内，再拉紧两底角，于近心端互相反折打结固定
(3) 绷带包扎术
①环形包扎法：右手紧握滚动条，左手提带端，绷带外面贴附伤者包扎部位，使带端斜置于包扎部位的下方，将绷带做环形缠绕，第一圈稍做斜状，第二圈与第一圈做环形重叠，将第一圈斜出的一角压于环形圈内，第三圈开始每一圈都与上一圈按同一方向缠绕并将敷料全部包裹覆盖，然后固定绷带尾端
②螺旋形包扎法：先按环形包扎法缠绕数圈，然后每圈压着前圈的 2/3 成螺旋形向上缠绕
③螺旋反折形包扎法：先做二圈环形包扎，再做螺旋包扎，缠到渐粗处，以一手拇指按住绷带上面正中处，另一手将绷带自该点反折向下，盖过前周 1/3 或 2/3。每一次反折须整齐排列成一直线，形成一排整齐的"∧"形，但每次反折不应在伤口与骨隆突处。适用于前臂、小腿等部位伤口的包扎
④"8"字形包扎法：先用环绕法缠绕数周，斜过关节时，一圈向上、一圈向下做"8"字形来回缠绕，每一圈需遮盖上一圈的2/3，然后固定绷带尾端。适用于关节部位的包扎

图 1-4

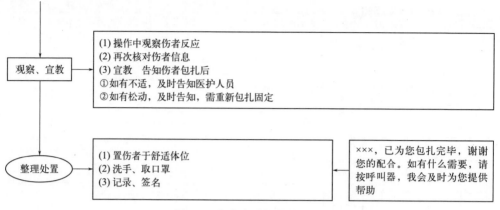

图 1-4　包扎术关键技术流程

## 九、关键提示

### 1. 保护伤口

（1）处理伤口要仔细。

（2）包扎部位准确。

（3）动作轻柔，不碰撞伤口，以免增加伤口出血和疼痛。

（4）根据包扎部位选用宽度适宜的包扎材料，包扎时敷料应超出伤口边缘 5～10cm，紧贴伤口的敷料应是无菌敷料。

### 2. 防止二次损伤

遇有外露污染的骨折端，不可轻易还纳复位，防止二次损伤。

### 3. 固定牢靠

（1）松紧适宜。

（2）绷带包扎时，先环行缠绕数周以固定起点，以后每周覆盖上圈宽度的 1/3～1/2；包扎完毕，再环行缠绕 2 周，以保证固定充分。

### 4. 防止局部皮肤受压

（1）压力均匀、松紧适度。

（2）绷带的往返与交叉应呈一直线。

（3）绷带包扎平整，避免皱褶压迫局部皮肤。

（4）在肢体的外侧面打结，不在伤口、骨突出处或易受压的部位打结。

（5）在肢体的骨突出或凹陷处，如内外踝、腋窝及腹股沟等处，应先垫好棉垫再行包扎。

### 5. 预防血液循环障碍

（1）包扎时从远心端到近心端，以促进静脉血液回流。

（2）压力均匀、松紧适度，尽可能使肢体保持功能位。

（3）包扎四肢时，应将指（趾）端外露，以便观察血液循环。

## 十、包扎技术风险防范和处理流程

### 1. 包扎时潜在风险的预防措施

（1）血液循环障碍

① 包扎前充分评估，根据伤口情况，选择合适的包扎敷料和方法，告知伤者配合点，并积极配合。

② 包扎过程中注意观察患肢感觉、运动、血液循环情况。

③ 包扎后保持患肢功能体位，抬高患肢，密切观察患肢感觉、运动、血液循环情况。

余参见上文"5.预防血液循环障碍"。

（2）压力性损伤　参见上文"4.防止局部皮肤受压"。

### 2. 包扎时发生风险的处理流程（图 1-5、图 1-6）

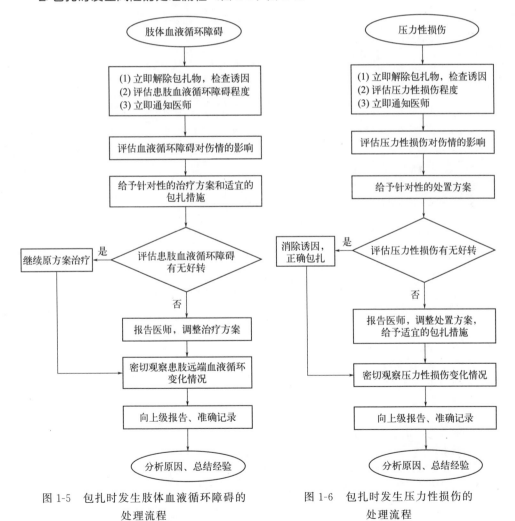

图 1-5　包扎时发生肢体血液循环障碍的
处理流程

图 1-6　包扎时发生压力性损伤的
处理流程

## 十一、操作考核评分标准（表1-2、表1-3）

### 表1-2  三角巾包扎技术操作考核评分标准

科室：_____   姓名：_____   考核日期：_____   考核者：_____   得分：_____

| 项目 | 操作技术要点 | 考核要点 | | 标准分/分 | 得分/分 |
|---|---|---|---|---|---|
| 操作前（30分） | 用物准备  无菌手套、三角巾、纱布、棉垫、碘伏、棉签、免洗手消毒液 | 用物齐全 | 2分 | 2 | |
| | 护士准备  仪表端庄、服装整洁、不留长指甲 | (1)仪表端庄<br>(2)服装整洁<br>(3)指甲符合要求 | 1分<br>1分<br>1分 | 3 | |
| | 环境准备  环境安全,温湿度适宜,屏风遮挡 | (1)评估环境<br>(2)屏风遮挡 | 2分<br>2分 | 4 | |
| | 评估伤者<br>(1)生命体征、意识状态、配合程度<br>(2)伤口情况 | (1)正确评估全身情况<br>(2)正确评估伤口情况 | 2分<br>3分 | 5 | |
| | 采用两种以上方式核对床号、姓名、手腕带等信息 | (1)自我介绍<br>(2)核对方法正确<br>(3)核对信息完整 | 1分<br>2分<br>2分 | 5 | |
| | 告知包扎目的、关键流程、配合方法及注意事项 | (1)告知内容全面<br>(2)伤者理解并配合 | 2分<br>2分 | 4 | |
| | 洗手、戴口罩、戴手套 | (1)洗手规范<br>(2)规范戴口罩<br>(3)规范戴手套 | 3分<br>2分<br>2分 | 7 | |
| 操作中（50分） | (1)取舒适体位<br>(2)正确处理伤口<br>(3)患肢制动,呈适宜包扎角度 | (1)体位舒适<br>(2)处理伤口正确<br>(3)患肢体位正确 | 2分<br>4分<br>4分 | 10 | |
| | 根据伤口部位选择正确的包扎方法 | 包扎方法选择正确 | 10分 | 10 | |
| | A1:单肩包扎法<br>(1)将三角巾折叠成燕尾式,燕尾夹角约90°<br>(2)将三角巾夹角对准颈部放于伤侧肩上<br>(3)向后的一角压住向前的一角,并稍大于前角<br>(4)燕尾底边两角包绕上臂上部并打结<br>(5)拉紧两燕尾角,分别经胸背于对侧腋下打结 | (1)三角巾燕尾夹角度数正确<br>(2)三角巾放置位置正确<br>(3)三角巾放置方法正确<br>(4)三角巾包绕方法正确<br>(5)三角巾打结方法正确<br>(6)指导伤者配合得当<br>(7)包扎松紧适宜、平顺美观 | 5分<br>5分<br>5分<br>5分<br>5分<br>2分<br>3分 | 30 | |
| | A2:双肩包扎法<br>(1)使三角巾两燕尾角等大,燕尾夹角约120°<br>(2)将三角巾夹角朝上对准颈后正中<br>(3)燕尾披在双肩上<br>(4)两燕尾角过肩由前往后包肩至腋下与燕尾底边相遇打结 | (1)三角巾燕尾夹角度数正确<br>(2)三角巾放置位置正确<br>(3)三角巾放置方法正确<br>(4)三角巾包绕方法正确<br>(5)三角巾打结方法正确<br>(6)指导伤者配合得当<br>(7)包扎松紧适宜、平顺美观 | 5分<br>5分<br>5分<br>5分<br>5分<br>2分<br>3分 | 30 | |

右上角：续表

| 项目 | 操作技术要点 | 考核要点 | 标准分/分 | 得分/分 |
|---|---|---|---|---|
| 操作中<br>(50分) | A3:上肢悬吊式包扎<br>(1)三角巾底边的一端置于健侧肩部<br>(2)患肢屈肘80°左右<br>(3)将前臂放在三角巾上<br>(4)将三角巾向上反折,使底边另一端到伤侧肩部,绕至颈后与对侧端打结<br>(5)最后折平三角巾顶角用安全针固定 | (1)患肢屈肘度数正确　　5分<br>(2)三角巾放置位置正确　5分<br>(3)三角巾放置方法正确　5分<br>(4)三角巾包绕方法正确　5分<br>(5)三角巾固定方法正确　5分<br>(6)指导伤者配合得当　　2分<br>(7)包扎松紧适宜、平顺美观　3分 | 30 | |
| | A4:单臀包扎法<br>(1)折三角巾成燕尾状<br>(2)夹角朝上对准股骨粗隆<br>(3)盖伤侧臀部的后片要大于并压着向前的小片<br>(4)两底边角分别过腰腹部在对侧腰部打结<br>(5)两燕尾角包绕伤侧大腿,于大腿内侧打结 | (1)三角巾折叠方法正确　5分<br>(2)三角巾放置位置正确　5分<br>(3)三角巾放置方法正确　5分<br>(4)三角巾包绕方法正确　5分<br>(5)三角巾固定方法正确　5分<br>(6)指导伤者配合得当　　2分<br>(7)包扎松紧适宜、平顺美观　3分 | 30 | |
| | A5:双臀包扎法<br>(1)将两条三角巾的顶角连接处置于腰部正中<br>(2)底边的各端绕向前在腹部打结<br>(3)另一端分别自大腿内侧绕向前,与其底边打纽扣结 | (1)三角巾放置位置正确　　5分<br>(2)三角巾包绕方法正确　10分<br>(3)三角巾固定方法正确　10分<br>(4)指导伤者配合得当　　　2分<br>(5)包扎松紧适宜、平顺美观　3分 | 30 | |
| | A6:膝部伤的包扎<br>(1)三角巾顶角朝上盖住膝关节<br>(2)反折底边并向后拉<br>(3)左右交叉后再向前、向上拉至关节上方,压住顶角打结<br>或：<br>(1)将三角巾三折向内,斜放于膝部伤口上<br>(2)两端于膝后交叉绕至前方<br>(3)压住上下两边,在膝内侧打结 | (1)三角巾折叠方法正确　　5分<br>(2)三角巾放置位置正确　　5分<br>(3)三角巾包绕方法正确　10分<br>(4)三角巾固定方法正确　　5分<br>(5)指导伤者配合得当　　　2分<br>(6)包扎松紧适宜、平顺美观　3分 | 30 | |
| | A7:手(足)伤的包扎<br>(1)手(足)心向下朝顶角方向平放在三角巾上<br>(2)顶角反折覆盖全手(足)及腕(踝)部<br>(3)折叠手指(足趾)两侧的三角巾使符合手(足)的外形<br>(4)然后将两底角拉向手(足)背,左右交叉压住顶角后绕手腕(足踝)打结 | (1)三角巾放置位置正确　　5分<br>(2)三角巾包绕方法正确　10分<br>(3)三角巾固定方法正确　10分<br>(4)指导伤者配合得当　　　2分<br>(5)包扎松紧适宜、平顺美观　3分 | 30 | |

| 项目 | 操作技术要点 | 考核要点 | | 标准分/分 | 得分/分 |
|---|---|---|---|---|---|
| 操作中<br>(50分) | A8. 残肢风帽式包扎法<br>(1)分别将三角巾底边中央和顶角打结，成风帽状<br>(2)将残肢伤端套入风帽内<br>(3)拉紧两底角<br>(4)近心端互相反折打结固定 | (1)三角巾折叠方法正确<br>(2)三角巾放置位置正确<br>(3)三角巾包绕方法正确<br>(4)三角巾固定方法正确<br>(5)指导伤者配合得当<br>(6)包扎松紧适宜、平顺美观 | 5分<br>5分<br>10分<br>5分<br>2分<br>3分 | 30 | |
| 操作后<br>(10分) | (1)患肢功能位<br>(2)协助取舒适体位 | (1)伤者体位正确<br>(2)伤者体位舒适 | 1分<br>1分 | 2 | |
| | 洗手、取下口罩、记录、签字 | (1)洗手方法正确<br>(2)取口罩方法正确<br>(3)记录正确 | 1分<br>1分<br>1分 | 3 | |
| | 交代注意事项 | 告知内容准确、全面 | 5分 | 5 | |
| 综合评价<br>(10分) | 操作熟练、动作轻柔、体现人文关怀 | | | 5 | |
| | 操作中观察病情变化，与伤者沟通良好 | | | 5 | |
| 总分<br>(100分) | | 实际得分合计 | | | |

注：A1、A2、A3、A4、A5、A6、A7、A8 选其一。

### 表 1-3 绷带包扎技术操作考核评分标准

科室：_____   姓名：_____   考核日期：_____   考核者：_____   得分：_____

| 项目 | 操作技术要点 | 考核要点 | | 标准分/分 | 得分/分 |
|---|---|---|---|---|---|
| 操作前<br>(30分) | 用物准备 无菌手套、绷带、纱布、棉垫、碘伏、棉签、免洗手消毒液 | 用物齐全 | 2分 | 2 | |
| | 护士准备 仪表端庄、服装整洁、不留长指甲 | (1)仪表端庄<br>(2)服装整洁<br>(3)指甲符合要求 | 1分<br>1分<br>1分 | 3 | |
| | 环境准备 环境安全，温湿度适宜，屏风遮挡 | (1)评估环境<br>(2)屏风遮挡 | 2分<br>2分 | 4 | |
| | 评估伤者<br>(1)生命体征、意识状态、配合程度<br>(2)伤口情况 | (1)正确评估全身情况<br>(2)正确评估伤口情况 | 2分<br>3分 | 5 | |
| | 采用两种以上方式核对床号、姓名、手腕带等信息 | (1)自我介绍<br>(2)核对方法正确<br>(3)核对信息完整 | 1分<br>2分<br>2分 | 5 | |
| | 告知包扎目的、关键流程、配合方法及注意事项 | (1)告知内容全面<br>(2)伤者理解并配合 | 2分<br>2分 | 4 | |
| | 洗手、戴口罩、戴手套 | (1)洗手规范<br>(2)规范戴口罩<br>(3)规范戴手套 | 3分<br>2分<br>2分 | 7 | |

续表

| 项目 | 操作技术要点 | 考核要点 | | 标准分/分 | 得分/分 |
|---|---|---|---|---|---|
| 操作中<br>(50分) | (1)取舒适体位<br>(2)正确处理伤口<br>(3)患肢制动,呈适宜包扎角度 | (1)体位舒适<br>(2)处理伤口正确<br>(3)患肢体位正确 | 2分<br>4分<br>4分 | 10 | |
| | 根据伤口部位选择正确的包扎方法 | 包扎方法选择正确 | 10分 | 10 | |
| | A1:环形包扎法<br>(1)右手紧握绷带卷,左手提带端<br>(2)将绷带外面准确贴附于伤者包扎部位,使带端斜置于包扎部位的下方<br>(3)绷带环形缠绕,第一圈稍做斜状,第二圈与第一圈做环形重叠,将第一圈斜出的一角压于环形圈内,第三圈开始每一圈都与上一圈按同一方向缠绕并将敷料全部包裹覆盖<br>(4)固定绷带尾端,在肢体外侧打结 | (1)双手固定绷带方法正确<br>(2)初始步骤正确<br>(3)绷带缠绕方法正确<br>(4)绷带末端固定方法正确<br>(5)指导伤者配合得当<br>(6)包扎松紧适宜、平顺美观 | 4分<br>4分<br>10分<br>5分<br>2分<br>5分 | 30 | |
| | A2:螺旋形包扎法<br>(1)右手紧握绷带卷,左手提带端<br>(2)将绷带外面准确贴附于伤者包扎部位,使带端斜置于包扎部位的下方<br>(3)绷带环形缠绕,第一圈稍做斜状,第二圈与第一圈做环形重叠,将第一圈斜出的一角压于环形圈内<br>(4)第三圈开始环形缠绕牢靠后,再每圈压着前圈的2/3螺旋形向上缠绕<br>(5)固定绷带尾端,在肢体外侧打结 | (1)双手固定绷带方法正确<br>(2)初始步骤正确<br>(3)绷带缠绕方法正确<br>(4)绷带末端固定方法正确<br>(5)指导伤者配合得当<br>(6)包扎松紧适宜、平顺美观 | 4分<br>4分<br>10分<br>5分<br>2分<br>5分 | 30 | |
| | A3:螺旋反折形包扎法<br>(1)右手紧握绷带卷,左手提带端<br>(2)将绷带外面准确贴附于伤者包扎部位,使带端斜置于包扎部位的下方<br>(3)绷带环形缠绕,第一圈稍做斜状,第二圈与第一圈做环形重叠,将第一圈斜出的一角压于环形圈内<br>(4)第三圈开始环形缠绕牢靠后,再每圈压着前圈的2/3螺旋形向上缠绕<br>(5)缠到渐粗处,每缠绕一圈将绷带反折一下(避开伤口与骨隆突处),并盖住上一圈的1/3～2/3,反折部位应相同,使之成一条直线,形成一排整齐的"∧"形<br>(6)固定绷带尾端,在肢体外侧打结 | (1)双手固定绷带方法正确<br>(2)初始步骤正确<br>(3)绷带缠绕方法正确<br>(4)绷带反折部位选择正确<br>(5)绷带末端固定方法正确<br>(6)指导伤者配合得当<br>(7)包扎松紧适宜、平顺美观 | 2分<br>3分<br>10分<br>5分<br>3分<br>2分<br>5分 | 30 | |
| | A4:"8"字形包扎法<br>(1)右手紧握绷带卷,左手提带端<br>(2)将绷带外面准确贴附于伤者包扎部位,使带端斜置于包扎部位的下方<br>(3)绷带环形缠绕,第一圈稍做斜状,第二圈与第一圈做环形重叠,将第一圈斜出 | (1)双手固定绷带方法正确<br>(2)初始步骤正确<br>(3)绷带缠绕方法正确<br>(4)绷带末端固定方法正确<br>(5)指导伤者配合得当<br>(6)包扎松紧适宜、平顺美观 | 4分<br>4分<br>10分<br>5分<br>2分<br>5分 | 30 | |

续表

| 项目 | 操作技术要点 | 考核要点 | 标准分/分 | 得分/分 |
|---|---|---|---|---|
| 操作中<br>(50分) | 的一角压于环形圈内<br>(4)第三圈开始环形缠绕牢靠后,斜过关节时,一圈向上、一圈向下重复做"8"字形来回缠绕,每一圈需遮盖上一圈的2/3<br>(5)固定绷带尾端,在肢体外侧打结 | | | |
| | A5:回返形包扎法<br>(1)右手紧握绷带卷,左手提带端<br>(2)将绷带外面准确贴附于伤者包扎部位,使带端斜置于包扎部位的下方<br>(3)绷带环形缠绕,第一圈稍做斜状,第二圈与第一圈做环形重叠,将第一圈斜出的一角压于环形圈内<br>(4)第三圈开始环形缠绕牢靠后,再将绷带绕到断肢端的正中间,前后左右多次来回反折,直到肢体残端被全部包住,然后再环形缠绕将反折的绷带各端固定<br>(5)固定绷带尾端,在肢体外侧打结 | (1)双手固定绷带方法正确　4分<br>(2)初始步骤正确　4分<br>(3)绷带缠绕方法正确　10分<br>(4)绷带末端固定方法正确　5分<br>(5)指导伤者配合得当　2分<br>(6)包扎松紧适宜、平顺美观　5分 | 30 | |
| | A6:蛇形包扎法<br>(1)右手紧握绷带卷,左手提带端<br>(2)将绷带外面准确贴附于伤者包扎部位,使带端斜置于包扎部位的下方<br>(3)绷带环形缠绕,第一圈稍做斜状,第二圈与第一圈做环形重叠,将第一圈斜出的一角压于环形圈内<br>(4)第三圈开始环形缠绕牢靠后,再将绷带斜行上缠,但每周互不遮盖<br>(5)固定绷带尾端,在肢体外侧打结 | (1)双手固定绷带方法正确　4分<br>(2)初始步骤正确　4分<br>(3)绷带缠绕方法正确　10分<br>(4)绷带末端固定方法正确　5分<br>(5)指导伤者配合得当　2分<br>(6)包扎松紧适宜、平顺美观　5分 | 30 | |
| 操作后<br>(10分) | (1)患肢功能位<br>(2)协助取舒适体位 | (1)伤者体位正确　1分<br>(2)伤者体位舒适　1分 | 2 | |
| | 洗手、取下口罩、记录、签字 | (1)洗手方法正确　1分<br>(2)取口罩方法正确　1分<br>(3)记录正确　1分 | 3 | |
| | 交代注意事项 | 告知内容准确、全面　5分 | 5 | |
| 综合评价<br>(10分) | 操作熟练、动作轻柔、体现人文关怀 | | 5 | |
| | 操作中观察病情变化,与伤者沟通良好 | | 5 | |
| 总分<br>(100分) | | 实际得分合计 | | |

注:A1、A2、A3、A4、A5、A6选其一。

包扎术1

包扎术2

# 第三节·固定术

## 一、概述

固定术是指对骨折或关节脱位部位进行牢固制动的急救技术。本节主要介绍骨科常用的临时固定方法。

## 二、作用和目的

（1）固定患肢，避免神经、血管的再损伤。
（2）减轻疼痛，便于转送。

## 三、适应证

四肢骨折、脊柱骨折、骨盆骨折、锁骨骨折、关节脱位等。

## 四、禁忌证

（1）昏迷或肢体失去感觉功能者。
（2）躯干骨折难以固定者。
（3）伴有软组织开放性损伤，感染及血液循环障碍者。
（4）开放性骨折，错位明显且不稳定性骨折者。

## 五、人员资质

经固定术培训合格的医护人员。

## 六、评估要点

（1）评估环境安全。
（2）评估伤者生命体征、意识状态、配合程度。
（3）评估伤者损伤部位和类型。

## 七、宣教要点

（1）告知伤者固定的作用和目的。
（2）告知伤者固定的关键流程及配合方法。
（3）告知伤者固定过程中，如有不适，及时告知医护人员。
（4）告知伤者固定期间如有松动或不适，及时告知医护人员。
（5）告知伤者固定期间固定物不能自行取下，医护人员将根据治疗需求进一步处置。

## 八、关键技术流程（图 1-7）

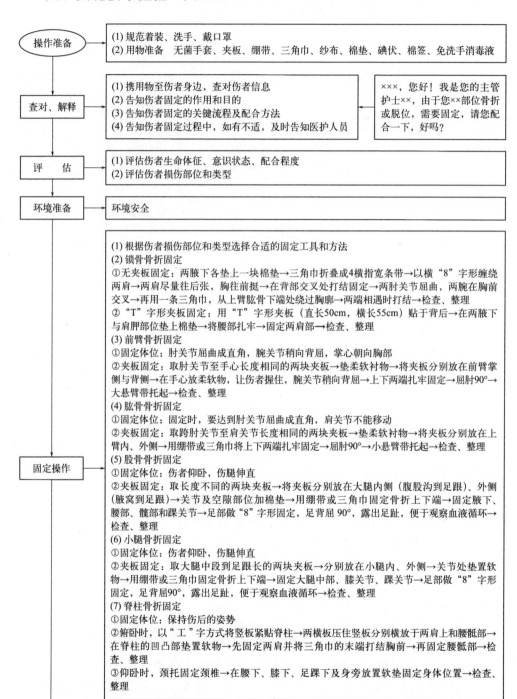

**操作准备**
(1) 规范着装、洗手、戴口罩
(2) 用物准备　无菌手套、夹板、绷带、三角巾、纱布、棉垫、碘伏、棉签、免洗手消毒液

**查对、解释**
(1) 携用物至伤者身边，查对伤者信息
(2) 告知伤者固定的作用和目的
(3) 告知伤者固定的关键流程及配合方法
(4) 告知伤者固定过程中，如有不适，及时告知医护人员

×××，您好！我是您的主管护士××，由于您××部位骨折或脱位，需要固定，请您配合一下，好吗？

**评估**
(1) 评估伤者生命体征、意识状态、配合程度
(2) 评估伤者损伤部位和类型

**环境准备**
环境安全

**固定操作**
(1) 根据伤者损伤部位和类型选择合适的固定工具和方法
(2) 锁骨骨折固定
①无夹板固定：两腋下各垫上一块棉垫→三角巾折叠成4横指宽条带→以横 "8" 字形缠绕两肩→两肩尽量往后张，胸往前挺→在背部交叉处打结固定→两肘关节屈曲，两腕在胸前交叉→再用一条三角巾，从上臂肱骨下端处绕过胸廓→两端相遇时打结→检查、整理
②"T" 字形夹板固定：用 "T" 字形夹板（直长50cm，横长55cm）贴于背后→在两腋下与肩胛部位垫上棉垫→将腰部扎牢→固定两肩部→检查、整理
(3) 前臂骨折固定
①固定体位：肘关节屈曲成直角，腕关节稍向背屈，掌心朝向胸部
②夹板固定：取肘关节至手心长度相同的两块夹板→垫柔软衬物→将夹板分别放在前臂掌侧与背侧→在手心放柔软物，让伤者握住，腕关节稍向背屈→上下两端扎牢固定→屈肘90°→大悬臂带托起→检查、整理
(4) 肱骨骨折固定
①固定体位：固定时，要达到肘关节屈曲成直角，肩关节不能移动
②夹板固定：取跨肘关节至肩关节长度相同的两块夹板→垫柔软衬物→将夹板分别放在上臂内、外侧→用绷带或三角巾将上下两端扎牢固定→屈肘90°→小悬臂带托起→检查、整理
(5) 股骨骨折固定
①固定体位：伤者仰卧，伤腿伸直
②夹板固定：取长度不同的两块夹板→将夹板分别放在大腿内侧（腹股沟到足跟）、外侧（腋窝到足跟）→关节及空隙部位加棉垫→用绷带或三角巾固定骨折上下端→固定腋下、腰部、髋部和踝关节→足部做 "8" 字形固定，足背屈 90°，露出足趾，便于观察血液循环→检查、整理
(6) 小腿骨折固定
①固定体位：伤者仰卧，伤腿伸直
②夹板固定：取大腿中段到足跟长的两块夹板→分别放在小腿内、外侧→关节处垫置软物→用绷带或三角巾固定骨折上下端→固定大腿中部、膝关节、踝关节→足部做 "8" 字形固定，足背屈90°，露出足趾，便于观察血液循环→检查、整理
(7) 脊柱骨折固定
①固定体位：保持伤后的姿势
②俯卧时，以 "工" 字方式将竖板紧贴脊柱→两横板压住竖板分别横放于两肩上和腰骶部→在脊柱的凹凸部垫置软物→先固定两肩并将三角巾的末端打结胸前→再固定腰骶部→检查、整理
③仰卧时，颈托固定颈椎→在腰下、膝下、足踝下及身旁放置软垫固定身体位置→检查、整理

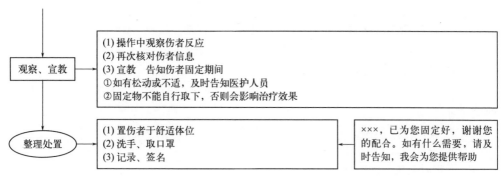

图 1-7　固定术关键技术流程

## 九、关键提示

（1）有伤口和出血时先止血、包扎伤口，然后再固定骨折。如有休克，应先进行抗休克治疗。

（2）骨折畸形不需整复，依伤肢长轴方向稍加牵引和矫正后固定即可。

（3）在处理开放性骨折时，不要把外露的骨折端送回伤口，以免加重污染及刺伤血管和神经。

（4）夹板的长度和宽度应与伤肢相称，长度应超过骨折部的上、下两个关节。

（5）夹板不能与皮肤直接接触，必须垫以衬垫物，尤其是夹板两端、骨突出部和悬空部位，以防局部组织受压。

（6）肢体固定体位（上肢屈肘，下肢伸直）。

（7）四肢骨折断端固定时，先固定骨折上端，再固定骨折下端，防止断端再度错位。

（8）固定要牢固可靠，不可过松或过紧，绷带和三角巾不要直接绑在骨折处。

（9）四肢骨折固定时，要露出指（趾）端，以便观察血液循环。

## 十、固定术风险防范和处理流程

### 1. 固定时潜在风险的预防措施

（1）二次损伤　如骨折再移位、血管损伤、神经损伤。

① 不要整复骨折畸形，依伤肢长轴方向稍加牵引和矫正后固定即可。

② 夹板的长度和宽度应与伤肢相称，长度应超过骨折部的上、下两个关节。

③ 肢体固定体位（上肢屈肘，下肢伸直）。

④ 四肢骨折断端固定时，先固定骨折上端，再固定骨折下端。

⑤ 固定开放性骨折伤者时，不能把外露的骨折端送回伤口，以免刺伤血管、神经。

⑥ 四肢固定时应露出指（趾），严密观察患肢感觉、运动、血液循环情况。

（2）肢体血液循环障碍

① 固定要牢固可靠，松紧适宜，绷带和三角巾不要直接绑在骨折处。

② 四肢固定时应露出指（趾），以便观察血液循环。

③ 固定后抬高患肢高于心脏水平，促进血液回流。

④ 固定后，严密观察患肢感觉、运动、血液循环情况。

（3）压力性损伤

① 夹板不能与皮肤直接接触，必须垫以衬垫物，尤其是夹板两端、骨突出部和悬空部位。

② 固定要牢固可靠、松紧适宜，绷带和三角巾不要直接绑在骨折处。

③ 关注伤者主诉，如有不适应立即松开检查。

**2. 固定时发生风险的处理流程**

固定时发生骨折再移位、血管损伤的处理流程见图1-8、图1-9。

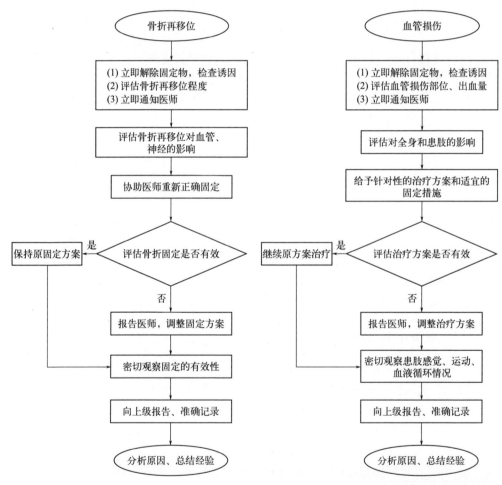

图 1-8　固定时发生骨折再移位的处理流程　　图 1-9　固定时发生血管损伤的处理流程

固定时发生神经损伤、血液循环障碍、压力性损伤的处理流程分别见图1-3、图1-5、图1-6。

# 十一、操作考核评分标准（表1-4）

## 表1-4 固定术操作考核评分标准

科室：_____ 姓名：_____ 考核日期：_____ 考核者：_____ 得分：_____

| 项目 | 操作技术要点 | 考核要点 | | 标准分/分 | 得分/分 |
|---|---|---|---|---|---|
| 操作前<br>(30分) | 用物准备 无菌手套、夹板、三角巾、绷带、纱布、棉垫、碘伏、棉签、免洗手消毒液 | 用物齐全 | 2分 | 2 | |
| | 护士准备 仪表端庄、服装整洁、不留长指甲 | (1)仪表端庄<br>(2)服装整洁<br>(3)指甲符合要求 | 1分<br>1分<br>1分 | 3 | |
| | 环境准备 环境安全、温湿度适宜,屏风遮挡 | (1)评估环境<br>(2)屏风遮挡 | 2分<br>2分 | 4 | |
| | 评估伤者<br>(1)生命体征、意识状态、配合程度<br>(2)损伤部位和类型 | (1)正确评估全身情况<br>(2)正确评估出血情况 | 2分<br>3分 | 5 | |
| | 采用两种以上方式核对床号、姓名、手腕带等信息 | (1)自我介绍<br>(2)核对方法正确<br>(3)核对信息完整 | 1分<br>2分<br>2分 | 5 | |
| | 告知固定目的、关键流程、配合方法及注意事项 | (1)告知内容全面<br>(2)伤者理解并配合 | 2分<br>2分 | 4 | |
| | 洗手、戴口罩、戴手套 | (1)洗手规范<br>(2)规范戴口罩<br>(3)规范戴手套 | 3分<br>2分<br>2分 | 7 | |
| 操作中<br>(50分) | (1)取舒适体位<br>(2)正确处理伤口、骨折<br>(3)患肢制动,呈适宜固定体位 | (1)体位舒适<br>(2)处理伤口或骨折正确<br>(3)患肢体位正确 | 2分<br>4分<br>4分 | 10 | |
| | 根据伤者损伤部位和类型选择合适的固定工具和方法 | (1)固定工具选择正确<br>(2)固定方法选择正确 | 5分<br>5分 | 10 | |
| | A1:锁骨骨折固定<br>(1)无夹板固定<br>① 两腋下各垫上一块棉垫<br>② 三角巾折叠成4横指宽条带<br>③ 以横"8"字形缠绕两肩,两肩尽量往后张,胸往前挺<br>④ 在背部交叉处打结固定,两肘关节屈曲,两腕在胸前交叉<br>⑤ 再用一条三角巾,从上臂肱骨下端处绕过胸廓,两端相遇时打结<br>(2)"T"字形夹板固定<br>① 用"T"字形夹板贴于背后<br>② 在两腋下与肩胛部位垫上棉垫<br>③ 将腰部扎牢→固定两肩部<br>(3)检查、整理、观察 检查固定效果,整理固定带,观察肢体远端感觉、运动、血液循环情况 | (1)固定工具放置位置正确<br>(2)打结、捆扎部位和方法正确<br>(3)指导伤者配合得当<br>(4)病情观察正确<br>(5)有效固定 | 5分<br>10分<br>5分<br>5分<br>5分 | 30 | |

| 项目 | 操作技术要点 | 考核要点 | 标准分/分 | 得分/分 |
|---|---|---|---|---|
| 操作中<br>(50分) | A2:前臂骨折固定<br>(1)摆放体位 肘关节屈曲成直角,腕关节稍向背屈,掌心朝向胸部<br>(2)夹板固定<br>① 准备夹板 肘关节至手心长度相同的2块夹板<br>② 垫柔软衬物<br>③ 将夹板分别放在前臂掌侧与背侧<br>④ 在手心放柔软物,让伤者握住,腕关节稍向背屈<br>⑤ 上下两端扎牢固定<br>⑥ 屈肘90°,大悬臂带托起<br>(3)检查、整理、观察 检查固定效果,整理固定带,观察肢体远端感觉、运动、血液循环情况 | (1)夹板长度符合要求 5分<br>(2)夹板放置位置正确 5分<br>(3)打结、捆扎部位和方法正确 10分<br>(4)指导伤者配合得当 2分<br>(5)病情观察正确 3分<br>(6)有效固定 5分 | 30 | |
| | A3:肱骨骨折固定<br>(1)摆放体位 肘关节屈成直角,肩关节不能移动<br>(2)夹板固定<br>① 准备夹板:跨肘关节至肩关节相同的2块夹板<br>② 垫柔软衬物<br>③ 将夹板分别放在上臂内、外侧<br>④ 用绷带或三角巾将上、下两端扎牢固定<br>⑤ 屈肘90°,小悬臂带托起<br>(3)检查、整理、观察 检查固定效果,整理固定带,观察肢体远端感觉、运动、血液循环情况 | (1)夹板长度符合要求 5分<br>(2)夹板放置位置正确 5分<br>(3)打结、捆扎部位和方法正确 10分<br>(4)指导伤者配合得当 2分<br>(5)病情观察正确 3分<br>(6)有效固定 5分 | 30 | |
| | A4:股骨骨折固定<br>(1)摆放体位 伤者仰卧,伤腿伸直<br>(2)夹板固定<br>① 准备夹板:长度不同的2块夹板,一块长度跨腹股沟到足跟,另一块长度跨腋窝到足跟<br>② 将夹板分别放在大腿内侧腹股沟到足跟、外侧腋窝到足跟<br>③ 关节及空隙部位加棉垫<br>④ 用绷带或三角巾固定骨折上、下端,固定腋下、腰部、髋部和踝关节<br>⑤ 足部做"8"字形固定,足背屈90°,露出足趾<br>(3)检查、整理、观察 检查固定效果,整理固定带,观察肢体远端感觉、运动、血液循环情况 | (1)夹板长度符合要求 5分<br>(2)夹板放置位置正确 5分<br>(3)打结、捆扎部位和方法正确 10分<br>(4)指导伤者配合得当 2分<br>(5)病情观察正确 3分<br>(6)有效固定 5分 | 30 | |

续表

| 项目 | 操作技术要点 | 考核要点 | 标准分/分 | 得分/分 |
|---|---|---|---|---|
| 操作中<br>(50分) | A5:小腿骨折固定<br>(1)摆放体位　伤者仰卧,伤腿伸直<br>(2)夹板固定<br>① 准备夹板:大腿中段到脚跟长的2块夹板<br>② 分别放在小腿内、外侧<br>③ 关节处垫置软物<br>④ 用绷带或三角巾固定骨折上、下端,固定大腿中部、膝关节、踝关节<br>⑤ 足部做"8"字形固定,足背屈90°,露出足趾<br>(3)检查、整理、观察　检查固定效果,整理固定带,观察肢体远端感觉、运动、血液循环情况 | (1)夹板长度符合要求　　5分<br>(2)夹板放置位置正确　　5分<br>(3)打结、捆扎部位和方法正确10分<br>(4)指导伤者配合得当　　2分<br>(5)病情观察正确　　3分<br>(6)有效固定　　5分 | 30 | |
| | A6:脊柱骨折固定<br>(1)摆放体位　保持伤后的姿势<br>(2)俯卧时固定方法<br>① 以"工"字方式将竖板紧贴脊柱<br>② 两横板压住竖板分别横放于两肩上和腰骶部<br>③ 在脊柱的凹凸部垫置软物<br>④ 先固定两肩并将三角巾的末端打结于胸前<br>⑤ 再固定腰骶部<br>(3)仰卧时固定方法<br>① 颈托固定颈椎<br>② 在腰下、膝下、足踝下及身旁放置软垫固定身体位置<br>(4)检查、整理、观察　检查固定效果,整理固定带,观察肢体远端感觉、运动、血液循环情况 | (1)固定工具放置位置正确　5分<br>(2)固定部位和方法正确　10分<br>(3)指导伤者配合得当　　5分<br>(4)病情观察正确　　5分<br>(5)有效固定　　5分 | 30 | |
| 操作后<br>(10分) | (1)患肢适合止血体位<br>(2)协助取舒适体位 | (1)伤者体位正确　　1分<br>(2)伤者体位舒适　　1分 | 2 | |
| | 洗手、取下口罩、记录、签字 | (1)洗手方法正确　　1分<br>(2)取口罩方法正确　　1分<br>(3)记录正确　　1分 | 3 | |
| | 交代注意事项 | 告知内容准确、全面　　5分 | 5 | |
| 综合评价<br>(10分) | 操作熟练、动作轻柔、体现人文关怀 | | 5 | |
| | 操作中观察病情变化,与伤者沟通良好 | | 5 | |
| 总分<br>(100分) | | 实际得分合计 | | |

注：A1、A2、A3、A4、A5、A6选其一。

固定术

# 第四节 · 搬运术

## 一、概述

搬运术是将经过现场初步处置后的伤病员按伤情严重程度、以适当的方法迅速转运至相应救治机构或者转运院内危重、手术、外出检查伤病员的一种运送技术。本节主要介绍脊柱和四肢损伤患者的院外、院内搬运术。

## 二、作用和目的

（1）使伤者脱离危险地区。
（2）运送行动不便的伤者。

## 三、适应证

（1）现场处置完毕可后送、无转运禁忌的伤者。
（2）院内需转运、无禁忌的伤者。

## 四、禁忌证

（1）没有经过详细检查、伤情不清楚的伤者。
（2）病情危重、生命体征不稳定、需实施现场急救的伤者。

## 五、人员资质

经搬运术培训合格的人员。

## 六、评估要点

（1）评估环境安全。
（2）评估伤者生命体征、意识状态、配合程度。
（3）评估伤者伤情、损伤部位和类型。
（4）评估伤者躯体活动能力、体重。
（5）评估担架、颈托或头部固定器、脊椎板、固定带性能是否完好，包括面板是否平整、支架是否完好。

## 七、宣教要点

（1）告知伤者搬运的作用和目的。

（2）告知伤者搬运时的关键流程及配合方法（不要做任何动作，避免加重损伤）。

（3）告知伤者搬运过程中，如有不适，及时告知医护人员。

## 八、关键技术流程

### （一）颈椎损伤患者院外搬运流程（图 1-10）

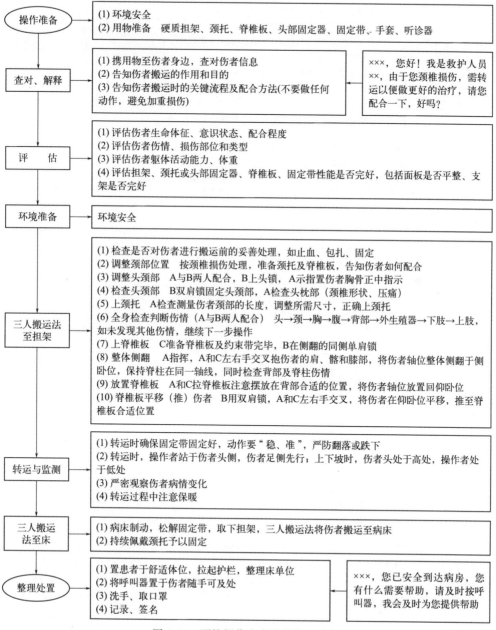

图 1-10　颈椎损伤患者院外搬运流程

## （二）颈椎损伤患者院内搬运流程（图1-11）

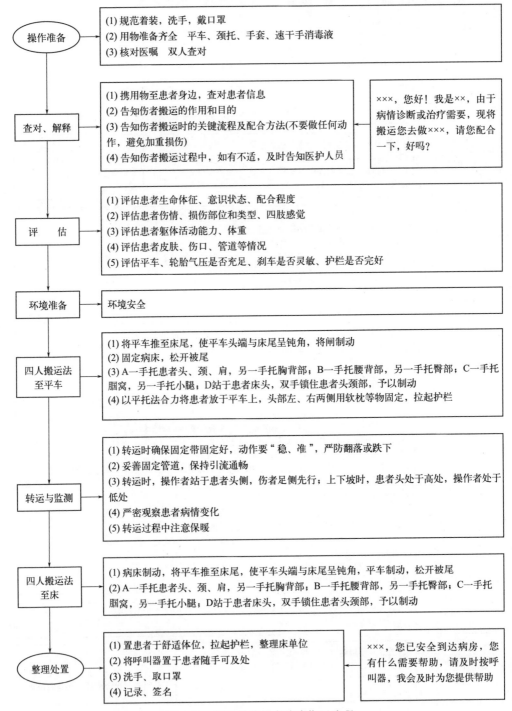

**操作准备**
(1) 规范着装，洗手，戴口罩
(2) 用物准备齐全 平车、颈托、手套、速干手消毒液
(3) 核对医嘱 双人查对

**查对、解释**
(1) 携用物至患者身边，查对患者信息
(2) 告知伤者搬运的作用和目的
(3) 告知伤者搬运时的关键流程及配合方法(不要做任何动作，避免加重损伤)
(4) 告知伤者搬运过程中，如有不适，及时告知医护人员

×××，您好！我是××，由于病情诊断或治疗需要，现将搬运您去做×××，请您配合一下，好吗？

**评估**
(1) 评估患者生命体征、意识状态、配合程度
(2) 评估患者伤情、损伤部位和类型、四肢感觉
(3) 评估患者躯体活动能力、体重
(4) 评估患者皮肤、伤口、管道等情况
(5) 评估平车、轮胎气压是否充足、刹车是否灵敏、护栏是否完好

**环境准备**
环境安全

**四人搬运法至平车**
(1) 将平车推至床尾，使平车头端与床尾呈钝角，将闸制动
(2) 固定病床，松开被尾
(3) A一手托患者头、颈、肩，另一手托胸背部；B一手托腰背部，另一手托臀部；C一手托腘窝，另一手托小腿；D站于患者床头，双手锁住患者头颈部，予以制动
(4) 以平托法合力将患者放于平车上，头部左、右两侧用软枕等物固定，拉起护栏

**转运与监测**
(1) 转运时确保固定带固定好，动作要"稳、准"，严防翻落或跌下
(2) 妥善固定管道，保持引流通畅
(3) 转运时，操作者站于患者头侧，伤者足侧先行；上下坡时，患者头处于高处，操作者处于低处
(4) 严密观察患者病情变化
(5) 转运过程中注意保暖

**四人搬运法至床**
(1) 病床制动，将平车推至床尾，使平车头端与床尾呈钝角，平车制动，松开被尾
(2) A一手托患者头、颈、肩，另一手托胸背部；B一手托腰背部，另一手托臀部；C一手托腘窝，另一手托小腿；D站于患者床头，双手锁住患者头颈部，予以制动

**整理处置**
(1) 置患者于舒适体位，拉起护栏，整理床单位
(2) 将呼叫器置于患者随手可及处
(3) 洗手、取口罩
(4) 记录、签名

×××，您已安全到达病房，您有什么需要帮助，请及时按呼叫器，我会及时为您提供帮助

图1-11 颈椎损伤患者院内搬运流程

## （三）胸腰椎损伤患者院外搬运流程（图 1-12）

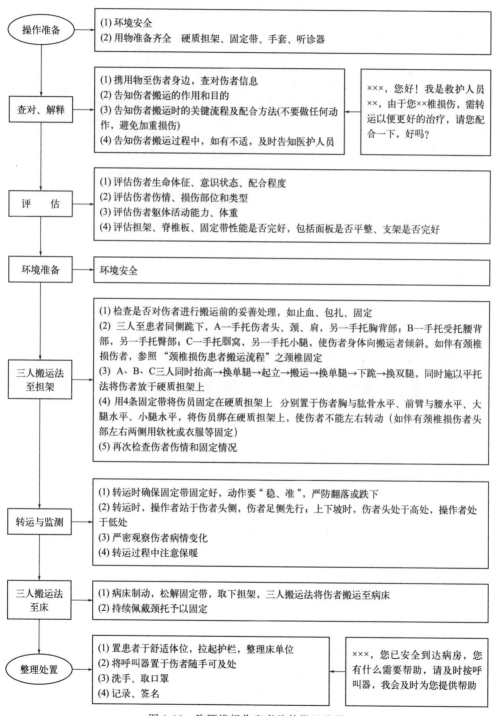

图 1-12 胸腰椎损伤患者院外搬运流程

操作准备
(1) 环境安全
(2) 用物准备齐全 硬质担架、固定带、手套、听诊器

查对、解释
(1) 携用物至伤者身边，查对伤者信息
(2) 告知伤者搬运的作用和目的
(3) 告知伤者搬运时的关键流程及配合方法(不要做任何动作，避免加重损伤)
(4) 告知伤者搬运过程中，如有不适，及时告知医护人员

×××，您好！我是救护人员××，由于您××椎损伤，需转运以便更好的治疗，请您配合一下，好吗？

评估
(1) 评估伤者生命体征、意识状态、配合程度
(2) 评估伤者伤情、损伤部位和类型
(3) 评估伤者躯体活动能力、体重
(4) 评估担架、脊椎板、固定带性能是否完好，包括面板是否平整、支架是否完好

环境准备
环境安全

三人搬运法至担架
(1) 检查是否对伤者进行搬运前的妥善处理，如止血、包扎、固定
(2) 三人至患者同侧跪下，A—手托伤者头、颈、肩，另一手托胸背部；B—手托受托腰背部，另一手托臀部；C—手托腘窝，另一手托小腿，使伤者身体向搬运者倾斜。如伴有颈椎损伤者，参照"颈椎损伤患者搬运流程"之颈椎固定
(3) A、B、C三人同时抬高→换单腿→起立→搬运→换单腿→下跪→换双腿，同时施以平托法将伤者放于硬质担架上
(4) 用4条固定带将伤员固定在硬质担架上 分别置于伤者胸与肱骨水平、前臂与腰水平、大腿水平、小腿水平，将伤者绑在硬质担架上，使伤者不能左右转动（如伴有颈椎损伤者头部左右两侧用软枕或衣服等固定）
(5) 再次检查伤者伤情和固定情况

转运与监测
(1) 转运时确保固定带固定好，动作要"稳、准"，严防翻落或跌下
(2) 转运时，操作者站于伤者头侧，伤者足侧先行；上下坡时，伤者头处于高处，操作者处于低处
(3) 严密观察伤者病情变化
(4) 转运过程中注意保暖

三人搬运法至床
(1) 病床制动，松解固定带，取下担架，三人搬运法将伤者搬运至病床
(2) 持续佩戴颈托予以固定

整理处置
(1) 置患者于舒适体位，拉起护栏，整理床单位
(2) 将呼叫器置于伤者随手可及处
(3) 洗手、取口罩
(4) 记录、签名

×××，您已安全到达病房，您有什么需要帮助，请及时按呼叫器，我会及时为您提供帮助

## （四）胸腰椎损伤患者院内搬运流程（图 1-13）

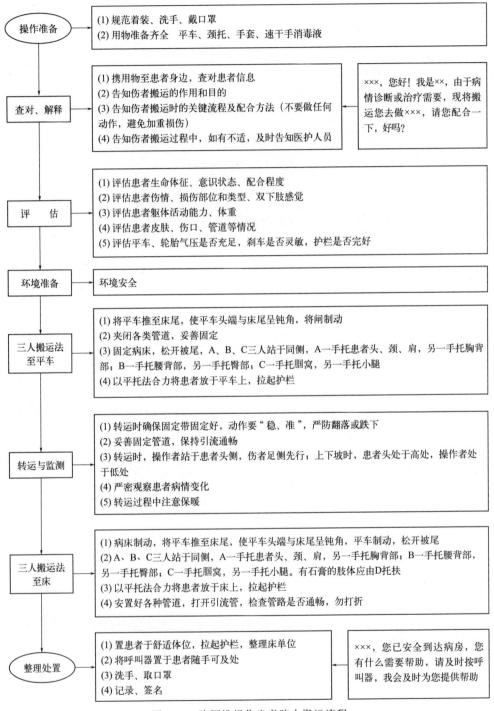

图 1-13　胸腰椎损伤患者院内搬运流程

## （五）四肢骨折患者院外搬运流程（图 1-14）

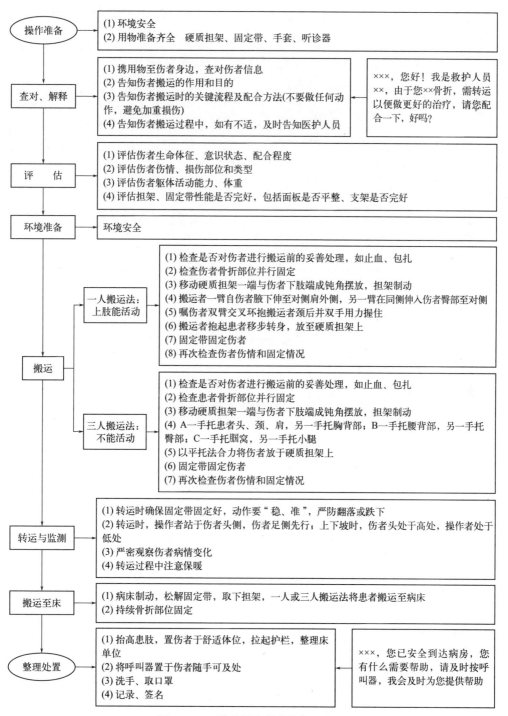

**操作准备**
(1) 环境安全
(2) 用物准备齐全 硬质担架、固定带、手套、听诊器

**查对、解释**
(1) 携用物至伤者身边，查对伤者信息
(2) 告知伤者搬运的作用和目的
(3) 告知伤者搬运时的关键流程及配合方法(不要做任何动作，避免加重损伤)
(4) 告知伤者搬运过程中，如有不适，及时告知医护人员

×××，您好！我是救护人员××，由于您××骨折，需转运以便做更好的治疗，请您配合一下，好吗?

**评估**
(1) 评估伤者生命体征、意识状态、配合程度
(2) 评估伤者伤情、损伤部位和类型
(3) 评估伤者躯体活动能力、体重
(4) 评估担架、固定带性能是否完好，包括面板是否平整、支架是否完好

**环境准备**
环境安全

**搬运**

**一人搬运法：上肢能活动**
(1) 检查是否对伤者进行搬运前的妥善处理，如止血、包扎
(2) 检查伤者骨折部位并行固定
(3) 移动硬质担架一端与伤者下肢端成钝角摆放，担架制动
(4) 搬运者一臂自伤者腋下伸至对侧肩外侧，另一臂在同侧伸入伤者臀部至对侧
(5) 嘱伤者双臂交叉环抱搬运者颈后并双手用力握住
(6) 搬运者抱起患者移步转身，放到硬质担架上
(7) 固定带固定伤者
(8) 再次检查伤者伤情和固定情况

**三人搬运法：不能活动**
(1) 检查是否对伤者进行搬运前的妥善处理，如止血、包扎
(2) 检查患者骨折部位并行固定
(3) 移动硬质担架一端与伤者下肢端成钝角摆放，担架制动
(4) A一手托患者头、颈、肩，另一手托胸背部；B一手托腰背部，另一手托臀部；C一手托腘窝，另一手托小腿
(5) 以平托法合力将伤者放于硬质担架上
(6) 固定带固定伤者
(7) 再次检查伤者伤情和固定情况

**转运与监测**
(1) 转运时确保固定带固定好，动作要"稳、准"，严防翻落或跌下
(2) 转运时，操作者站于伤者头侧，伤者足侧先行；上下坡时，伤者头处于高处，操作者处于低处
(3) 严密观察伤者病情变化
(4) 转运过程中注意保暖

**搬运至床**
(1) 病床制动，松解固定带，取下担架，一人或三人搬运法将患者搬运至病床
(2) 持续骨折部位固定

**整理处置**
(1) 抬高患肢，置伤者于舒适体位，拉起护栏，整理床单位
(2) 将呼叫器置于伤者随手可及处
(3) 洗手、取口罩
(4) 记录、签名

×××，您已安全到达病房，您有什么需要帮助，请及时按呼叫器，我会及时为您提供帮助

图 1-14 四肢骨折患者院外搬运流程

## （六）四肢骨折患者院内搬运流程（图 1-15）

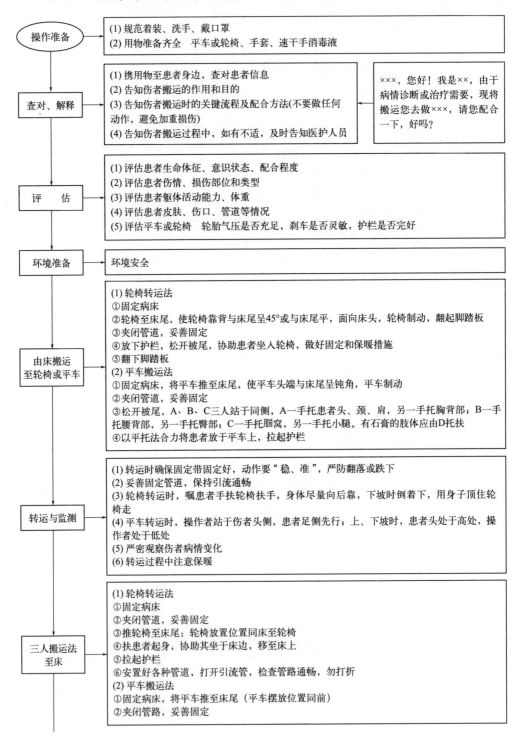

操作准备
(1) 规范着装、洗手、戴口罩
(2) 用物准备齐全　平车或轮椅、手套、速干手消毒液

查对、解释
(1) 携用物至患者身边，查对患者信息
(2) 告知伤者搬运的作用和目的
(3) 告知伤者搬运时的关键流程及配合方法(不要做任何动作，避免加重损伤)
(4) 告知伤者搬运过程中，如有不适，及时告知医护人员

×××，您好！我是××，由于病情诊断或治疗需要，现将搬运您去做×××，请您配合一下，好吗？

评估
(1) 评估患者生命体征、意识状态、配合程度
(2) 评估患者伤情、损伤部位和类型
(3) 评估患者躯体活动能力、体重
(4) 评估患者皮肤、伤口、管道等情况
(5) 评估平车或轮椅　轮胎气压是否充足，刹车是否灵敏，护栏是否完好

环境准备
环境安全

由床搬运至轮椅或平车
(1) 轮椅转运法
①固定病床
②轮椅至床尾，使轮椅靠背与床尾呈45°或与床尾平，面向床头，轮椅制动，翻起脚踏板
③夹闭管道，妥善固定
④放下护栏，松开被尾，协助患者坐入轮椅，做好固定和保暖措施
⑤翻下脚踏板
(2) 平车搬运法
①固定病床，将平车推至床尾，使平车头端与床尾呈钝角，平车制动
②夹闭管道，妥善固定
③松开被尾，A、B、C三人站于同侧，A—手托患者头、颈、肩，另一手托胸背部；B—手托腰背部，另一手托臀部；C—手托腘窝，另一手托小腿。有石膏的肢体应由D托扶
④以平托法合力将患者放于平车上，拉起护栏

转运与监测
(1) 转运时确保固定带固定好，动作要"稳、准"，严防翻落或跌下
(2) 妥善固定管道，保持引流通畅
(3) 轮椅转运时，嘱患者手扶轮椅扶手，身体尽量向后靠，下坡时倒着下，用身子顶住轮椅走
(4) 平车转运时，操作者站于伤者头侧，患者足侧先行；上、下坡时，患者头处于高处，操作者处于低处
(5) 严密观察伤者病情变化
(6) 转运过程中注意保暖

三人搬运法至床
(1) 轮椅转运法
①固定病床
②夹闭管道，妥善固定
③推轮椅至床尾：轮椅放置位置同床至轮椅
④扶患者起身，协助其坐至床边，移至床上
⑤拉起护栏
⑥安置好各种管道，打开引流管，检查管路通畅，勿打折
(2) 平车搬运法
①固定病床，将平车推至床尾（平车摆放位置同前）
②夹闭管路，妥善固定

③推平车至床尾，平车放置位置同床至平车
④松开被尾，A、B、C三人站于同侧（搬运方法同前）
⑤以平托法合力将患者放于床上，拉起护栏
⑥安置好各种管道，打开引流管，检查管路是否通畅，勿打折

整理处置

(1) 抬高患肢，置患者于舒适体位，拉起护栏，整理床单位
(2) 将呼叫器置于患者随手可及处
(3) 洗手、取口罩
(4) 记录、签名

×××，您已安全到达病房，您有什么需要帮助，请及时按呼叫器，我会及时为您提供帮助

图 1-15　四肢骨折患者院内搬运流程

轮椅转运法

## 九、关键提示

（1）搬运前，必须先对伤员进行急救，妥善处理后再行搬运。如情况允许，应先止血、包扎、固定，后搬运。

（2）各项抢救措施的重要性排序为：环境安全＞生命体征平稳（CPR）＞开放性创伤及严重骨折（创口止血、骨折固定）＞颈椎损伤者（固定颈椎）＞搬运。

（3）现场评估　观察周围环境安全后，急救员正面走向伤者表明身份。初步判断伤情，先稳定自己再固定伤者，避免加重损伤。

（4）根据伤者的具体伤情、现场地形、人力物力等情况，选择适当的搬运方法和工具。

（5）脊柱损伤搬运体位　仰卧位，头、颈、肩、躯干、骨盆应始终保持中心伸直位，脊柱不能屈曲或扭转。

（6）禁止使用软担架搬运脊柱骨折伤者，防止进一步损伤脊髓。

（7）搬运过程中，动作要轻巧敏捷、协调一致，避免震动，以减少伤者痛苦。

（8）转运与监测

① 转运时固定带固定好，动作要"稳、准"，严防翻落或跌下。

② 固定好管道，严防管道脱落。

③ 转运时，操作者站于伤者头侧，伤者足侧先行；上下坡时，伤者头处于高处，操作者处于低处。

④ 严密观察伤者病情变化，如发现面色苍白、脉搏细弱等休克征象时，应暂停后送，就地急救处理，待情况好转后再继续运送。

⑤ 转运过程中注意保暖。

## 十、搬运术风险防范和处理流程

### 1. 搬运时潜在风险的预防措施

（1）二次损伤的风险如骨折移位加重、血管和（或）神经损伤、脊髓损伤。

① 搬运前应在骨折处初步固定，开放性骨折患者搬运中不要盲目复位骨折断端，以避免加重骨折移位和成角畸形。

② 根据伤情、意识状态、躯体活动能力、配合程度、体重，选用合适的搬运方法和工具，禁止使用软担架搬运脊柱骨折伤者，防止进一步损伤脊髓。

③ 评估平车、担架、颈托或头部固定器、脊椎板、固定带性能是否完好，包括面板是否平整、支架是否完好，轮胎气压是否充足、刹车是否灵敏、护栏是否完好。

④ 脊柱损伤搬运体位：仰卧位，头、颈、肩、躯干、骨盆应始终保持中心伸直位，脊柱不能屈曲或扭转。

⑤ 搬运过程中，动作要轻巧敏捷、协调一致。

⑥ 骨折肢体予功能位放置，避免牵拉其上下关节。

⑦ 转运时固定带固定好，动作要"稳、准"，避免震动，严防翻落或跌下。

⑧ 转运时严密观察伤者病情变化，如出现移位、畸形、肿痛加剧、淤血、运动感觉障碍或加重等，提示有二次损伤的可能。

（2）非计划拔管

① 搬运前评估患者配合程度。

② 告知患者管道留置的重要性。

③ 告知患者搬运中如何防止管道脱落的配合方法。

④ 妥善固定各类管道，留足长度，搬运时动作"轻、稳"，避免拖拉拽管道。

⑤ 搬运前倾倒引流液，防止因引流液重力过大增加搬运时管道拔出的概率。

⑥ 烦躁患者遵医嘱落实镇静和（或）镇痛措施。

（3）坠落的风险

① 根据伤情、意识状态、躯体活动能力、配合程度、体重，选用合适的搬运方法和工具。

② 评估担架、平车、轮椅、固定带等性能是否良好。

③ 告知患者搬运术的关键流程及配合方法。

④ 搬运前，病床、平车、轮椅等刹车制动。

⑤ 搬运过程中，动作要轻巧敏捷、协调一致。

⑥ 担架、轮椅搬运时，用固定带固定患者。

⑦ 平车转运时，拉起护栏。

⑧ 轮椅转运时，嘱患者手扶轮椅扶手，身体尽量向后靠，下坡时倒着下，用身子顶住轮椅走。

⑨ 平车转运时，操作者站于伤者头侧，患者足侧先行；上、下坡时，患者头处于高处，操作者处于低处。

## 2. 搬运时发生风险的处理流程（图 1-16～图 1-19）

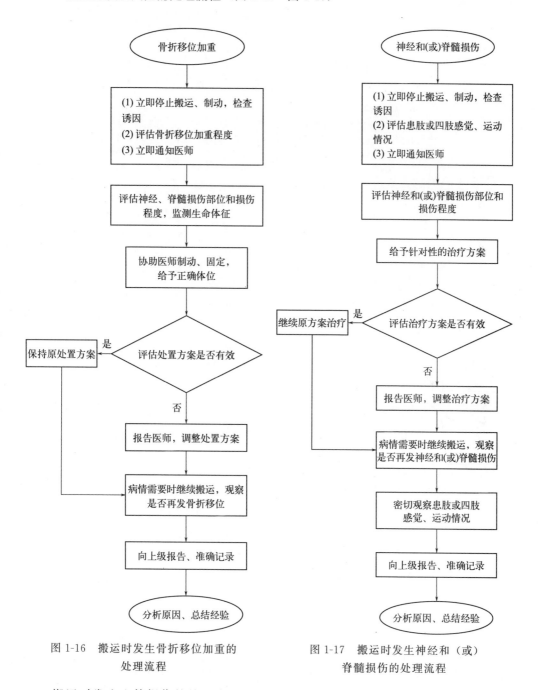

图 1-16　搬运时发生骨折移位加重的
处理流程

图 1-17　搬运时发生神经和（或）
脊髓损伤的处理流程

搬运时发生血管损伤的处理流程见图 1-9。

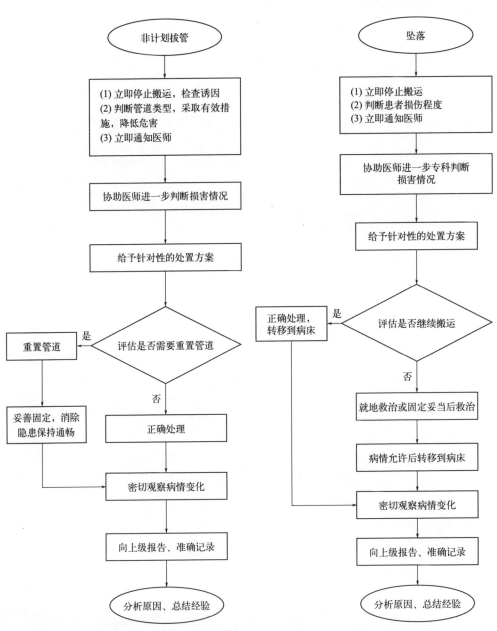

图 1-18  搬运时发生非计划拔管的处理流程　　　图 1-19  搬运时发生坠落的处理流程

## 十一、操作考核评分标准（表 1-5）

### 表 1-5  搬运术操作考核评分标准

科室:_____    姓名:_____    考核日期:_____    考核者:_____    得分:_____

| 项目 | 操作技术要点 | 考核要点 | | 标准分/分 | 得分/分 |
|---|---|---|---|---|---|
| 操作前<br>(50分) | 根据患者伤情正确准备用物  硬质担架、平车、轮椅、脊椎板、颈托或头部固定器、固定带、手套、听诊器 | 用物齐全 | 3分 | 3 | |
| | 护士准备  仪表端庄、服装整洁、不留长指甲 | (1)着装符合要求<br>(2)洗手规范<br>(3)规范戴口罩 | 1分<br>1分<br>1分 | 3 | |
| | 环境准备  环境安全,宽敞、明亮,温度适宜 | (1)评估环境<br>(2)屏风或床帘遮挡 | 2分<br>2分 | 4 | |
| | (1)评估患者<br>① 生命体征、意识状态、配合程度<br>② 伤情、损伤部位和类型<br>③ 躯体活动能力、体重<br>(2)评估担架、平车、轮椅、颈托或头部固定器、脊椎板、固定带性能是否完好,面板是否平整、支架是否完好、平车或轮椅轮胎气压是否充足、刹车是否灵敏、护栏是否完好 | (1)正确评估患者全身情况<br>(2)正确评估患者局部情况<br>(3)搬运工具性能完好 | 3分<br>4分<br>3分 | 10 | |
| | 采用两种以上方式核对床号、姓名、手腕带信息等 | (1)核对方法正确<br>(2)核对信息完整 | 3分<br>2分 | 5 | |
| | 告知搬运目的、关键流程、配合方法及注意事项 | (1)告知内容全面<br>(2)伤者理解并配合 | 2分<br>2分 | 4 | |
| | 洗手、戴口罩、戴手套 | (1)洗手规范<br>(2)规范戴口罩<br>(3)规范戴手套 | 2分<br>2分<br>2分 | 6 | |
| | (1)搬运前的处理  止血、包扎、固定<br>(2)患肢制动,呈功能位<br>(3)脊柱损伤患者  双下肢伸直,两手拱手向前,以保持脊柱直立,不能屈曲或扭转 | (1)处理伤口或骨折正确<br>(2)体位正确 | 5分<br>5分 | 10 | |
| | 根据伤者损伤部位和类型选择合适的搬运工具和方法 | 搬运工具选择正确 | 5分 | 5 | |
| 操作中<br>(40分) | A1:院外——三人搬运颈椎损伤患者至担架<br>(1)调整颈部位置  按颈椎伤处理,准备颈托及脊椎板,告知伤者如何配合<br>(2)调整头颈部  A 与 B 配合,B 上头锁,A 示指置伤者胸骨正中指示<br>(3)检查头颈部  B 双肩锁固定头颈部,A 检查头枕部(颈椎形状、压痛) | (1)调整头颈部方法正确<br>(2)检查头颈部方法正确<br>(3)颈托佩戴正确<br>(4)全身检查顺序正确无漏项<br>(5)站位正确<br>(6)头颈锁方法正确<br>(7)3 名操作者翻身配合协调<br>(8)放脊椎板方法正确 | 2分<br>2分<br>2分<br>2分<br>3分<br>1分<br>2分<br>2分 | 30 | |

| 项目 | 操作技术要点 | 考核要点 | 标准分/分 | 得分/分 |
|---|---|---|---|---|
| 操作中<br>(40分) | (4)上颈托 A检查测量伤者颈部的长度,调整所需尺寸,正确上颈托<br>(5)全身检查判断伤情(A与B两人配合) 头→颈→胸→腹→背部→外生殖器→下肢→上肢,如未发现其他伤情,继续下一步操作<br>(6)上脊椎板 C准备脊椎板及约束带完毕,B在侧翻的同侧单肩锁<br>(7)整体侧翻 A指挥,A和C左右手交叉抱伤者的肩、髂和膝部,将伤者轴位整体侧翻至侧卧位,保持脊柱在同一轴线,同时检查背部及脊柱伤情<br>(8)放置脊椎板 A和C拉脊椎板注意摆放在背部合适的位置,将伤者轴位放置回仰卧位<br>(9)脊椎板平移(推)伤者 B用双肩锁,A和C左右手交叉,将伤者在仰卧位平移,推至脊椎板合适位置<br>(10)头部固定 B头锁,C准备头部固定器,A上头固定器<br>(11)脊椎板约束带固定 B和C对胸部、髋关节、膝关节、踝关节的顺序以约束带固定<br>(12)再次检查伤者伤情和固定情况 | (9)搬运时,三名搬运者双臂位置摆放正确(每人2分)　　6分<br>(10)搬运者配合协调　　2分<br>(11)固定牢固　　4分<br>(12)转运前再检查　　2分 | | |
| | A2:院内——四人搬运颈椎损伤患者<br>(1)床至平车<br>① 将平车推至床尾,使平车头端与床尾呈钝角,将闸制动<br>② 固定病床,松开被尾<br>③ A一手托患者头、颈、肩,另一手托胸背部;B一手托腰背部,另一手托臀部;C一手托腘窝,另一手托小腿;D站于患者床头,双手锁住患者头颈部,予以制动<br>④ 以平托法合力将患者放于平车上,头部左右两侧用软枕等物固定,拉起护栏<br>(2)平车至床<br>① 病床制动,将平车推至床尾,使平车头端与床尾呈钝角,平车制动,松开被尾<br>② A一手托患者头、颈、肩,另一手托胸背部;B一手托腰背部,另一手托臀部;C一手托腘窝,另一手托小腿;D站于患者床头,双手锁住患者头颈部,予以制动<br>③ 以平托法合力将患者放于床上,拉起护栏 | (1)平车制动　　2分<br>(2)平车角度摆放正确　　2分<br>(3)颈托佩戴正确　　2分<br>(4)夹闭管路　　2分<br>(5)站位正确(每人各1分)　　4分<br>(6)头颈锁方法正确　　4分<br>(7)搬运时,四名搬运者双臂位置摆放正确(每人2分)　　8分<br>(8)搬运者配合协调　　4分<br>(9)管道固定好　　2分 | 30 | |

| 项目 | 操作技术要点 | 考核要点 | 标准分/分 | 得分/分 |
|---|---|---|---|---|
| | ④ 安置好各种管道,打开引流管,检查管路通畅,勿打折 | | | |
| | A3:院外——三人搬运胸腰椎损伤患者至担架<br>(1)三人至患者同侧跪下插手:A一手托伤者头、颈、肩,另一手托胸背部;B一手托腰背部,另一手托臀部;C一手托腘窝,另一手托小腿,使伤者身体向搬运者倾斜。如伴有颈椎损伤者,参照"颈椎损伤患者搬运流程"之颈椎固定<br>(2)A、B、C三人同时抬高→换单腿→起立→搬运→换单腿→下跪→换双腿,同时施以平托法将伤者放于硬质担架上<br>(3)用4条固定带将伤员固定在硬质担架上;分别置于伤者胸与肱骨水平、前臂与腰水平、大腿水平、小腿水平,将伤员绑在硬质担架上,使伤者不能左右转动(如伴有颈椎损伤者头部左、右两侧用软枕或衣服等固定)<br>(4)再次检查伤者伤情和固定情况 | (1)托起前,三名搬运者双臂位置摆放正确(每人3分)　9分<br>(2)三名搬运者转移至担架时动作顺序正确(每人3分)　9分<br>(3)搬运者配合协调　2分<br>(4)固定部位正确、牢固　8分<br>(5)转运前再检查　2分 | 30 | |
| 操作中<br>(40分) | A4:院内——三人搬运胸腰椎损伤患者<br>(1)床至平车<br>① 将平车推至床尾,使平车头端与床尾呈钝角,将闸制动<br>② 夹闭各类管道,妥善固定<br>③ 固定病床,松开被尾,A、B、C三人站于同侧,A一手托患者头、颈、肩,另一手托胸背部;B一手托腰背部,另一手托臀部;C一手托腘窝,另一手托小腿<br>④ 以平托法合力将患者放于平车上,拉起护栏<br>(2)平车至床<br>① 病床制动,将平车推至床尾,使平车头端与床尾呈钝角,平车制动,松开被尾<br>② A、B、C三人站于同侧,A一手托患者头、颈、肩,另一手托胸背部;B一手托腰背部,另一手托臀部;C一手托腘窝,另一手托小腿。有石膏的肢体应由D托扶<br>③ 以平托法合力将患者放于床上,拉起护栏<br>④ 安置好各种管道,打开引流管,检查管路通畅,勿打折 | (1)平车制动　1分<br>(2)平车角度摆放正确　1分<br>(3)患者体位正确　1分<br>(4)夹闭管路　1分<br>(5)站位正确(每人各1分)　3分<br>(6)搬运时,三名搬运者双臂位置摆放正确(每人各5分)　15分<br>(7)搬运者配合协调　6分<br>(8)拉起护栏　1分<br>(9)管道固定好　1分 | 30 | |

续表

| 项目 | 操作技术要点 | 考核要点 | 标准分/分 | 得分/分 |
|---|---|---|---|---|
| 操作中<br>(40 分) | A5:院外——一人搬运四肢骨折患者至担架<br>(1)移动硬质担架一端与伤者下肢端成钝角摆放,担架制动<br>(2)搬运者一臂自伤者腋下伸至对侧肩外侧,另一臂在同侧伸入伤者臀部至对侧<br>(3)嘱伤者双臂交叉环抱搬运者颈后并双手用力握住<br>(4)搬运者抱起患者移步转身,放至硬质担架上<br>(5)固定带固定伤者<br>(6)再次检查伤者伤情和固定情况 | (1)担架角度摆放正确　　　　2分<br>(2)搬运者双臂位置摆放正确　8分<br>(3)搬运者指导患者配合正确　8分<br>(4)搬运者协助患者转移正确　5分<br>(5)固定部位正确、牢固　　　5分<br>(6)转运前再检查　　　　　　2分 | 30 | |
| | A6:院外——三人搬运四肢骨折患者至担架<br>(1)移动硬质担架一端与伤者下肢端成钝角摆放,担架制动<br>(2)A 一手托患者头、颈、肩,另一手托胸背部;B 一手托腰背部,另一手托臀部;C 一手托腘窝,另一手托小腿<br>(3)以平托法合力将伤者放于硬质担架上<br>(4)固定带固定伤者<br>(5)再次检查伤者伤情和固定情况 | (1)担架角度摆放正确　　　　2分<br>(2)搬运者双臂位置摆放正确　12分<br>(3)搬运者配合协调　　　　　8分<br>(4)固定部位正确、牢固　　　6分<br>(5)转运前再检查　　　　　　2分 | 30 | |
| | A7:院内——一人搬运四肢骨折患者<br>(1)床至轮椅<br>① 固定病床<br>② 轮椅至床尾,使轮椅靠背与床尾呈45°或与床尾平,面向床头,轮椅制动,翻起脚踏板<br>③ 夹闭管道,妥善固定<br>④ 放下护栏,松开被尾,协助患者坐入轮椅,做好固定和保暖措施<br>⑤ 翻下脚踏板<br>(2)轮椅至床<br>① 固定病床<br>② 夹闭管道,妥善固定<br>③ 推轮椅至床尾;轮椅放置位置同床至轮椅<br>④ 扶患者起身,协助其坐于床边,移至床上<br>⑤ 拉起护栏<br>⑥ 安置好各种管道,打开引流管,检查管路通畅,勿打折 | (1)轮椅制动　　　　　　　　2分<br>(2)轮椅角度摆放正确　　　　2分<br>(3)轮椅准备正确　　　　　　2分<br>(4)夹闭管路　　　　　　　　2分<br>(5)扶持患者方法正确　　　　8分<br>(6)固定患者方法正确　　　　8分<br>(7)拉起护栏　　　　　　　　4分<br>(8)管道固定好　　　　　　　2分 | 30 | |

| 项目 | 操作技术要点 | 考核要点 | 标准分/分 | 得分/分 |
|---|---|---|---|---|
| 操作中<br>(40分) | A8：院内——三人搬运四肢骨折患者<br>(1)床至平车<br>① 固定病床，将平车推至床尾，使平车头端与床尾呈钝角，平车制动<br>② 夹闭管道，妥善固定<br>③ 松开被尾，A、B、C 三人站于同侧，A 一手托患者头、颈、肩，另一手托胸背部；B 一手托腰背部，另一手托臀部；C 一手托腘窝，另一手托小腿。有石膏的肢体应由 D 托扶<br>④ 以平托法合力将患者放于平车上，拉起护栏<br>(2)平车至床<br>① 固定病床，将平车推至床尾(平车摆放位置同前)<br>② 夹闭管路，妥善固定<br>③ 推平车至床尾(平车放置位置同床至平车)<br>④ 松开被尾，A、B、C 三人站于同侧(搬运方法同前)<br>⑤ 以平托法合力将患者放于床上，拉起护栏<br>⑥ 安置好各种管道，打开引流管，检查管路通畅，勿打折 | (1)平车制动　1分<br>(2)平车角度摆放正确　1分<br>(3)患者体位正确　1分<br>(4)夹闭管路　1分<br>(5)站位正确(每人各1分)　3分<br>(6)搬运时，三名搬运者双臂位置摆放正确(每人各5分)　15分<br>(7)搬运者配合协调　6分<br>(8)拉起护栏　1分<br>(9)管道固定好　1分 | 30 | |
| | 转运患者<br>(1)转运时确保固定带固定好，动作要"稳、准"，严防翻落或跌下<br>(2)妥善固定管道，保持引流通畅<br>(3)轮椅转运时，患者手扶轮椅扶手，身体尽量向后靠，下坡时倒着下，用身子顶住轮椅走<br>(4)平车转运时，操作者站于伤者头侧，患者足侧先行；上、下坡时，患者头处于高处，操作者处于低处<br>(5)严密观察伤者病情变化 | (1)固定带固定牢固　2分<br>(2)引流管固定位置正确　2分<br>(3)转运过程中操作者站位正确　2分<br>(4)有观察病情变化　2分<br>(5)转运动作要"稳、准"　2分 | 10 | |
| 操作后<br>(10分) | 患者取舒适、功能位 | (1)伤者体位正确　1分<br>(2)伤者体位舒适　1分 | 2 | |
| | 整理用物及床单位 | 床单整理平整　1分 | 1 | |
| | 洗手、取下口罩、记录、签字 | (1)洗手方法正确　1分<br>(2)取口罩方法正确　1分<br>(3)记录正确　1分 | 3 | |
| | 交代注意事项 | 告知内容准确、全面　4分 | 4 | |

续表

| 项目 | 操作技术要点 | 考核要点 | 标准分/分 | 得分/分 |
|---|---|---|---|---|
| 综合评价<br>(10分) | 操作熟练、动作轻柔、体现人文关怀 | | 5 | |
| | 搬运过程工作分配得当,配合协调 | | 5 | |
| 总分<br>(100分) | | 实际得分合计 | | |

注:A1、A2、A3、A4、A5、A6、A7、A8 选其一。

颈椎损伤患者院外搬运流程　　颈椎损伤患者院内搬运流程　　胸腰椎损伤患者院内搬运流程

# 第五节 · 轴线翻身技术

## 一、概述

轴线翻身技术是指保持头、颈、肩、腰、髋在同一直线上,并以这条直线为轴线所进行的一种体位变换方式。

## 二、作用和目的

(1) 保持脊柱的稳定性,避免翻身时诱发或加重脊柱、脊髓损伤。
(2) 增加患者舒适感,预防压力性损伤,减少并发症。
(3) 满足检查、治疗和护理的需要。

## 三、适应证

适用于脊柱损伤或脊柱术后患者。

## 四、禁忌证

(1) 活动性出血。
(2) 病情危重,生命体征不稳定。

## 五、人员资质

经轴线翻身技术培训合格的医护人员。

## 六、评估要点

(1) 评估环境安全、宽敞、明亮、温度适宜。
(2) 评估患者生命体征、意识状态、躯体活动能力、配合程度。

（3）评估患者损伤部位、伤口皮肤、管道情况。

（4）评估佩戴的颈、胸、腰支具是否固定妥当。

## 七、宣教要点

（1）告知患者轴线翻身的作用和目的。

（2）告知患者轴线翻身的关键流程及配合方法。

（3）告知患者在翻身时放松躯体，可避免翻身时的不适。

（4）告知患者翻身过程中有不适，及时告知医护人员。

（5）告知患者翻身后放松躯体。

（6）告知患者翻身后如有不适，及时告知医护人员。

## 八、关键技术流程（图1-20）

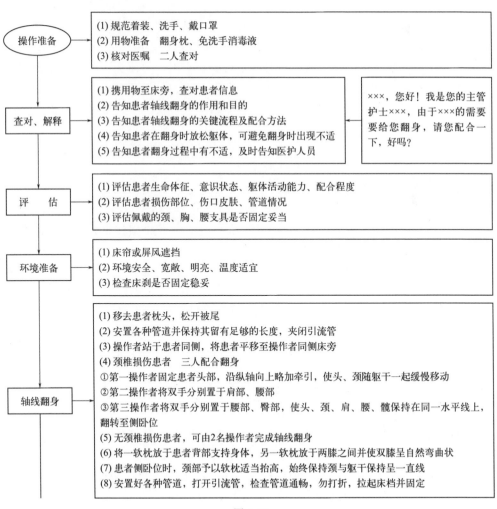

图 1-20

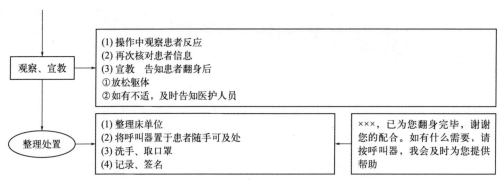

图 1-20 轴线翻身技术关键技术流程

## 九、关键提示

（1）翻身过程中应维持头、颈、肩、腰、髋保持在同一水平线上，避免加重脊柱或脊髓损伤。翻身角度不可超过 60°，避免由于脊柱负重增加而引起关节突骨折。

（2）颈椎和颅骨牵引的患者，翻身时不可放松牵引，并使头、颈、躯干保持在同一水平上翻动。翻身后注意牵引方向、位置及牵引力是否正确。

（3）操作时注意节力原则，尽量让患者靠近护士，使重力线通过支持面来保持平衡，缩短重力臂而省力。

（4）移动患者时动作应轻稳，协调一致，不可拖拉，以免擦伤皮肤；翻身后需用软枕垫好肢体，以维持舒适而安全的体位。

（5）对于有二次损伤风险的患者，应集中治疗、护理操作，减少翻身次数，避免加重脊髓损伤。

（6）翻身过程中，密切观察患者生命体征变化，对颈椎损伤患者尤其要注意呼吸变化，若出现不适，立即平卧位。

（7）管道管理　翻身前妥善固定好各种管道，并预留足够长度，夹闭管道；翻身后打开引流管，保持管道通畅。

（8）为手术后患者翻身时，应检查伤口和敷料情况，如需换药，应先换药再翻身。

（9）石膏固定或伤口较大的患者，翻身后应将患处放于适当的位置，防止受压。

## 十、轴线翻身技术风险防范和处理流程

### 1. 轴线翻身时潜在风险的预防措施

（1）二次损伤的风险　如骨折移位加重、神经损伤、脊髓损伤。

① 翻身时脊柱不能屈曲或扭转。

② 翻身时头、颈、肩、腰、髋保持在一条直线上。

③ 翻身时所有护士一起用力。

④ 患者充分配合护士，避免身体僵硬。

（2）管道滑脱非计划拔管风险

① 各种管道并保持其留有足够的长度。

② 翻身时、翻身后妥善固定好引流管。

③ 夹闭引流管避免回流。

（3）坠床风险

① 评估患者躯体活动能力、配合程度。

② 翻身前告知患者坠床风险。

③ 翻身前将患者移向操作者近侧。

④ 翻身时动作轻柔，缓慢。

⑤ 翻身后拉起床档。

**2. 轴线翻身时发生风险的处理流程**

轴线翻身时发生骨折移位加重、植骨块脱落、椎体关节突骨折的处理流程见图 1-21。

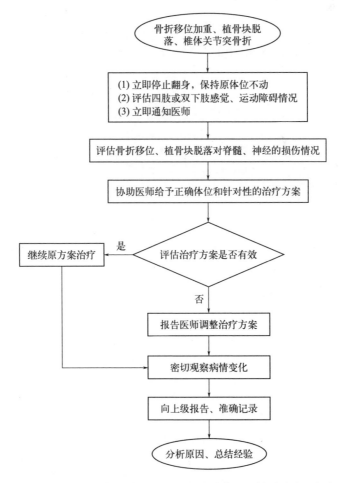

图 1-21 轴线翻身时发生骨折移位加重、植骨块脱落、椎体关节突骨折的处理流程

　　轴线翻身时发生神经和（或）脊髓损伤、非计划拔管、坠床（坠落）的处理流程见图1-17、图1-18、图1-19。

## 十一、操作考核评分标准（表1-6）

**表1-6　轴线翻身技术操作考核评分标准**

科室：_____　　姓名：_____　　考核日期：_____　　考核者：_____　　得分：_____

| 项目 | 操作技术要点 | 考核要点 | | 标准分/分 | 得分/分 |
|---|---|---|---|---|---|
| 操作前<br>（30分） | 用物准备　翻身枕2个、免洗手消毒液 | 用物准备齐全 | 2分 | 2 | |
| | 护士准备　仪表端庄、服装整洁、不留长指甲 | （1）仪表端庄<br>（2）服装整洁<br>（3）指甲符合要求 | 1分<br>1分<br>1分 | 3 | |
| | 环境准备　环境安全，温湿度适宜，屏风遮挡 | （1）评估环境<br>（2）屏风或床帘遮挡<br>（3）病床固定牢固 | 2分<br>2分<br>2分 | 6 | |
| | 评估患者<br>（1）生命体征、意识状态、躯体活动能力、配合程度<br>（2）损伤部位、伤口皮肤、管道情况<br>（3）佩戴颈、胸、腰支具者是否固定妥当 | （1）正确评估患者全身情况<br>（2）正确评估患者局部情况<br>（3）正确评估患者管道情况 | 2分<br>2分<br>2分 | 6 | |
| | 采用两种以上方式核对床号、姓名、手腕带等信息 | （1）核对方法正确<br>（2）核对信息完整 | 3分<br>2分 | 5 | |
| | 告知轴线翻身目的、关键流程、配合方法及注意事项 | （1）告知内容全面<br>（2）患者理解并配合 | 2分<br>2分 | 4 | |
| | 洗手、戴口罩 | （1）洗手方法正确<br>（2）佩戴口罩正确 | 2分<br>2分 | 4 | |
| 操作中<br>（50分） | （1）移去患者枕头，松开被尾<br>（2）操作者站于同侧，将患者平移至操作者同侧床旁<br>（3）协助患者仰卧屈膝，双臂放于胸前<br>（4）检查并安置各种管道，保持其留有足够的长度，夹闭引流管 | （1）移枕头、松被尾<br>（2）操作者站位正确<br>（3）患者体位正确<br>（4）管道处置正确 | 5分<br>5分<br>5分<br>5分 | 20 | |
| | （1）颈椎损伤患者　3人配合翻身<br>①第一操作者固定患者头部，沿纵轴向上略加牵引，使头、颈随躯干一起缓慢移动<br>②第二操作者将双手分别置于肩部、腰部<br>③第三操作者将双手分别置于腰部、臀部，使头、颈、肩、腰、髋保持在同一水平线上，翻转至侧卧位<br>（2）无颈椎损伤患者　2人配合翻身<br>（3）将一软枕放于患者背部支持身体，另一软枕放于两膝之间并使双膝呈自然弯曲状 | （1）翻身手法正确，配合协调<br>（2）头肩部和腰、腿无扭动<br>（3）翻身角度正确<br>（4）体位摆放正确、舒适、安全 | 5分<br>5分<br>5分<br>5分 | 20 | |
| | 固定管道，打开引流管 | 管道固定好，通畅 | | 5 | |
| | 操作过程中观察患者反应，倾听患者主诉 | 病情变化评估方法正确 | | 5 | |

续表

| 项目 | 操作技术要点 | 考核要点 | | 标准分/分 | 得分/分 |
|------|------------|---------|---|----------|---------|
| 操作后<br>(10分) | 整理衣物及床单位、拉起床档 | 病床安全、床面平整 | | 3 | |
| | 洗手、取下口罩、记录、签字 | (1)洗手方法正确<br>(2)取口罩方法正确<br>(3)记录正确 | 1分<br>1分<br>1分 | 3 | |
| | 交代注意事项 | 告知内容准确、全面 | 4分 | 4 | |
| 综合评价<br>(10分) | 操作熟练、动作轻柔、体现人文关怀 | | | 5 | |
| | 操作中观察病情变化、与患者沟通良好 | | | 5 | |
| 总分<br>(100分) | | 实际得分合计 | | | |

轴线翻身技术

# 第六节 · 颈髓损伤患者压腹排痰技术

## 一、概述

颈髓损伤患者压腹排痰技术是指在患者呼吸末咳嗽时，双手指部向内轻度加压胸壁，双手掌部快速向内、向上冲击腹部，从而协助患者排出痰液的技术。

## 二、作用和目的

（1）帮助痰液排出，保持呼吸道通畅，避免痰液淤积。
（2）预防肺部感染等呼吸道并发症。

## 三、适应证

颈髓损伤导致自主咳痰无力患者。

## 四、禁忌证

（1）患者合并肺出血、肺栓塞、血气胸、未局限的肺脓肿、胸骨骨折、肋骨骨折、腹部损伤、腹腔脏器相关疾病。
（2）出血性疾病或凝血障碍，有出血倾向者。
（3）头部外伤急性期、颅内压升高。
（4）急性心肌梗死、心内血栓、房颤。

（5）其他不适用该操作的患者。

## 五、人员资质

有执业资格证书经过培训合格的医生、护士。

## 六、评估要点

（1）评估环境安全、宽敞、明亮、温度适宜。

（2）评估患者生命体征、意识状态、配合程度。

（3）评估患者生命体征、面色、血氧饱和度（必要时查动脉血气分析）、病情、意识和肌力。

（4）评估患者呼吸运动情况、咳嗽咳痰能力、肺部情况（胸部影像学检查、肺部听诊）。

（5）评估患者胸腹部有无外伤，有无肋骨骨折。

（6）评估患者进食情况，宜选择在餐前30min或者餐后2h进行。

## 七、宣教要点

（1）告知患者压腹排痰的作用和目的。

（2）告知患者压腹排痰的关键流程及配合方法。

（3）告知患者在压腹排痰过程中如有不适，及时告知医护人员。

## 八、关键技术流程（图1-22）

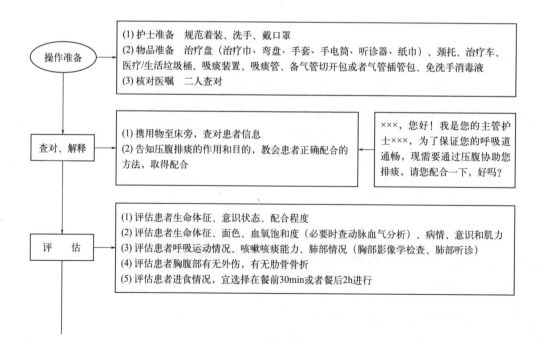

```
┌──────────┐     ┌─────────────────────────────────────────────────────┐
│ 环境准备 │────▶│ (1) 床帘或屏风遮挡                                    │
└──────────┘     │ (2) 环境安全、宽敞、明亮、温度适宜                     │
                 │ (3) 检查床刹是否固定稳妥                              │
                 └─────────────────────────────────────────────────────┘

                 ┌─────────────────────────────────────────────────────┐
                 │ (1) 体位　患者仰卧                                    │
                 │ (2) 操作时机　护士观察或患者主诉有痰不易咳出时         │
                 │ (3) 两名护士协同操作                                  │
┌──────────┐     │ (4) 一名护士固定患者头颈部，根据患者情况选择是否佩戴颈 │
│压腹排痰操作│────▶│ 托，另一名护士双手放置于患者双侧胸壁及上腹部，手指部置 │
└──────────┘     │ 于患者胸壁，手掌置于上腹，嘱患者深吸气，在呼气末咳嗽时 │
                 │ 操作者双手指部向内轻度加压胸壁，双手掌部快速向上向内冲 │
                 │ 击上腹部，促进痰液排出。可反复操作                    │
                 │ (5) 清理口腔痰液                                      │
                 │ (6) 听诊评估肺部情况，观察呼吸、动脉血氧饱和度情况      │
                 └─────────────────────────────────────────────────────┘

                 ┌─────────────────────────────────────────────────────┐
                 │ (1) 操作中严密观察患者反应、面色、生命体征情况          │
┌──────────┐     │ (2) 再次核对患者信息                                  │
│ 观察、宣教 │────▶│ (3) 宣教　告知患者压腹排痰操作时                       │
└──────────┘     │ ① 循环做深吸气—呼气末咳嗽                             │
                 │ ② 如有不适，及时告知医护人员                          │
                 └─────────────────────────────────────────────────────┘

                 ┌────────────────────────────┐  ┌──────────────────────┐
                 │ (1) 整理床单位              │  │ ×××，压腹排痰已结束， │
                 │ (2) 将呼叫器置于患者随手可及处│  │ 感谢您的配合。还有什么 │
 ╭──────────╮    │                            │◀─│ 不舒服吗？还有痰吗？您 │
 │ 整理处置 │───▶│ (3) 洗手、取口罩            │  │ 好好休息，如有什么需要，│
 ╰──────────╯    │ (4) 记录、签名              │  │ 请告知，我会及时来为您 │
                 └────────────────────────────┘  │ 提供帮助              │
                                                 └──────────────────────┘
```

图 1-22　压腹排痰技术关键技术流程

## 九、关键提示

### 1. 避免二次损伤

（1）手法正确。

（2）力度适宜　根据患者体型、营养状况、耐受能力选择合适的力度及频率，确保患者安全舒适。

（3）颈部制动，防止脊髓二次损伤。

（4）密切观察　排痰过程中密切观察患者意识及生命体征的变化，如有病情变化、不适等，立即停止操作，确保患者安全。

### 2. 患者配合

配合排痰动作，用力咳嗽排痰。

## 十、颈髓损伤患者压腹排痰技术风险防范和处理流程

### 1. 颈髓损伤患者压腹排痰时潜在发生窒息风险的预防措施

（1）操作前　评估患者病情、呼吸运动情况、咳嗽能力、意识状态、肌力、面色、血氧饱和度，不盲目压腹排痰，根据病情选择合适的排痰方法。

（2）操作中　严密观察患者意识、面色、咳嗽、咳痰情况、生命体征，保持呼吸道通畅，及时发现患者病情变化，必要时吸痰。

（3）操作后　听诊评估肺部情况，观察呼吸、SpO$_2$情况，确保痰液彻底清除。

（4）床旁准备　吸痰装置、吸痰管、气管切开包或者气管插管包。

**2. 颈髓损伤患者压腹排痰时发生窒息风险的处理流程**（图1-23）

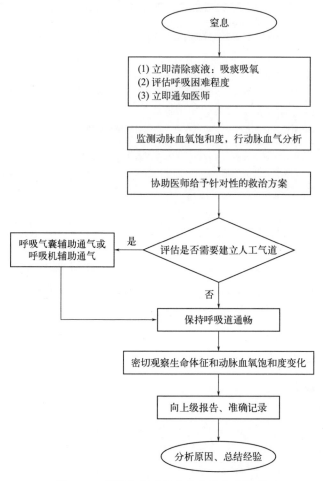

图1-23　压腹排痰时发生窒息的处理流程

# 十一、操作考核评分标准（表1-7）

表1-7　颈髓损伤患者压腹排痰技术操作考核评分标准

科室：_____　　姓名：_____　　考核日期：_____　　考核者：_____　　得分：_____

| 项目 | 操作技术要点 | 考核要点 | 标准分/分 | 得分/分 |
|---|---|---|---|---|
| 操作前<br>（30分） | 用物准备　治疗盘（治疗巾、弯盘、手套、手电筒、听诊器、纸巾）、颈托、治疗车，医疗垃圾桶，生活垃圾桶、吸痰装置、吸痰管、备气管切开包或者气管插管包、免洗手消毒液 | （1）用物准备齐全　　2分<br>（2）评估性能　　2分 | 4 | |

| 项目 | 操作技术要点 | 考核要点 | | 标准分/分 | 得分/分 |
|---|---|---|---|---|---|
| 操作前<br>(30分) | 护士准备　仪表端庄、服装整洁、不留长指甲 | (1)仪表端庄<br>(2)服装整洁<br>(3)指甲符合要求 | 1分<br>1分<br>1分 | 3 | |
| | 环境准备　环境安全,温湿度适宜,屏风遮挡 | (1)评估环境<br>(2)屏风或床帘遮挡 | 2分<br>2分 | 4 | |
| | 评估患者<br>(1)患者病情,生命体征,面色,血氧饱和度,意识,肌力,咳痰能力,呼吸运动情况<br>(2)有无禁忌证 | (1)正确评估患者全身情况<br>(2)正确评估患者禁忌证 | 2分<br>2分 | 4 | |
| | 采用两种以上方式核对床号、姓名、手腕带信息等 | (1)核对方法正确<br>(2)核对信息完整 | 3分<br>2分 | 5 | |
| | 告知患者压腹排痰目的、关键流程、配合方法及注意事项,操作中可能出现的不适,取得患者配合 | (1)告知内容全面<br>(2)患者理解并配合 | 3分<br>2分 | 5 | |
| | 洗手、戴口罩 | (1)洗手方法正确<br>(2)佩戴口罩正确 | 3分<br>2分 | 5 | |
| 操作中<br>(50分) | 选择适当排痰时间:餐前30min或餐后2h | 排痰时间选择正确 | 3分 | 3 | |
| | (1)协助患者正确佩戴颈托,正确固定头颈部<br>(2)一名护士双手固定患者头颈部,另一名护士双手放置于患者胸腹部位置:手指部置于患者胸壁,手掌部置于患者腹部 | (1)正确固定患者头颈部<br>(2)压腹排痰双手姿势正确 | 5分<br>5分 | 10 | |
| | (1)协助患者压腹排痰:当患者呼吸末咳嗽时,用双手指部向内轻度加压胸壁,双手掌部快速向内向上冲击腹部<br>(2)鼓励患者咳嗽<br>(3)操作中严密观察患者生命体征,血氧饱和度,面色,意识,病情变化 | (1)排痰方法正确<br>(2)指导患者配合正确<br>(3)病情观察全面正确 | 10分<br>5分<br>10分 | 25 | |
| | (1)清理口腔痰液<br>(2)协助患者漱口 | (1)清理痰液<br>(2)正确指导患者漱口 | 2分<br>2分 | 4 | |
| | 以此方法压腹排痰多次,至痰鸣音消失 | 方法正确有效 | 5分 | 5 | |
| | 取下治疗巾及弯盘 | 医疗垃圾分类放置得当 | 2分 | 2 | |
| | 取下颈托 | 手法正确、轻柔 | 1分 | 1 | |
| 操作后<br>(10分) | 协助取舒适体位 | (1)患者体位正确<br>(2)患者体位舒适 | 1分<br>1分 | 2 | |
| | 整理衣物及床单位 | 床单整理平整 | | 1 | |
| | 洗手,取下口罩,记录痰液量、颜色、性状,签字 | (1)洗手方法正确<br>(2)取口罩方法正确<br>(3)记录正确 | 1分<br>1分<br>2分 | 4 | |
| | 交代注意事项,指导患者正确呼吸功能锻炼 | 告知内容准确、全面 | 3分 | 3 | |

续表

| 项目 | 操作技术要点 | 考核要点 | 标准分/分 | 得分/分 |
|---|---|---|---|---|
| 综合评价<br>（10分） | 操作熟练、动作轻柔、体现人文关怀 | | 5 | |
| | 护理过程中工作分配得当，配合协调 | | 5 | |
| 总分<br>（100分） | | 实际得分合计 | | |

高位截瘫患者压腹排痰技术

# 第二章

# 骨科常用专科治疗技术

## 第一节·石膏固定技术

### 一、概述

石膏固定技术是将医用石膏缠绕于肢体，干燥后即变成坚硬的固体，达到塑形、固定的目的，是骨科外固定方法之一。按固定形状可分为石膏托、石膏夹板、石膏管形、石膏围领等；按固定部位可分为躯干石膏、四肢石膏及特殊类型石膏等。

### 二、作用和目的

（1）固定　保持患肢的特殊体位，防止病理性骨折。
（2）保护　减轻或消除损伤部位的负重，防止再骨折。
（3）塑形　矫正肢体畸形。

### 三、适应证

（1）骨折复位后的固定。
（2）关节损伤或脱位复位后的固定。
（3）周围神经、血管、肌腱断裂或损伤以及手术修复后的制动。
（4）急慢性骨关节炎的局部制动。
（5）畸形矫正术后矫形位置的维持和固定。

### 四、禁忌证

（1）全身情况差的患者。
（2）确诊或可疑伤口有厌氧菌感染者。
（3）进行性水肿者。
（4）严重心肺疾病患者、孕妇、进行性腹水者禁用大型石膏。
（5）伤口有活动性出血者禁用封闭性石膏。
（6）新生儿、婴幼儿不宜长期使用石膏固定。

### 五、人员资质

经石膏固定技术护理操作培训合格的医护人员。

### 六、关键技术流程（图 2-1）

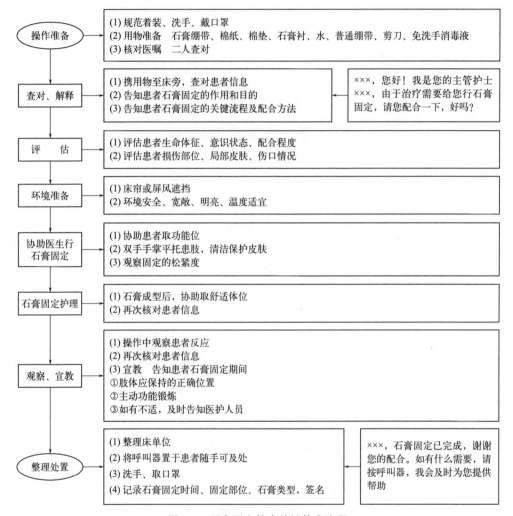

图 2-1　石膏固定技术关键技术流程

### 七、关键提示

（1）根据受伤部位和伤情，选用合适的石膏材质和类型。

（2）石膏固定期间的护理

① 石膏干固前

a.搬运：手掌平托石膏固定的肢体。

b.体位：软枕妥善垫好肢体，维持固定位置直至石膏完全干固；行石膏背心及人字形石膏固定者，勿在头及肩下垫枕，避免胸腹部受压；下肢石膏应防足下垂及足外旋。

c.保暖：未干固的石膏需覆盖被服时应用支被架托起。

d.维持功能位直至石膏完全干固。

② 石膏干固后

a.保持清洁干燥：髋人字形石膏及石膏背心固定者，大小便后应及时清洁臀部及会阴；如石膏污染应及时清洁并立即擦干；断裂、变形和严重污染的石膏应及时更换。

b.保持正确体位：石膏固定患肢应略高于心脏放置，避免旋转扭曲；躯干石膏固定应用垫枕支起躯体凹部，使骨突部悬空。翻身或搬动时保持固定位置，防止石膏断裂、变形等意外情况发生。

c.保持有效固定：肢体肿胀消退或肌肉萎缩可能导致原石膏失去固定作用，必要时应更换。

③ 病情观察及处理

a.密切观察患肢远端感觉、运动、血液循环情况，如患肢有固定性疼痛、发麻、发凉、苍白或发绀，行石膏背心者出现腹痛、呕吐等时，应立即将石膏松解或拆除。

b.观察创口有无渗血、渗液和异味。少量出血时，用记号笔标记出范围、日期，并详细记录。如血迹边界不断扩大和（或）出现异味，立即报告医师并协助开窗检查和处理。

## 八、石膏固定技术风险防范和处理流程

### 1.石膏固定时潜在风险的预防措施

（1）压力性损伤

① 保持石膏边缘平整，石膏边缘垫以软物，防止边缘损伤皮肤，石膏固定松紧适宜。

② 保护骨突部位软组织，必要时用棉垫或棉纸加以衬垫。

③ 加强皮肤护理：石膏固定前清洁皮肤，在不影响固定效果的前提下，有皮肤破损和伤口的部位开窗。

④ 石膏干固前手掌平托石膏搬运，防止石膏变形。

⑤ 保持石膏清洁、干燥，如出现断裂、变形和严重污染应及时更换。

⑥ 抬高患肢，石膏固定外关节进行有效功能锻炼，预防患肢肿胀。

⑦ 石膏内皮肤瘙痒的患者，禁用尖硬物件搔抓，避免皮肤破溃。

⑧ 密切关注患肢有无压力性损伤的早期表现，如出现持续性灼痛、麻木、有异味、渗出，立即开窗检查。

（2）骨筋膜室综合征

① 石膏固定松紧适宜，能伸进两指为宜，并动态监测，避免因患肢肿胀加重而影响血液循环。

② 抬高患肢，促进血液回流。

③ 密切关注患者疼痛变化，是否出现剧烈疼痛、进行性加重等情况。

④ 密切观察患肢血液循环情况，是否出现发绀、苍白、肿胀等情况。

（3）石膏综合征

① 石膏固定应松紧适宜。

② 维持呼吸、循环等正常生理功能。

③ 保证骨折固定效果，确保外固定满意。

④ 缓解疼痛，减轻患者的痛苦。

⑤ 科学指导功能锻炼，使患肢功能恢复与骨折愈合同步发展。

⑥ 合理安排营养饮食，保持机体营养代谢需要，少食多餐，避免过快过饱及进食产气多的食物等。

⑦ 有效预防全身及局部并发症。

⑧ 加强心理护理，保持心理健康，并指导提高自我照护能力。

⑨ 密切观察患者腹部症状，是否出现反复呕吐、腹痛甚至呼吸窘迫、面色苍白、发绀、血压下降等情况。

**2. 石膏固定时发生风险的处理流程**

石膏固定发生压力性损伤的处理流程参考图 1-6。

石膏固定发生骨筋膜室综合征、石膏综合征的处理流程见图 2-2、图 2-3。

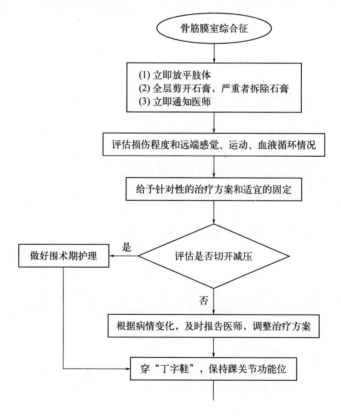

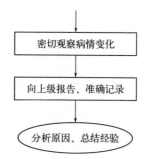

图 2-2　石膏固定发生骨筋膜室综合征的处理流程

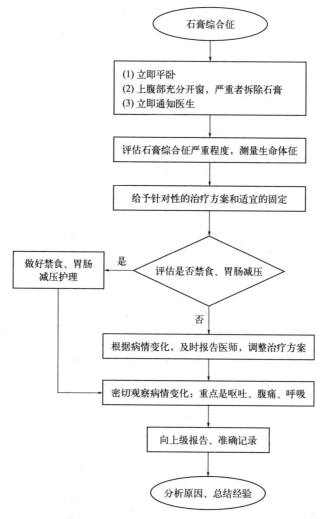

图 2-3　石膏固定发生石膏综合征的处理流程

## 九、操作考核评分标准（表 2-1）

### 表 2-1　石膏固定护理技术操作考核评分标准

科室：＿＿＿＿＿　姓名：＿＿＿＿＿　考核日期：＿＿＿＿＿　考核者：＿＿＿＿＿　得分：＿＿＿＿＿

| 项目 | 操作技术要点 | 考核要点 | | 标准分/分 | 得分/分 |
|---|---|---|---|---|---|
| 操作前<br>（30分） | 用物准备　石膏绷带、棉纸、棉垫、石膏衬、水、普通绷带、剪刀及辅助工具、免洗手消毒液 | (1)用物准备齐全<br>(2)评估性能 | 2分<br>2分 | 4 | |
| | 护士准备　仪表端庄、服装整洁、不留长指甲 | (1)仪表端庄<br>(2)服装整洁<br>(3)指甲符合要求 | 1分<br>1分<br>1分 | 3 | |
| | 环境准备　环境安全，温湿度适宜，屏风遮挡 | (1)评估环境<br>(2)屏风或床帘遮挡 | 2分<br>2分 | 4 | |
| | 评估患者<br>(1)生命体征、意识状态、配合程度<br>(2)损伤部位、局部皮肤、伤口情况<br>(3)患肢远端感觉、运动、血液循环情况 | (1)正确评估患者全身情况<br>(2)正确评估患者局部情况 | 2分<br>2分 | 4 | |
| | 采用两种以上方式核对床号、姓名、手腕带信息等 | (1)核对方法正确<br>(2)核对信息完整 | 3分<br>2分 | 5 | |
| | 告知患者石膏固定的作用和目的，操作方法及注意事项，操作中可能出现的不适，取得患者配合 | (1)告知内容全面<br>(2)患者理解并配合 | 3分<br>2分 | 5 | |
| | 洗手、戴口罩 | (1)洗手方法正确<br>(2)佩戴口罩正确 | 3分<br>2分 | 5 | |
| 操作中<br>（50分） | (1)协助医生行石膏固定操作<br>① 协助患者取功能位<br>② 双手手掌平托患肢，清洁保护皮肤<br>③ 观察固定的松紧度<br>④ 观察患者病情变化、患肢及伤口情况<br>⑤ 维持功能位至石膏干固 | (1)体位正确<br>(2)有效保暖<br>(3)保护隐私<br>(4)石膏托举手法正确<br>(5)石膏无变形<br>(6)搬动患者时机正确 | 5分<br>5分<br>5分<br>5分<br>5分<br>5分 | 30 | |
| | (2)石膏固定的护理操作<br>① 石膏成型后，协助取舒适体位：四肢石膏固定患肢略高于心脏放置，避免旋转、扭曲；躯干部石膏固定用垫枕支起躯体凹部，骨突部悬空<br>② 再次核对患者信息 | (1)患者体位正确、舒适<br>(2)皮肤无受压 | 5分<br>5分 | 10 | |
| | (3)操作过程中观察患者反应及患肢血液循环、运动、感觉情况，倾听患者主诉 | 患者病情变化，感觉、运动、血液循环评估方法正确 | 10分 | 10 | |

续表

| 项目 | 操作技术要点 | 考核要点 | | 标准分/分 | 得分/分 |
|---|---|---|---|---|---|
| 操作后<br>（10分） | 建立肢体血液循环观察表和外固定使用观察表 | 正确建立表格 | 2分 | 2 | |
| | 整理衣物及床单位 | 床单整理平整 | 1分 | 1 | |
| | 洗手、取下口罩、记录、签字 | （1）洗手方法正确<br>（2）取口罩方法正确<br>（3）记录正确 | 1分<br>1分<br>1分 | 3 | |
| | 交代注意事项，指导患者正确功能锻炼 | 告知内容准确、全面 | 4分 | 4 | |
| 综合评价<br>（10分） | 操作熟练、动作轻柔、体现人文关怀 | | | 5 | |
| | 操作中观察病情变化，与患者沟通良好 | | | 5 | |
| 总分<br>（100分） | | 实际得分合计 | | | |

# 第二节·小夹板固定技术

## 一、概述

小夹板固定技术是利用与肢体外形相适应的器材，把骨折两端或肢体固定在一定位置，使骨折或脱位在愈合过程中保持良好对位的技术。

## 二、作用和目的

（1）骨折复位后的固定、维持。
（2）保护患部，减轻或消除患部的负重。

## 三、适应证

（1）四肢管状骨闭合性、不完全骨折或稳定性骨折。
（2）作为股骨、胫骨不稳定骨折的现场救治时的固定。
（3）骨折拆除石膏或内固定后的短时间外固定保护。

## 四、禁忌证

（1）错位明显的不稳定性骨折。
（2）伴有软组织开放性损伤、感染及血液循环障碍、神经损伤者。
（3）骨折等难以确实固定者。
（4）昏迷或肢体失去感觉功能者。

## 五、人员资质

经小夹板固定技术培训合格有执业证书的医护人员。

## 六、关键技术流程（图 2-4）

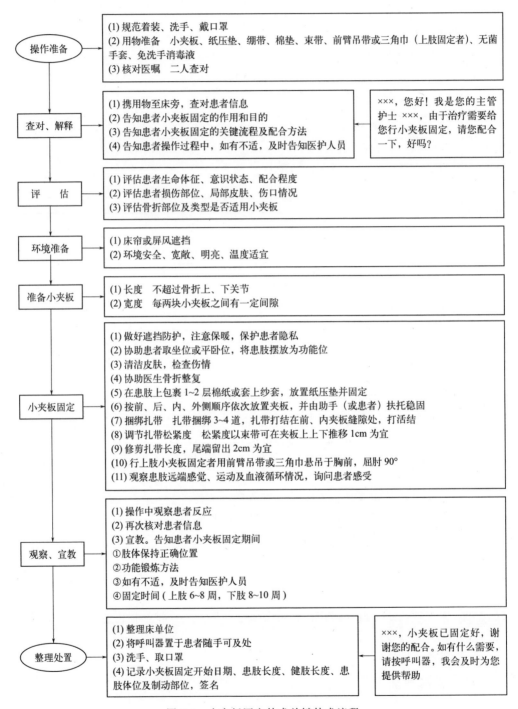

**操作准备**
(1) 规范着装、洗手、戴口罩
(2) 用物准备　小夹板、纸压垫、绷带、棉垫、束带、前臂吊带或三角巾（上肢固定者）、无菌手套、免洗手消毒液
(3) 核对医嘱　二人查对

**查对、解释**
(1) 携用物至床旁，查对患者信息
(2) 告知患者小夹板固定的作用和目的
(3) 告知患者小夹板固定的关键流程及配合方法
(4) 告知患者操作过程中，如有不适，及时告知医护人员

×××，您好！我是您的主管护士×××，由于治疗需要给您行小夹板固定，请您配合一下，好吗？

**评估**
(1) 评估患者生命体征、意识状态、配合程度
(2) 评估患者损伤部位、局部皮肤、伤口情况
(3) 评估骨折部位及类型是否适用小夹板

**环境准备**
(1) 床帘或屏风遮挡
(2) 环境安全、宽敞、明亮、温度适宜

**准备小夹板**
(1) 长度　不超过骨折上、下关节
(2) 宽度　每两块小夹板之间有一定间隙

**小夹板固定**
(1) 做好遮挡防护，注意保暖，保护患者隐私
(2) 协助患者取坐位或平卧位，将患肢摆放为功能位
(3) 清洁皮肤，检查伤情
(4) 协助医生骨折整复
(5) 在患肢上包裹 1~2 层棉纸或套上纱套，放置纸压垫并固定
(6) 按前、后、内、外侧顺序依次放置夹板，并由助手（或患者）扶托稳固
(7) 捆绑扎带　扎带捆绑 3~4 道，扎带打结在前、内夹板缝隙处，打活结
(8) 调节扎带松紧度　松紧度以束带可在夹板上上下推移 1cm 为宜
(9) 修剪扎带长度，尾端留出 2cm 为宜
(10) 行上肢小夹板固定者用前臂吊带或三角巾悬吊于胸前，屈肘 90°
(11) 观察患肢远端感觉、运动及血液循环情况，询问患者感受

**观察、宣教**
(1) 操作中观察患者反应
(2) 再次核对患者信息
(3) 宣教。告知患者小夹板固定期间
①肢体保持正确位置
②功能锻炼方法
③如有不适，及时告知医护人员
④固定时间（上肢 6~8 周，下肢 8~10 周）

**整理处置**
(1) 整理床单位
(2) 将呼叫器置于患者随手可及处
(3) 洗手、取口罩
(4) 记录小夹板固定开始日期、患肢长度、健肢长度、患肢体位及制动部位，签名

×××，小夹板已固定好，谢谢您的配合。如有什么需要，请按呼叫器，我会及时为您提供帮助

图 2-4　小夹板固定技术关键技术流程

## 七、关键提示

（1）抬高患肢并保持功能位。

（2）保持有效的固定

① 选择合适的小夹板：小夹板长度一般以不超过骨折上、下关节为准（关节附近的骨折例外），所用小夹板宽度的总和，应略窄于患肢的最大周径，使每两块小夹板之间有一定的间隙。

② 纸压垫要准确地放在适当位置上，并用胶布固定，以免滑动。

③ 捆绑束带时用力均匀，松紧度以束带可在夹板上上下推移 1cm 为宜。布带移动超过 2cm 说明过松；移动小于 1cm 说明过紧。

④ 每日检查并调整横带的松紧度，避免因肿胀的消退和横带的松脱导致的小夹板松动。骨折复位后 4 天以内，应根据肢体肿胀和夹板的松紧程度，每日适当放松，以能上下推移 1cm 为宜；4 天后如果夹板松动，可适当捆紧。

⑤ 防止骨折再移位：上肢复位固定后应用前臂吊带或三角巾托起，悬吊于胸前；下肢固定后搬运时，给予充分承托，保持局部不动。

（3）病情观察

① 观察患肢远端感觉、运动、血液循环情况，正确区分和处理肢体血供障碍和骨折导致的疼痛，前者最早的症状是剧烈疼痛，后者局限于骨折断端周围。

② 开始每周透视或拍片 1～2 次，如骨折变位，应及时纠正或重新复位，必要时改做石膏固定。

③ 2～3 周后如骨折已有纤维连接可重新固定，以后每周在门诊复查 1 次，直至骨折临床愈合。

（4）皮肤护理

① 夹板扎带与夹板不能直接接触皮肤。

② 打结固定的正确方法

a. 布带结一律系在外侧，打结方向要一致，各布带距离相等，与小夹板垂直，固定时松紧度要适宜。

b. 打结固定的"四不可"：不可在患者经常摩擦的部位打结固定；不可在患者受伤部位和（或）炎症部位打结固定；不可在患者关节面、骨骼突出部位打结固定；不可在患者肢体内侧打结固定。

③ 定期检查皮肤受压情况，认真倾听患者主诉，如出现固定性疼痛，应及时松开小夹板进行检查，预防压力性损伤。

（5）指导患者进行正确的功能锻炼。

（6）做好记录　小夹板固定开始日期、患肢长度、健肢长度、患肢体位及制动部位，便于健肢、患肢和患肢小夹板固定前后对照观察，进行正确护理。

（7）保持夹板清洁。

## 八、小夹板固定风险防范和处理流程

**1. 小夹板固定时潜在风险的预防措施**

（1）腓总神经损伤的风险

① 下肢小夹板固定时，膝外侧垫棉垫，防止压迫腓总神经。

② 保持患肢中立位，防止腓骨小头处受压。

③ 观察患肢背伸、跖屈功能，如出现垂足畸形，踝不能背伸，不能伸趾，小腿外侧和足背感觉消失，则为腓总神经损伤的表现。

（2）骨筋膜室综合征的风险

① 选择合适的小夹板：所用小夹板宽度的总和应略窄于患肢的最大周径，使每两块小夹板之间有一定的间隙。

② 捆绑束带时用力均匀，松紧度以束带可在夹板上上下推移 1cm 为宜，不能小于 1cm。

③ 骨折复位后 4 天以内，应根据肢体肿胀和夹板的松紧程度，每日适当放松。

④ 密切观察患肢感觉、运动和血液循环情况，如发现肢端严重肿胀、发绀、麻木、剧痛等，及时报告医师处理。

（3）压力性损伤的风险

① 选择合适的小夹板：所用小夹板宽度的总和应略窄于患肢的最大周径，使每两块小夹板之间有一定的间隙。

② 正确固定：夹板扎带与夹板不能直接接触皮肤，布带结一律系在夹板外侧，打结方向要一致，各布带距离相等，与小夹板垂直，捆绑束带时用力均匀，松紧度以束带可在夹板上上下推移 1cm 为宜，不能小于 1cm。

③ 骨折复位后 4 天以内，应根据肢体肿胀和夹板的松紧程度，每日适当放松。

④ 定期检查皮肤受压情况，认真倾听患者主诉，如出现固定性疼痛，及时松开小夹板进行检查。

**2. 小夹板固定时发生风险的处理流程**

小夹板固定时发生腓总神经损伤的处理流程见图 2-5。

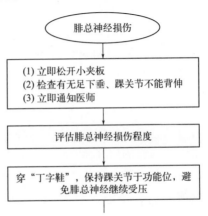

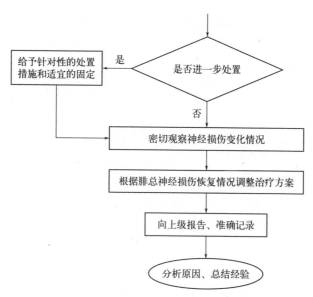

图 2-5　小夹板固定时发生腓总神经损伤的处理流程

小夹板固定时发生骨筋膜室综合征、压力性损伤的处理流程分别见图 2-2、图 1-6。

## 九、操作考核评分标准（表 2-2）

表 2-2　小夹板固定技术操作考核评分标准

科室：_____　　姓名：_____　　考核日期：_____　　考核者：_____　　　　得分：_____

| 项目 | 操作技术要点 | 考核要点 | | 标准分/分 | 得分/分 |
|---|---|---|---|---|---|
| 操作前<br>（30分） | 用物准备　夹板、纸压垫、绷带、棉垫、束带、前臂吊带或三角巾（必要时）、无菌手套、免洗手消毒液 | 用物准备齐全 | 2分 | 2 | |
| | 护士准备　仪表端庄、服装整洁、不留长指甲 | (1)仪表端庄<br>(2)服装整洁<br>(3)指甲符合要求 | 1分<br>1分<br>1分 | 3 | |
| | 环境准备　环境安全，温湿度适宜，屏风遮挡 | (1)评估环境<br>(2)屏风或床帘遮挡<br>(3)病床固定牢固 | 2分<br>2分<br>2分 | 6 | |
| | 评估患者<br>(1)生命体征、意识状态、配合程度<br>(2)损伤部位、局部皮肤、伤口情况<br>(3)骨折部位及类型是否适合使用小夹板<br>(4)患肢远端感觉、运动、血液循环情况 | (1)正确评估患者全身情况<br>(2)正确评估患者局部情况 | 3分<br>3分 | 6 | |
| | 采用两种以上方式核对床号、姓名、手腕带等信息 | (1)核对方法正确<br>(2)核对信息完整 | 3分<br>2分 | 5 | |

续表

| 项目 | 操作技术要点 | 考核要点 | | 标准分/分 | 得分/分 |
|---|---|---|---|---|---|
| 操作前<br>(30分) | 告知小夹板固定目的、关键流程、配合方法及注意事项 | (1)告知内容全面 | 2分 | 4 | |
| | | (2)患者理解并配合 | 2分 | | |
| | 洗手、戴口罩 | (1)洗手方法正确 | 2分 | 4 | |
| | | (2)佩戴口罩正确 | 2分 | | |
| 操作中<br>(50分) | 根据骨折部位,选择合适的小夹板 | 小夹板长度、宽度适宜 | 5分 | 5 | |
| | (1)协助患者取坐位或平卧位,患肢取功能位<br>(2)清洁皮肤,检查伤情<br>(3)协助医师做骨折整复<br>(4)在患肢上包裹1~2层棉纸或套上纱套<br>(5)放置纸压垫并固定<br>(6)按前、后、内、外侧顺序依次放置夹板,并由助手(或患者)扶托稳固<br>(7)捆绑扎带。扎带捆绑3~4道,扎带打结在前、内夹板缝隙处,打活结<br>(8)调节扎带松紧度。松紧度以束带可在夹板上上下推移1cm为宜<br>(9)修剪扎带长度,尾端留2cm | (1)体位正确 | 5分 | 35 | |
| | | (2)棉纸包裹、纸压垫位置正确 | 5分 | | |
| | | (3)放置夹板位置正确 | 5分 | | |
| | | (4)捆绑扎带位置正确 | 5分 | | |
| | | (5)捆绑扎带松紧适宜 | 5分 | | |
| | | (6)尾端留出长度适宜 | 5分 | | |
| | | (7)固定有效 | 5分 | | |
| | 操作过程中观察患者反应、皮肤及患肢血液循环、感觉、运动情况,倾听患者主诉 | 评估血液循环、感觉、运动正确 | 5分 | 5 | |
| | 根据骨折部位摆放患肢体位 | 患肢体位正确 | 5分 | 5 | |
| 操作后<br>(10分) | 整理衣物及床单位,拉起床档 | 病床安全、床面平整 | 3分 | 3 | |
| | 洗手、取下口罩、记录、签字 | (1)洗手方法正确 | 1分 | 3 | |
| | | (2)取口罩方法正确 | 1分 | | |
| | | (3)记录正确 | 1分 | | |
| | 交代注意事项,指导患者进行正确的功能锻炼 | 告知内容准确、全面 | 4分 | 4 | |
| 综合评价<br>(10分) | 操作熟练、动作轻柔、体现人文关怀 | | | 5 | |
| | 操作中观察病情变化、与患者沟通良好 | | | 5 | |
| 总分<br>(100分) | | 实际得分合计 | | | |

小夹板固定技术

# 第三节·皮牵引技术

## 一、概述

牵引是利用力学中作用力和反作用力的原理，通过重力的牵拉，作用于患肢，缓解骨折和脱位处软组织的紧张和回缩，使骨折或脱位复位，达到治疗的目的。牵引分持续性皮牵引和骨牵引两大类。

皮牵引是使用胶布或牵引带等包裹患侧肢体进行牵引，其牵引力通过皮肤、筋膜、肌肉，间接作用于骨或关节，进而维持骨折的复位和稳定，故又称为间接牵引。

## 二、作用和目的

（1）复位　牵拉关节，使脱位的关节复位并维持复位的位置。

（2）固定　使错位的骨折复位并维持复位的位置和稳定骨折断端，从而缓解疼痛，为治疗骨折和手术创造条件。

（3）牵拉及固定关节　以减轻关节面所承受的压力，缓解疼痛，使局部休息。

（4）矫正和预防关节屈曲挛缩畸形　使关节置于功能位，便于关节活动，防止肌肉萎缩。

（5）减轻局部刺激和炎症扩散　解除肌肉痉挛，改善静脉血液回流，消除肢体肿胀，为手术创造条件。

## 三、适应证

（1）治疗老年人或儿童骨折。

（2）成人下肢骨骼牵引的辅助牵引。

（3）炎症肢体需临时制动。

（4）预防关节挛缩畸形。

（5）防止病变骨骼发生病理性骨折。

## 四、禁忌证

（1）局部皮肤受损和对胶布或塑料等过敏者。

（2）血液循环受累如静脉曲张、慢性溃疡、皮炎、血管硬化或其他血管病者。

（3）骨折重叠移位较多，需要重力牵引方能矫正其畸形者。

## 五、人员资质

皮牵引技术培训合格的医护人员。

## 六、关键技术流程（图 2-6）

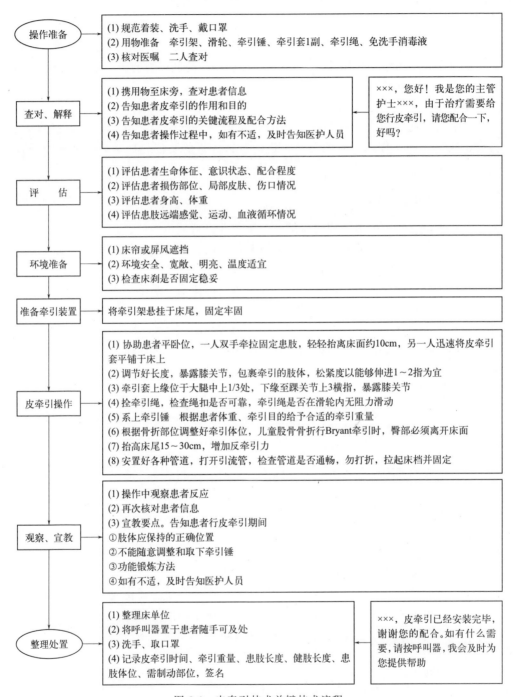

**操作准备**
(1) 规范着装、洗手、戴口罩
(2) 用物准备　牵引架、滑轮、牵引锤、牵引套1副、牵引绳、免洗手消毒液
(3) 核对医嘱　二人查对

**查对、解释**
(1) 携用物至床旁，查对患者信息
(2) 告知患者皮牵引的作用和目的
(3) 告知患者皮牵引的关键流程及配合方法
(4) 告知患者操作过程中，如有不适，及时告知医护人员

×××，您好！我是您的主管护士×××，由于治疗需要给您行皮牵引，请您配合一下，好吗？

**评估**
(1) 评估患者生命体征、意识状态、配合程度
(2) 评估患者损伤部位、局部皮肤、伤口情况
(3) 评估患者身高、体重
(4) 评估患肢远端感觉、运动、血液循环情况

**环境准备**
(1) 床帘或屏风遮挡
(2) 环境安全、宽敞、明亮、温度适宜
(3) 检查床刹是否固定稳妥

**准备牵引装置**
将牵引架悬挂于床尾，固定牢固

**皮牵引操作**
(1) 协助患者平卧位，一人双手牵拉固定患肢，轻轻抬离床面约10cm，另一人迅速将皮牵引套平铺于床上
(2) 调节好长度，暴露膝关节，包裹牵引的肢体，松紧度以能够伸进1～2指为宜
(3) 牵引套上缘位于大腿中上1/3处，下缘至踝关节上3横指，暴露膝关节
(4) 拴牵引绳，检查绳扣是否可靠，牵引绳是否在滑轮内无阻力滑动
(5) 系上牵引锤　根据患者体重、牵引目的给予合适的牵引重量
(6) 根据骨折部位调整好牵引体位，儿童股骨骨折行Bryant牵引时，臀部必须离开床面
(7) 抬高床尾15～30cm，增加反牵引力
(8) 安置好各种管道，打开引流管，检查管道是否通畅，勿打折，拉起床档并固定

**观察、宣教**
(1) 操作中观察患者反应
(2) 再次核对患者信息
(3) 宣教要点。告知患者行皮牵引期间
①肢体应保持的正确位置
②不能随意调整和取下牵引锤
③功能锻炼方法
④如有不适，及时告知医护人员

**整理处置**
(1) 整理床单位
(2) 将呼叫器置于患者随手可及处
(3) 洗手、取口罩
(4) 记录皮牵引时间、牵引重量、患肢长度、健肢长度、患肢体位、需制动部位，签名

×××，皮牵引已经安装完毕，谢谢您的配合。如有什么需要，请按呼叫器，我会及时为您提供帮助

图 2-6　皮牵引技术关键技术流程

## 七、关键提示

（1）保持正确的牵引体位　股骨颈骨折和粗隆间骨折牵引时，患肢需保持外展中立位；股骨上段骨折要适度外展，防止发生髋关节内翻畸形。

（2）保持有效的牵引

① 保持反牵引力：下肢牵引时，抬高床尾 15～30cm，若身体移位，应及时调整；儿童股骨骨折行 Bryant 牵引时，臀部必须离开床面。

② 牵引锤：保持悬空，牵引方向与被牵引肢体长轴应成直线。

③ 牵引绳：与滑轮合槽，不可随意放松牵引绳。

④ 牵引带：有无松脱，扩张板位置正确，及时调整，防止出现移位。

⑤ 牵引重量：一般不超过 5kg，具体因人而异，不可随意增减或移除。

（3）病情观察

① 观察患肢感觉、运动（背伸、跖屈）、血液循环情况，防止腓总神经受压。

② 观察牵引处皮肤的完整性：如有发红或破溃应及时放松，稍后牵引，每天应适度放松休息。胶布皮牵引应观察患者情况，如牵引处有体液渗出应及时放松，扩大或者缩小牵引范围，并及时处理。

（4）指导患者功能锻炼　进行肌肉等长收缩活动及关节活动，病情允许可做全身性活动，如扩胸、抬起上身等。

（5）做好记录　记录牵引开始日期、牵引重量、患肢长度、健肢长度、患肢体位及需制动部位，便于健肢、患肢和患肢牵引前后对照观察，进行正确护理。

## 八、皮牵引风险防范和处理流程

### 1. 皮牵引时潜在风险的预防措施

（1）腓总神经损伤

① 下肢牵引时，膝外侧垫棉垫，防止压迫腓总神经。

② 穿"丁字鞋"，保持患肢中立位，防止腓骨小头处受压。

③ 观察患肢背伸、跖屈功能，如出现垂足畸形，踝不能背伸，不能伸趾，小腿外侧和足背感觉消失，则为腓总神经损伤的表现。

（2）压力性损伤

① 评估患者皮肤情况，每班进行交接。

② 牵引套松紧适宜，能够伸进 1～2 指为宜。

③ 适时变换体位：每 1～2h 或根据病情翻身，避免拖、拉、拽；病情危重不适宜翻身者，应每 1～2h 在受压部位垫软枕，以减轻受压部位压力；改变体位时，应保持牵引力方向正确。

④ 注意骨隆突出及支持区的保护。

⑤ 保持床单位平整、松软适度，尤其应注意骨骼突出部位的床单。

⑥ 避免出现摩擦力、剪切力，半卧位时床头不宜超过 30°，时间不宜超过 30min。

⑦ 告知患者及家属压力性损伤发生的原因和危害性，掌握预防措施及方法。

⑧ 加强营养摄入。

**2. 皮牵引时发生风险的处理流程**

皮牵引时发生腓总神经损伤、压力性损伤的处理流程分别见图 2-5、图 1-6。

# 九、操作考核评分标准（表2-3）

**表 2-3  皮牵引技术操作考核评分标准**

科室：_____  姓名：_____  考核日期：_____  考核者：_____  得分：_____

| 项目 | 操作技术要点 | 考核要点 | | 标准分/分 | 得分/分 |
|---|---|---|---|---|---|
| 操作前<br>（30分） | 用物准备  牵引架、滑轮、牵引锤、牵引套1副、牵引绳、免洗手消毒液 | 用物准备齐全 | 2分 | 2 | |
| | 护士准备  仪表端庄、服装整洁、不留长指甲 | (1)仪表端庄<br>(2)服装整洁<br>(3)指甲符合要求 | 1分<br>1分<br>1分 | 3 | |
| | 环境准备  环境安全，温湿度适宜，屏风遮挡 | (1)评估环境<br>(2)屏风或床帘遮挡<br>(3)病床固定牢固 | 2分<br>2分<br>2分 | 6 | |
| | 评估患者<br>(1)生命体征、意识状态、配合程度<br>(2)损伤部位、局部皮肤、伤口情况<br>(3)患者身高、体重<br>(4)患肢远端感觉、运动、血液循环情况 | (1)正确评估患者全身情况<br>(2)正确评估患者局部情况 | 3分<br>3分 | 6 | |
| | 采用两种以上方式核对床号、姓名、手腕带等信息 | (1)核对方法正确<br>(2)核对信息完整 | 3分<br>2分 | 5 | |
| | 告知皮牵引目的、关键流程、配合方法及注意事项 | (1)告知内容全面<br>(2)患者理解并配合 | 2分<br>2分 | 4 | |
| | 洗手、戴口罩 | (1)洗手方法正确<br>(2)佩戴口罩正确 | 2分<br>2分 | 4 | |
| 操作中<br>（50分） | 将牵引架悬挂于床尾，固定牢固 | 牵引架固定牢固 | 5分 | 5 | |
| | (1)协助患者平卧位<br>(2)一人双手牵拉固定患肢，轻轻抬离床面约10cm<br>(3)另一人迅速将皮牵引套平铺于床上<br>(4)调节好长度，暴露膝关节，包裹牵引的肢体，松紧度以能够伸进1～2指为宜<br>(5)牵引套上缘位于大腿中上1/3处，下缘至踝关节上3横指，暴露膝关节<br>(6)拴牵引绳，检查绳扣是否可靠，牵引绳是否在滑轮内无阻力滑动<br>(7)系上牵引锤  根据患者体重、牵引目的给予合适的牵引重量<br>(8)根据骨折部位调整好牵引体位<br>(9)抬高床尾15～30cm，增加反牵引力<br>(10)拉起床档并固定 | (1)抬高患肢方法正确<br>(2)牵引套放置位置正确<br>(3)牵引绳位置正确<br>(4)牵引带固定松紧适宜<br>(5)牵引重量适宜<br>(6)抬高床尾，高度适宜<br>(7)判断牵引有效方法正确 | 5分<br>5分<br>5分<br>5分<br>5分<br>5分<br>5分 | 35 | |

续表

| 项目 | 操作技术要点 | 考核要点 | 标准分/分 | 得分/分 |
|---|---|---|---|---|
| 操作中<br>(50分) | 操作过程中观察患者反应、皮肤及患肢血液循环、感觉、运动情况,倾听患者主诉 | 评估血液循环、感觉、运动正确　5分 | 5 | |
| | 根据骨折部位摆放患肢体位 | 患肢体位摆放正确　　　　　5分 | 5 | |
| 操作后<br>(10分) | 整理衣物及床单位,拉起床档 | 病床安全、床面平整　　　　3分 | 3 | |
| | 洗手、取下口罩、记录、签字 | (1)洗手方法正确　　　　　1分<br>(2)取口罩方法正确　　　　1分<br>(3)记录正确　　　　　　　1分 | 3 | |
| | 交代注意事项,指导患者正确功能锻炼 | 告知内容准确、全面　　　　4分 | 4 | |
| 综合评价<br>(10分) | 操作熟练、动作轻柔、体现人文关怀 | | 5 | |
| | 操作中观察病情变化,与患者沟通良好 | | 5 | |
| 总分<br>(100分) | | 实际得分合计 | | |

皮牵引技术

# 第四节 · 骨牵引技术

## 一、概述

骨牵引是将不锈钢针穿入骨骼的坚硬部位,通过牵引钢针直接牵引骨骼,使骨折、脱位患者进行有效的复位和固定,又称直接牵引。

## 二、作用和目的

参见皮牵引技术。

## 三、适应证

(1) 骨折、关节脱位的复位及维持复位后的稳定。
(2) 挛缩畸形的矫正治疗和预防。
(3) 炎症肢体的制动和抬高。
(4) 骨和关节疾病治疗前准备。
(5) 防止骨骼病变。

## 四、禁忌证

(1) 牵引局部感染患者。

（2）重度骨质疏松患者。

（3）小儿或老年人不能耐受骨牵引患者。

## 五、人员资质

骨牵引技术培训合格的医护人员。

## 六、关键技术流程（图 2-7）

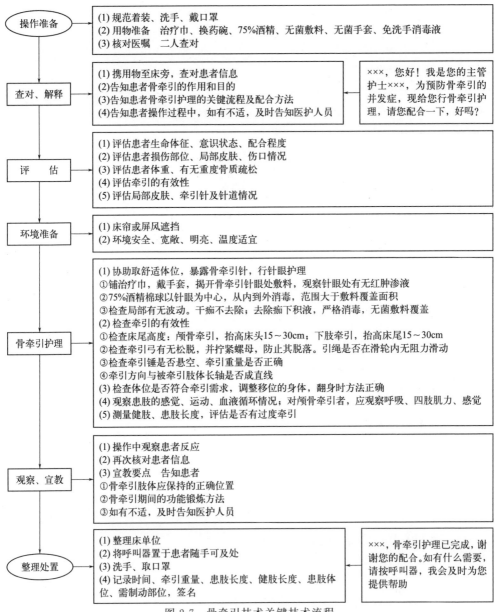

图 2-7　骨牵引技术关键技术流程

## 七、关键提示

（1）保持正确的牵引体位

① 下肢牵引者：胫腓骨骨折、股骨颈骨折和粗隆间骨折牵引时，患肢需保持外展中立位；股骨上段骨折要适度外展，防止发生髋关节内翻畸形。

② 颅骨牵引者：在翻身时应保持头与躯干成一直线，有专人保护颈部，使头、肩及牵引装置同向转动，既保持牵引的有效性，又避免扭曲加重脊髓损伤。

（2）保持有效的牵引

① 保持反牵引力：颅骨牵引时，应抬高床头 15～30cm；下肢牵引时，抬高床尾 15～30cm。若身体移位，及时调整。

② 牵引重锤：保持悬空，牵引方向与被牵引肢体长轴应成直线。

③ 牵引绳：与滑轮合槽，不可随意放松牵引绳。

④ 牵引弓：无松脱，拧紧螺母，防止其脱落。

⑤ 牵引重量：下肢牵引重量一般是体重的 1/10～1/7；颅骨牵引重量一般为6～8kg，不超过 15kg。重量过轻，起不到牵引效果；重量过重，可能造成肢体分离移位。因而，牵引重量不可随意增减或移除。

（3）病情观察

① 观察患肢感觉、运动（背伸、跖屈）、血液循环情况，防止腓总神经受损。

② 观察牵引针眼有无感染、移位，出现异常及时处理。

③ 每日测量患肢长度，与健肢长度比较，防止过牵综合征。

（4）指导患者功能锻炼　进行肌肉等长收缩活动及关节活动，病情允许可做全身性活动，如扩胸、抬起上身等。

（5）做好记录　记录牵引开始日期、牵引重量、患肢长度、健肢长度、患肢体位及需制动部位，便于健肢、患肢和患肢牵引前后对照观察，进行正确护理。

## 八、骨牵引风险防范和处理流程

### 1. 骨牵引时潜在风险的预防措施

（1）牵引针眼感染的风险

① 保持牵引针眼干燥、清洁。

② 针眼处 75％乙醇（酒精）消毒 2 次/日或用小敷贴保护（有渗出时及时更换）。

③ 牵引针有偏移时应严格消毒后调整。

④ 正确处理针眼处分泌物和痂皮，干痂可不去除，如有分泌物、痂下有积液应去除并严格消毒。

（2）腓总神经损伤

① 行胫骨结节牵引时，准确定位，避免误伤腓总神经。

② 抬高患肢，保持外展中立位，防止腓骨小头处受压。

③ 观察患肢背伸、跖屈功能，如出现垂足畸形，踝不能背伸，不能伸趾，小腿外侧和足背感觉消失，则为腓总神经损伤的表现。

（3）过牵综合征

① 根据患者骨折部位、体重和牵引目的正确选择牵引重量。

② 行肢体牵引者，每日测量被牵引肢体长度与健侧进行对比，如出现牵引过度及时调整牵引重量。

③ 行颅骨牵引者，密切观察是否有牵引过度导致血管、神经损伤的症状和体征。如舌下神经过牵表现吞咽困难、伸舌时舌尖偏向患侧，臂丛神经过牵表现为一侧上肢麻木，如出现，及时通知医师处理。

**2. 骨牵引时发生风险的处理流程**

骨牵引时发生牵引针眼感染的处理流程见图 2-8。

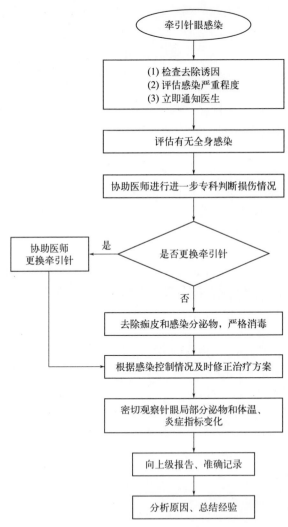

图 2-8　骨牵引时发生牵引针眼感染的处理流程

骨牵引发生腓总神经损伤的处理流程见图 2-5。

骨牵引时发生过牵综合征的处理流程见图 2-9。

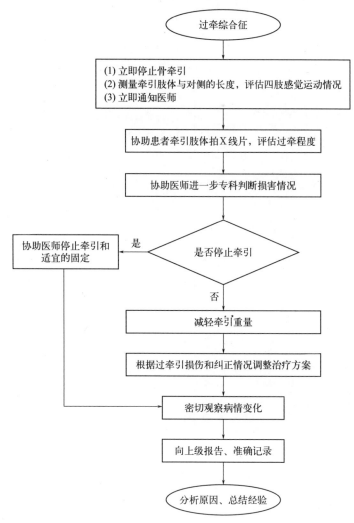

图 2-9　骨牵引时发生过牵综合征的处理流程

## 九、操作考核评分标准 （表 2-4）

### 表 2-4　骨牵引护理技术操作考核评分标准

科室：_____　　姓名：_____　　考核日期：_____　　考核者：_____　　得分：_____

| 项目 | 操作技术要点 | 考核要点 | | 标准分/分 | 得分/分 |
|---|---|---|---|---|---|
| 操作前<br>(30分) | 用物准备　治疗巾、换药碗、75%酒精、无菌敷料、无菌手套、免洗手消毒液 | 用物准备齐全 | 2分 | 2 | |
| | 护士准备　仪表端庄、服装整洁、不留长指甲 | (1)仪表端庄<br>(2)服装整洁<br>(3)指甲符合要求 | 1分<br>1分<br>1分 | 3 | |

续表

| 项目 | 操作技术要点 | 考核要点 | | 标准分/分 | 得分/分 |
|---|---|---|---|---|---|
| 操作前<br>(30分) | 环境准备 环境安全,温湿度适宜,屏风遮挡 | (1)评估环境<br>(2)屏风或床帘遮挡<br>(3)病床固定牢固 | 2分<br>2分<br>2分 | 6 | |
| | 评估患者<br>(1)生命体征、意识状态、配合程度<br>(2)损伤部位、局部皮肤、伤口情况<br>(3)体重、有无重度骨质疏松<br>(4)局部皮肤、牵引针及针道情况 | (1)正确评估患者全身情况<br>(2)正确评估患者局部情况 | 3分<br>3分 | 6 | |
| | 采用两种以上方式核对床号、姓名、手腕带等信息 | (1)核对方法正确<br>(2)核对信息完整 | 3分<br>2分 | 5 | |
| | 告知骨牵引目的、关键流程、配合方法及注意事项 | (1)告知内容全面<br>(2)患者理解并配合 | 2分<br>2分 | 4 | |
| | 洗手、戴口罩 | (1)洗手方法正确<br>(2)佩戴口罩正确 | 2分<br>2分 | 4 | |
| 操作中<br>(50分) | (1)协助取舒适体位,暴露骨牵引针,行针眼护理<br>① 铺治疗巾,戴手套,揭开骨牵引针眼处敷料,观察针眼处有无红肿渗液<br>② 75%酒精棉球以针眼为中心从内到外消毒,范围大于敷料覆盖面积<br>③ 检查局部有无波动。干痂不去除;去除痂下积液,严格消毒,无菌敷料覆盖<br>(2)检查牵引的有效性<br>① 检查床尾高度:颅骨牵引,抬高床头15~30cm;下肢牵引,抬高床尾15~30cm<br>② 检查牵引弓有无松脱,并拧紧螺母,防止其脱落。牵引绳是否在滑轮内无阻力滑动<br>③ 检查牵引锤是否悬空、牵引重量是否正确<br>④ 牵引方向与被牵引肢体长轴是否成直线<br>(3)检查体位是否符合牵引需求,调整移位的身体,翻身时方法正确<br>(4)观察患肢的感觉、运动、血液循环情况;颅骨牵引者观察呼吸、四肢肌力、感觉<br>(5)测量健肢、患肢长度,评估是否有过度牵引 | (1)针眼护理正确<br>(2)牵引装置性能正常<br>(3)牵引弓性能正常<br>(4)判断牵引有效方法正确<br>(5)病情观察全面、正确<br>(6)体位正确<br>(7)翻身操作正确 | 10分<br>5分<br>5分<br>10分<br>5分<br>5分<br>5分 | 45 | |
| | 根据骨折部位摆放患肢体位 | 患肢体位正确 | 5分 | 5 | |

续表

| 项目 | 操作技术要点 | 考核要点 | | 标准分/分 | 得分/分 |
|---|---|---|---|---|---|
| 操作后<br>(10分) | 整理衣物及床单位,拉起床档 | 病床安全、床面平整 | 3分 | 3 | |
| | 洗手、取下口罩、记录、签字 | (1)洗手方法正确<br>(2)取口罩方法正确<br>(3)记录正确 | 1分<br>1分<br>1分 | 3 | |
| | 交代注意事项,指导患者正确功能锻炼 | 告知内容准确、全面 | 4分 | 4 | |
| 综合评价<br>(10分) | 操作熟练、动作轻柔、体现人文关怀 | | | 5 | |
| | 操作中观察病情变化,与患者沟通良好 | | | 5 | |
| 总分<br>(100分) | | 实际得分合计 | | | |

# 第五节 · 外固定架技术

## 一、概述

外固定架技术是将骨圆钉穿过骨折两端的骨骼,在皮肤外将其固定在外固定架上,利用夹头在钢管上的移动和旋转达到牵引复位、维持固定、骨折端加压、矫正移位的目的。

## 二、作用和目的

(1) 牵引复位　牵拉关节和骨折断端,使脱位的关节和错位的骨折复位。
(2) 维持固定　稳定骨折断端,维持肢体的长度,促进骨折愈合。
(3) 骨折端加压　促进骨折愈合。
(4) 矫正移位　纠正骨折早期的成角畸形与旋转畸形。
(5) 利于感染的控制。

## 三、适应证

(1) 开放性骨折。
(2) 闭合性骨折伴广泛软组织损伤。
(3) 骨折合并感染和骨折不愈合。
(4) 截骨矫形或关节融合术后。

## 四、禁忌证

(1) 一般手术禁忌证。
(2) 生命体征不稳定。
(3) 无法麻醉。
(4) 配合度差的患者慎用。
(5) 精神疾病患者和严重骨质疏松。

## 五、人员资质

经外固定架技术培训合格的医护人员。

## 六、关键技术流程（图 2-10）

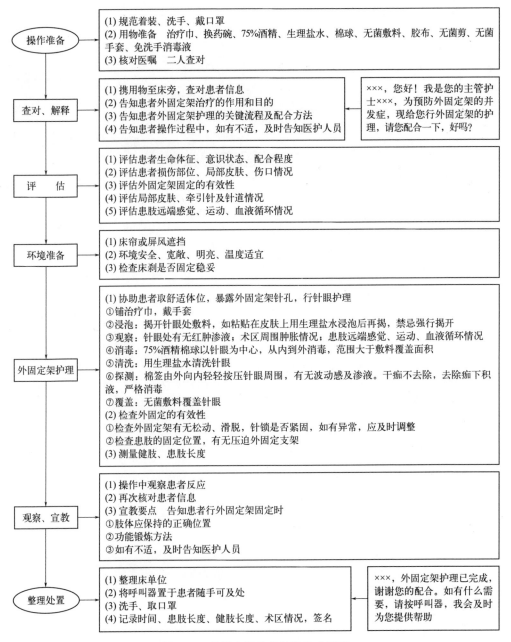

图 2-10 外固定架技术关键技术流程

## 七、关键提示

（1）保持有效的固定

① 观察外固定架有无松动、滑脱，针锁是否紧固，并及时调整。

② 注意患肢的固定位置，勿压迫外固定支架。

③ 更换体位时避免拖拉外固定架。

④ 搬动肢体时，托扶骨折上下端，避免出现剪切力。

（2）保持正确体位　外固定架治疗双下肢骨折时抬高床尾或软垫垫于腘窝及小腿处，使膝关节屈曲 20°～30°，以促进淋巴及静脉血流，减轻肿胀。

（3）病情观察

① 严密观察患者远端感觉、运动、血液循环情况，防止因固定过紧造成缺血性挛缩。

② 术区周围肿胀是否进行性加重。

③ 针孔处有无活动性出血。

（4）指导患者功能锻炼　进行肌肉等长收缩活动及关节活动等。

（5）做好记录　外固定架固定开始日期、患肢长度、健肢长度、患肢体位及需制动部位，便于健肢、患肢和患肢外固定架使用前后对照观察，进行正确护理。

## 八、外固定架风险防范和处理流程

**1. 外固定架存在针眼感染风险的预防措施**

① 预防固定针眼感染。

② 保持牵引针眼干燥、清洁。每班检查针眼有无渗出，渗出颜色、量、有无异味，局部皮肤有无红、肿、热、痛及分泌物。

③ 针眼处 75％酒精消毒 2 次/日或用敷贴保护（有渗出时及时更换）。

④ 调整固定针前应严格消毒。

⑤ 正确处理针眼处分泌物和痂皮，干痂可不去除，如有分泌物、痂下有积液应去除并严格消毒。

**2. 外固定架发生针眼感染的处理流程**（图 2-11）

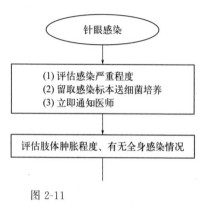

图 2-11

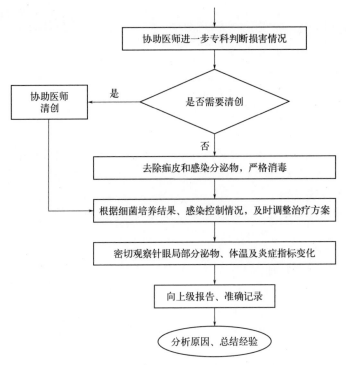

图 2-11　外固定架发生针眼感染的处理流程

## 九、操作考核评分标准（表 2-5）

表 2-5　外固定架护理技术操作考核评分标准

科室：_____　　姓名：_____　　考核日期：_____　　考核者：_____　　得分：_____

| 项目 | 操作技术要点 | 考核要点 | | 标准分/分 | 得分/分 |
|---|---|---|---|---|---|
| 操作前<br>（30 分） | 用物准备　治疗巾、换药碗、75％酒精、生理盐水、棉球、无菌敷料、胶布、无菌剪、无菌手套、免洗手消毒液 | 用物准备齐全 | 2 分 | 2 | |
| | 护士准备　仪表端庄、服装整洁、不留长指甲 | (1)仪表端庄<br>(2)服装整洁<br>(3)指甲符合要求 | 1 分<br>1 分<br>1 分 | 3 | |
| | 环境准备　环境安全，温湿度适宜，屏风遮挡 | (1)评估环境<br>(2)屏风或床帘遮挡<br>(3)病床固定牢固 | 2 分<br>2 分<br>2 分 | 6 | |
| | 评估患者<br>(1)生命体征、意识状态、配合程度<br>(2)损伤部位、局部皮肤肿胀情况<br>(3)评估局部皮肤、伤口、固定针及针道情况<br>(4)评估患肢远端感觉、运动、血液循环情况 | (1)正确评估患者全身情况<br>(2)正确评估患者局部情况 | 3 分<br>3 分 | 6 | |

续表

| 项目 | 操作技术要点 | 考核要点 | | 标准分/分 | 得分/分 |
|---|---|---|---|---|---|
| 操作前<br>(30分) | 采用两种以上方式核对床号、姓名、手腕带等信息 | (1)核对方法正确<br>(2)核对信息完整 | 3分<br>2分 | 5 | |
| | 告知外固定架护理的目的、关键流程、配合方法及注意事项 | (1)告知内容全面<br>(2)患者理解并配合 | 2分<br>2分 | 4 | |
| | 洗手、戴口罩 | (1)洗手方法正确<br>(2)佩戴口罩正确 | 2分<br>2分 | 4 | |
| 操作中<br>(50分) | (1)协助患者取舒适体位,暴露外固定架针孔,行针眼护理<br>① 铺治疗巾,戴手套<br>② 浸泡:揭开针眼处敷料,如粘贴在皮肤上用生理盐水浸泡后再揭,禁忌强行揭开<br>③ 观察:针眼处有无红肿、渗液;术区周围肿胀情况;患肢远端感觉、运动、血液循环情况<br>④ 消毒:75%酒精棉球以针眼为中心,从内到外消毒,范围大于敷料覆盖面积<br>⑤ 清洗:用生理盐水清洗针眼<br>⑥ 探测:棉签由外向内轻轻按压针眼周围,有无波动感及渗液。干痂不去除,去除痂下积液,严格消毒<br>⑦ 覆盖:无菌敷料覆盖针眼<br>(2)检查外固定的有效性<br>① 检查外固定架有无松动、滑脱,针锁是否紧固,如有异常,及时调整<br>② 检查患肢的固定位置,有无压迫外固定支架<br>(3)测量健肢、患肢长度 | (1)针眼护理正确<br>(2)判断固定有效方法正确<br>(3)病情观察全面、正确<br>(4)测量肢体长度方法正确 | 25分<br>10分<br>5分<br>5分 | 45 | |
| | 根据外固定架使用的部位摆放患肢体位 | 患肢体位正确 | 5分 | 5 | |
| 操作后<br>(10分) | 整理衣物及床单位,拉起床档 | 病床安全、床面平整 | 3分 | 3 | |
| | 洗手、取下口罩、记录、签字 | (1)洗手方法正确<br>(2)取口罩方法正确<br>(3)记录正确 | 1分<br>1分<br>1分 | 3 | |
| | 交代注意事项,指导患者正确功能锻炼 | 告知内容准确、全面 | 4分 | 4 | |
| 综合评价<br>(10分) | 操作熟练、动作轻柔、体现人文关怀 | | | 5 | |
| | 操作中观察病情变化,与患者沟通良好 | | | 5 | |
| 总分<br>(100分) | | 实际得分合计 | | | |

## 第六节·关节腔/骨髓腔内冲洗及引流技术

### 一、概述

关节腔/骨髓腔内冲洗及引流技术是治疗急性血源性骨髓炎、大关节的化脓性感染有效的治疗方法，通过局部冲洗、引流脓液达到治疗目的。

### 二、作用和目的

（1）冲洗　将脱落的组织、脓性分泌物冲出关节腔或骨髓腔。
（2）引流　减轻中毒症状，杀灭细菌、控制感染。
（3）使肿胀的关节有效减压，避免骨骺或骨干血运障碍。
（4）保护关节软骨，防止关节粘连。

### 三、适应证

（1）关节腔冲洗适应证　表浅的大关节（膝关节、肩关节）、较深的大关节（髋关节）感染伴有积脓时。
（2）骨髓腔冲洗适应证
① 急性骨髓炎经抗生素治疗后 48～72h 后仍不能控制局部症状。
② 急慢性骨髓炎的脓腔、死骨、无效腔处理后残留腔洞不能利用充填法治疗，但伤口又必须能被严密缝合者。

### 四、禁忌证

（1）有出血性疾病的患者，结核病、肿瘤患者。
（2）穿刺部位皮肤有破溃、严重皮疹和感染者。
（3）糖尿病患者慎用。
（4）严重凝血机制障碍，如血友病等。有些凝血机制障碍患者已经预防性治疗，并非绝对禁忌，但仍需慎重。

### 五、人员资质

经关节腔/骨髓腔内冲洗及引流技术培训合格的医护人员。

### 六、关键技术流程（图 2-12）

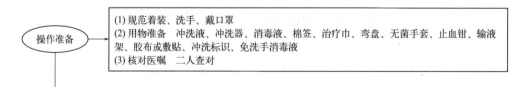

操作准备
(1)规范着装、洗手、戴口罩
(2)用物准备　冲洗液、冲洗器、消毒液、棉签、治疗巾、弯盘、无菌手套、止血钳、输液架、胶布或敷贴、冲洗标识、免洗手消毒液
(3)核对医嘱　二人查对

| 查对、解释 | → | (1) 携用物至床旁，查对患者信息<br>(2) 告知患者关节腔/骨髓腔内冲洗及引流的作用和目的<br>(3) 告知患者关节腔/骨髓腔内冲洗及引流的关键流程及<br>　　配合方法<br>(4) 告知患者操作过程中，如有不适，及时告知医护人员 | ←── | ×××，您好！我是您的主管护士×××，为您治疗需要行关节腔/骨髓腔内冲洗及引流，请您配合一下，好吗？ |
|---|---|---|---|---|

| 评　估 | → | (1) 评估患者生命体征、意识状态、配合程度<br>(2) 评估患者病变部位、局部皮肤、伤口情况<br>(3) 评估伤口有无渗出，敷料固定是否良好<br>(4) 评估引流管固定情况，观察引流液的颜色、量及性质，检查引流管是否通畅 |
|---|---|---|

| 环境准备 | → | (1) 床帘或屏风遮挡<br>(2) 环境安全、宽敞、明亮、温度适宜<br>(3) 检查床刹是否固定稳妥 |
|---|---|---|

| 关节腔/骨髓腔内冲洗及引流 | → | (1) 协助患者取舒适体位，注意保暖、保护患者隐私<br>(2) 连接冲洗器与冲洗液袋<br>(3) 调节输液架的高度，将冲洗液挂于输液架并排气<br>(4) 暴露冲洗管接口（注意保暖）<br>(5) 检查关节腔/骨髓腔引流管是否通畅<br>(6) 放置治疗巾、弯盘、胶布或敷贴，止血钳夹闭冲洗管<br>(7) 消毒冲洗管接口处，待干燥<br>(8) 再次核对后连接冲洗器与冲洗接头，松开止血钳<br>(9) 打开冲洗器开关，调节冲洗速度<br>(10) 连接引流管、引流袋<br>(11) 妥善固定冲洗管、引流管，引流管的位置低于出口，避免引流管打折、扭曲或脱出<br>(12) 正确标识　在冲洗液袋、冲洗管粘贴冲洗标识，床旁悬挂冲洗标识 |
|---|---|---|

| 观察、宣教 | → | (1) 操作中观察患者反应<br>(2) 再次核对患者信息<br>(3) 宣教要点　告知患者关节腔/骨髓腔内冲洗及引流期间<br>①肢体应保持的正确位置<br>②不可自行调节冲洗，更换体位时防止管道滑脱<br>③功能锻炼方法<br>④如有不适，及时告知医护人员 |
|---|---|---|

| 整理处置 | → | (1) 整理床单位<br>(2) 将呼叫器置于患者随手可及处<br>(3) 洗手、取口罩<br>(4) 记录时间、患肢长度、健肢长度、术区情况，签名 | ←── | ×××，冲洗已为您调节好，谢谢您的配合。如有什么需要，请按呼叫器，我会及时为您提供帮助 |
|---|---|---|---|---|

图 2-12　关节腔/脊髓腔内冲洗及引流技术关键技术流程

## 七、关键提示

（1）防止院内感染　连接冲洗通路、更换冲洗液和引流袋时，严格无菌操作；

冲洗液现配现用，开袋后 24h 内滴注完毕。

（2）标识正确　冲洗液要有明显标识，与静脉输液分开放置，记录冲洗开始时间、滴速。

（3）保持冲洗管道通畅

① 抬高患肢，防止管道受压、扭曲、折叠、脱出。

② 冲洗液袋或瓶高于患肢 70～80cm，引流袋低于患肢 50～60cm。如果连接负压吸引器，应保持负压吸引有效。

③ 正确调整冲洗速度，防止血凝块或脱落的坏死组织堵塞管道。

（4）冲洗速度调节

① 术后 1～3 天，每日速度为 80～100 滴/分，使关节腔膨胀，以免关节囊发生痉挛，2～3h 加快冲洗速度 1 次（30s/次）。

② 3 天后，冲洗液酌情减少至 4000～5000mL/d。

③ 10 天后，因肉芽生长，病灶变小，冲洗液可减少至 2000～2500mL/d。

④ 根据引流液性状动态调整。

（5）病情观察

① 观察引流液的颜色、性质、量，并做好记录，根据病情决定入量。

② 若引流量＜灌入量，提示引流不畅，若引流液持续呈红色，提示有活动性出血，查找原因并处理。

（6）拔管指征　体温正常，局部无炎性反应，引流液清亮且连续 3 次培养阴性，先拔除进水管，吸引 1～3 天后再拔除出水管。

## 八、关节腔/骨髓腔内冲洗及引流技术风险防范和处理流程

### 1. 关节腔/骨髓腔内冲洗及引流技术存在风险的预防措施

（1）引流不畅

① 有效固定：妥善固定管道，防止管道受压、扭曲、折叠、脱出。

② 正确高度：灌注液袋或瓶高于患肢 70～80cm，引流袋低于患肢 50～60cm。如果连接负压吸引器，应保持负压吸引有效。

③ 把控速度：术后 24h 冲洗速度要快，以后每隔 2～3h 加快冲洗速度（30s/次），防止血凝块或脱落的坏死组织堵塞管道。

④ 出入平衡：观察引流液的颜色、性质、量，保持出入量平衡，做好记录。

（2）非计划性拔管的风险

① 评估：患者配合程度，必要时给予约束。

② 告知：患者管道留置的重要性和正确的翻身方法。

③ 固定：有效固定管道，留足长度，防止牵拉、滑脱。

④ 检查：每日检查管道固定情况，如固定缝线有脱落，应及时报告医师处置。

### 2. 关节腔/骨髓腔内冲洗及引流技术发生风险的处理流程

关节腔/骨髓腔内冲洗及引流技术发生引流不畅的处理流程见图 2-13。

关节腔/骨髓腔内冲洗及引流技术发生非计划性拔管的处理流程见图 1-18。

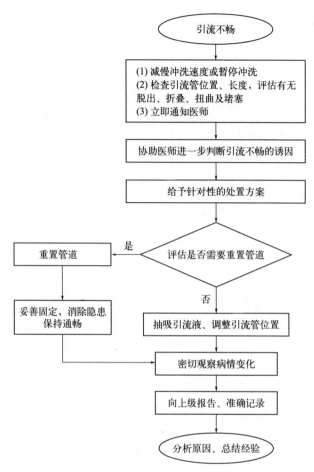

图 2-13　关节腔/骨髓腔内冲洗及引流技术发生引流不畅的处理流程

## 九、操作考核评分标准（表 2-6）

表 2-6　关节腔/骨髓腔内冲洗及引流技术操作考核评分标准

科室：_____　　姓名：_____　　考核日期：_____　　考核者：_____　　　得分：_____

| 项目 | 操作技术要点 | 考核要点 | | 标准分/分 | 得分/分 |
|---|---|---|---|---|---|
| 操作前<br>（30 分） | 用物准备　治冲洗液、冲洗器、消毒液、棉签、治疗巾、弯盘、无菌手套、止血钳、输液架、胶布或敷贴、冲洗标识、免洗手消毒液 | 用物准备齐全 | 2 分 | 2 | |
| | 护士准备　仪表端庄、服装整洁、不留长指甲 | (1)仪表端庄<br>(2)服装整洁<br>(3)指甲符合要求 | 1 分<br>1 分<br>1 分 | 3 | |
| | 环境准备　环境安全，温湿度适宜，屏风遮挡 | (1)评估环境<br>(2)屏风或床帘遮挡<br>(3)病床固定牢固 | 2 分<br>2 分<br>2 分 | 6 | |

| 项目 | 操作技术要点 | 考核要点 | | 标准分/分 | 得分/分 |
|---|---|---|---|---|---|
| 操作前<br>(30分) | 评估患者<br>(1)生命体征、意识状态、配合程度<br>(2)病变部位、局部皮肤、伤口情况<br>(3)伤口有无渗出,敷料固定是否良好<br>(4)引流管固定情况,观察引流液的颜色、量及性质,检查引流管是否通畅 | (1)正确评估患者全身情况<br>(2)正确评估患者局部情况<br>(3)正确评估引流管情况 | 2分<br>2分<br>2分 | 6 | |
| | 采用两种以上方式核对床号、姓名、手腕带等信息 | (1)核对方法正确<br>(2)核对信息完整 | 3分<br>2分 | 5 | |
| | 告知关节腔/骨髓腔内冲洗及引流的目的、关键流程、配合方法及注意事项 | (1)告知内容全面<br>(2)患者理解并配合 | 2分<br>2分 | 4 | |
| | 洗手、戴口罩 | (1)洗手方法正确<br>(2)佩戴口罩正确 | 2分<br>2分 | 4 | |
| 操作中<br>(50分) | (1)协助患者取舒适体位,注意保暖、保护隐私<br>(2)连接冲洗器与冲洗液袋<br>(3)调节输液架高度,冲洗液袋挂于输液架并排气<br>(4)暴露冲洗管接口(注意保暖)<br>(5)检查关节腔/骨髓腔引流管是否通畅<br>(6)放置治疗巾、弯盘、胶布或敷贴,夹闭冲洗管<br>(7)消毒冲洗管接口处,待干燥<br>(8)再次核对连接冲洗器与冲洗接头,松开止血钳<br>(9)打开冲洗器开关,调节冲洗速度<br>(10)连接引流管、引流袋<br>(11)妥善固定冲洗管、引流管,引流管的位置低于出口,避免引流管打折、扭曲或脱出<br>(12)正确标识 在冲洗液袋、冲洗管粘贴冲洗标识,床旁悬挂冲洗标识 | (1)体位正确、保暖<br>(2)操作前检查了引流管通畅性<br>(3)用物放置合理<br>(4)严格无菌操作,无污染<br>(5)操作顺序正确<br>(6)冲洗速度符合要求<br>(7)管道固定方法正确<br>(8)引流袋位置正确<br>(9)正确标识 | 5分<br>5分<br>5分<br>5分<br>5分<br>5分<br>5分<br>5分<br>5分 | 45 | |
| | 根据治疗目的摆放患肢体位 | 患肢体位正确 | 5分 | 5 | |
| 操作后<br>(10分) | 整理衣物及床单位,拉起床档 | 病床安全、床面平整 | 3分 | 3 | |
| | 洗手、取下口罩、记录、签字 | (1)洗手方法正确<br>(2)取口罩方法正确<br>(3)记录正确 | 1分<br>1分<br>1分 | 3 | |
| | 交代注意事项,指导患者正确功能锻炼 | 告知内容准确、全面 | 4分 | 4 | |
| 综合评价<br>(10分) | 操作熟练、动作轻柔、体现人文关怀 | | | 5 | |
| | 操作中观察病情变化,与患者沟通良好 | | | 5 | |
| 总分<br>(100分) | | 实际得分合计 | | | |

# 第三章 ▶▶ 骨科常用支具应用护理技术

支具是在人体生物力学的基础上，作用于人体四肢、躯干等部位，通过力的作用辅助治疗运动系统疾病及功能代偿的体外装置。它具有对四肢和躯干的稳定与支撑、固定与保护、产生动力、助动（行走）、预防矫正畸形、减少轴向承重的功能，是骨科患者治疗的重要组成部分。

## 第一节·腋拐使用技术

### 一、概述

腋拐是利用人体的腋下部位和双上臂共同支撑行走的杖类助行器，由支撑架、腋托、手柄、防滑脚垫组成。腋拐使用技术是通过腋拐来辅助人体支撑体重、保持平衡和步行的一种辅助行走技术。

### 二、作用和目的

(1) 保持平衡　保证步行安全。
(2) 支撑体重　分担体重，减轻下肢关节应力负荷。
(3) 辅助行走　完成日常生活和工作需要。
(4) 增强肌力　锻炼上肢伸肌及相关肌肉，增强肌力和全身耐力。
(5) 恢复功能　帮助患者恢复正常行走步态。

### 三、适应证

适用于上肢功能健全，下肢功能障碍或不能负重，需要腋拐辅助站立行走及行走功能锻炼的患者。

### 四、禁忌证

(1) 上肢、下肢活动受限或肌力不足以支持使用腋拐者。
(2) 不能保持身体平衡者。

### 五、人员资质

经过腋拐使用技术培训合格的人员。

### 六、评估要点

**1. 评估患者**
（1）患者病情、意识状态、使用意愿、配合程度。
（2）伤口、管路、疼痛、活动情况。
（3）肌力和平衡能力　要求上肢肌力≥Ⅳ级，下肢肌力≥Ⅲ级，能保持身体平衡。
（4）有无腋拐使用禁忌证。
（5）衣着准备　着宽松、舒适衣服和防滑的平底鞋。

**2. 评估腋拐**
（1）腋拐质量和安全性
① 腋拐各零件螺丝旋紧。
② 底端橡皮座有弹性，无老化、变形或损坏。
③ 直立杆、连接杆、肩托、手柄无破损、断裂、松脱。
④ 各定位销能够完全插入定位孔中并固定可靠。
（2）腋拐长度、手柄位置适当。

**3. 评估环境**
宽敞明亮、温度适宜、地面干燥、无障碍物。

### 七、宣教要点

（1）使用腋拐的作用和目的。
（2）使用腋拐的方法。
（3）使用前先将腋拐长度与手柄调整到合适位置。
（4）拄拐行走时
① 双上臂用力支撑身体，不能将腋窝靠压在腋拐顶部，避免损伤臂丛神经。
② 双手扶拐，拐顶距离腋窝5～10cm，与肩同宽。
③ 避免跌倒、摔伤，穿防滑鞋。
④ 扶拐下地时必须有人陪伴。
⑤ 渐进性增加行走的活动量。
（5）预防压力性损伤　每日检查清洁腋窝部位皮肤。
（6）使用腋拐前均需检查腋拐各螺丝有无松动。
（7）使用腋拐过程中如有不适，及时告知医护人员。
（8）定期复查，在医生指导下逐渐负重或减少拄拐时间。

## 八、关键技术流程（图 3-1）

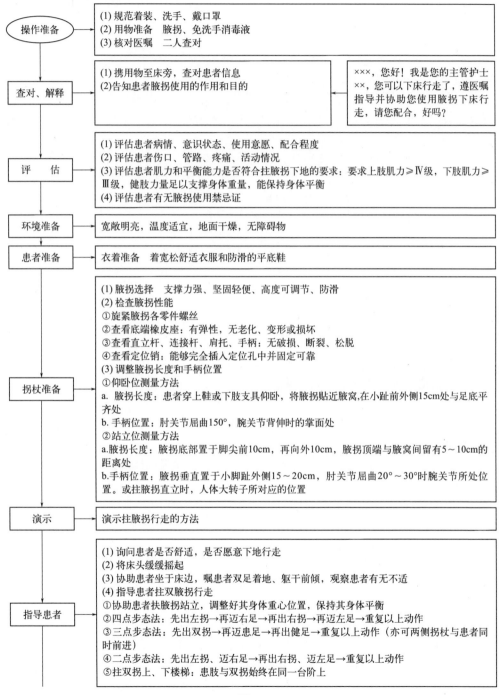

操作准备
(1) 规范着装、洗手、戴口罩
(2) 用物准备　腋拐、免洗手消毒液
(3) 核对医嘱　二人查对

查对、解释
(1) 携用物至床旁，查对患者信息
(2) 告知患者腋拐使用的作用和目的

×××，您好！我是您的主管护士××，您可以下床行走了，遵医嘱指导并协助您使用腋拐下床行走，请您配合，好吗？

评　估
(1) 评估患者病情、意识状态、使用意愿、配合程度
(2) 评估患者伤口、管路、疼痛、活动情况
(3) 评估患者肌力和平衡能力是否符合挂腋拐下地的要求：要求上肢肌力≥Ⅳ级，下肢肌力≥Ⅲ级，健肢力量足以支撑身体重量，能保持身体平衡
(4) 评估患者有无腋拐使用禁忌证

环境准备
宽敞明亮，温度适宜，地面干燥，无障碍物

患者准备
衣着准备　着宽松舒适衣服和防滑的平底鞋

拐杖准备
(1) 腋拐选择　支撑力强、坚固轻便、高度可调节、防滑
(2) 检查腋拐性能
①旋紧腋拐各零件螺丝
②查看底端橡皮座：有弹性，无老化、变形或损坏
③查看直立杆、连接杆、肩托、手柄：无破损、断裂、松脱
④查看定位销：能够完全插入定位孔中并固定可靠
(3) 调整腋拐长度和手柄位置
①仰卧位测量方法
a. 腋拐长度：患者穿上鞋或下肢支具仰卧，将腋拐贴近腋窝，在小趾前外侧15cm处与足底平齐处
b. 手柄位置：肘关节屈曲150°，腕关节背伸时的掌面处
②站立位测量方法
a.腋拐长度：腋拐底部置于脚尖前10cm，再向外10cm，腋拐顶端与腋窝间留有5～10cm的距离处
b.手柄位置：腋拐垂直置于小脚趾外侧15～20cm，肘关节屈曲20°～30°时腕关节所处位置。或拄腋拐直立时，人体大转子所对应的位置

演示
演示拄腋拐行走的方法

指导患者
(1) 询问患者是否舒适，是否愿意下地行走
(2) 将床头缓缓摇起
(3) 协助患者坐于床边，嘱患者双足着地、躯干前倾，观察患者有无不适
(4) 指导患者拄双腋拐行走
①协助患者扶腋拐站立，调整好其身体重心位置，保持其身体平衡
②四点步态法：先出左拐→再迈右足→再出右拐→再迈左足→重复以上动作
③三点步态法：先出双拐→再迈患足→再出健足→重复以上动作（亦可两侧拐杖与患者同时前进）
④二点步态法：先出左拐、迈右足→再出右拐、迈左足→重复以上动作
⑤拄双拐上、下楼梯：患肢与双拐始终在同一台阶上

图 3-1

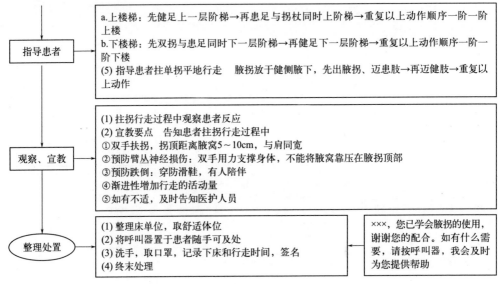

指导患者
a.上楼梯：先健足上一层阶梯→再患足与拐杖同时上阶梯→重复以上动作顺序一阶一阶上楼
b.下楼梯：先双拐与患足同时下一层阶梯→再健足下一层阶梯→重复以上动作顺序一阶一阶下楼
(5) 指导患者扶单拐平地行走　腋拐放于健侧腋下，先出腋拐、迈患肢→再迈健肢→重复以上动作

观察、宣教
(1) 扶拐行走过程中观察患者反应
(2) 宣教要点　告知患者扶拐行走过程中
①双手扶拐，拐顶距离腋窝5~10cm，与肩同宽
②预防臂丛神经损伤：双手用力支撑身体，不能将腋窝靠压在腋拐顶部
③预防跌倒：穿防滑鞋，有人陪伴
④渐进性增加行走的活动量
⑤如有不适，及时告知医护人员

整理处置
(1) 整理床单位，取舒适体位
(2) 将呼叫器置于患者随手可及处
(3) 洗手，取口罩，记录下床和行走时间，签名
(4) 终末处理

×××，您已学会腋拐的使用，谢谢您的配合。如有什么需要，请按呼叫器，我会及时为您提供帮助

图 3-1　腋拐使用技术关键技术流程

## 九、关键提示

(1) 扶腋拐行走前患者的准备

① 下地前的准备

a.床上肌力训练：包括上肢肌力、股四头肌，直至健肢力量足以支撑身体重量。

b.逐渐从半卧位直至能保持端坐位。

② 床边站立练习

a.靠床边站立，练习正确的站立姿势，如抬头挺胸、缩腹、骨盆向内倾斜、膝关节弯曲 5°、站直等。

b.逐渐适应能直立站稳而无头晕、目眩、血压下降等因体位改变而出现的不适症状，再练习迈步行走。

③ 扶腋拐下地肌力要求：上肢肌力≥Ⅳ级，下肢肌力≥Ⅲ级，健肢力量足以支撑身体重量。

(2) 下肢骨折患者扶拐行走的时机

① 最好在骨痂形成期。

② 健肢肌力足以支撑身体重量时，即可下地，从患肢不负重到部分负重活动，逐渐脱离双拐，直至骨折完全愈合。

(3) 扶双拐行走步态的选择

① 四点步态法：适用于双脚可支撑身体部分重量的患者。

② 三点步态法：适用于患肢完全不能负重，有良好的平衡力、臂力强的患者。

③ 两点步态法：适用于双脚可支撑身体部分重量，肌肉协调好、臂力强的患者。

(4) 预防扶腋拐下地行走不良姿势　早期注意及时纠正患者的错误站立和走路

姿势，如腋拐离腋下太远会增加腰椎后弯角度，引起姿势不良、背部疼痛等。

（5）预防压力性损伤　每日检查并清洁腋窝部位皮肤。

（6）使用腋拐前均需检查腋拐各螺丝有无松动。

（7）拄拐负重和时间　在医师指导下逐渐负重，减少拄拐时间。

## 十、拄腋拐行走风险防范和处理流程

**1. 拄腋拐使用时潜在风险的预防措施**

（1）臂丛神经损伤

① 充分评估患者是否适宜使用腋拐。

② 腋拐的长度、手柄位置适宜。

③ 拄拐行走的过程中，双上臂用力支撑身体，不能将腋窝靠压在腋拐顶部。

④ 每日评估双上肢感觉和运动。

（2）跌倒

① 充分评估患者的肌力：上肢肌力≥Ⅳ级，下肢肌力≥Ⅲ级，健肢力量足以支撑身体重量。

② 患者神志清楚，病情稳定；伤口包扎好，管路固定好；手臂、肩部无痛，活动不受限制。

③ 行走环境安全：宽敞明亮，地面干燥，无障碍物。

④ 患者衣着安全：衣着宽松、舒适，穿舒适防滑的平底鞋。

⑤ 腋拐长度、手柄位置适当，各螺丝旋紧，底端橡皮座无老化、变形或损坏，直立杆、连接杆、肩托、手柄无破损、断裂、松脱，各定位销能够完全插入定位孔中并固定可靠。

⑥ 在练习拄拐行走的过程中，医护人员在旁边进行指导及保护。

⑦ 密切观察患者的情况，并及时听取患者的主诉。

⑧ 拄拐行走应循序渐进，逐渐增加。

**2. 拄腋拐行走时发生风险的处理流程**（图 3-2、图 3-3）

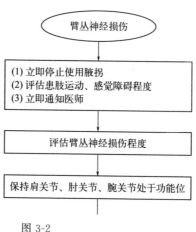

图 3-2

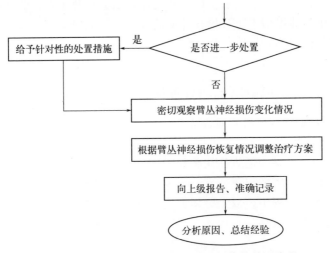

图 3-2  拄腋拐行走时发生臂丛神经损伤的处理流程

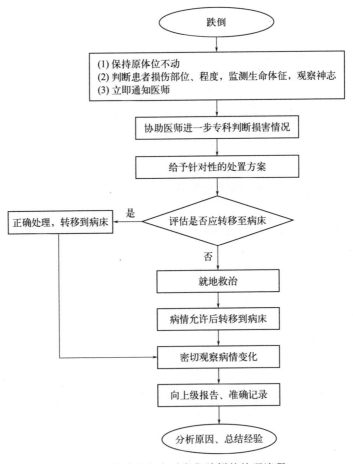

图 3-3  拄腋拐行走时发生跌倒的处理流程

## 十一、操作考核评分标准（表 3-1）

### 表 3-1　腋拐使用技术操作考核评分标准

科室：_____　　姓名：_____　　考核日期：_____　　考核者：_____　　得分：_____

| 项目 | 操作技术要点 | 考核要点 | | 标准分/分 | 得分/分 |
|---|---|---|---|---|---|
| 操作前<br>（30分） | 用物准备　可调式腋拐1副、皮尺、免洗手消毒液 | 用物准备齐全 | 2分 | 2 | |
| | 护士准备　仪表端庄、服装整洁、不留长指甲 | (1)仪表端庄<br>(2)服装整洁<br>(3)指甲符合要求 | 1分<br>1分<br>1分 | 3 | |
| | 环境准备　空间开阔，光线充足，地面干燥，无障碍物 | 环境安全 | 2分 | 2 | |
| | (1)评估患者<br>① 患者病情、意识状态、使用意愿、配合程度<br>② 伤口、管路、疼痛、活动情况<br>③ 上肢、下肢肌力、平衡情况<br>④ 有无腋拐使用禁忌证<br>⑤ 衣着是否安全<br>(2)评估腋拐　各零件螺丝均已旋紧，底端橡皮座无老化、变形或损坏，直立杆、连接杆、肩托、手柄无破损、断裂、松脱 | (1)正确评估患者全身情况<br>(2)正确评估患者局部情况<br>(3)患者衣着符合要求<br>(4)腋拐完好 | 2分<br>2分<br>2分<br>2分 | 8 | |
| | 采用两种以上方式核对床号、姓名、手腕带信息等 | (1)核对方法正确<br>(2)核对信息完整 | 3分<br>2分 | 5 | |
| | 告知患者使用腋拐的目的、关键流程、配合方法及注意事项，取得患者配合 | (1)告知内容全面<br>(2)患者理解并配合 | 3分<br>2分 | 5 | |
| | 洗手、戴口罩 | (1)洗手方法正确<br>(2)使用医用外科口罩正确 | 3分<br>2分 | 5 | |
| 操作中<br>（50分） | (1)调节腋拐长度、手柄位置<br>(2)演示腋拐使用的方法<br>(3)根据患者病情选择适合患者的行走步态<br>(4)指导患者拄双拐行走<br>① 四点步态法：先出左拐→再迈右足→再出右拐→再迈左足<br>② 三点步态法：先出双拐→再迈患足→再出健足（亦可两侧拐杖与患肢同时前进）<br>③ 两点步态法：先出左拐与右足→再出右拐与左足<br>(5)指导患者拄单拐平地行走　腋拐放于健侧腋下，先出腋拐、患足→再迈健足<br>(6)指导患者拄双拐上下楼梯的正确步态　患足与双拐始终在同一台阶上 | (1)腋拐长度合适<br>(2)腋拐手柄位置合适<br>(3)行走步态选择正确<br>(4)拄腋拐行走方法正确 | 10分<br>10分<br>10分<br>10分 | 40 | |

续表

| 项目 | 操作技术要点 | 考核要点 | | 标准分/分 | 得分/分 |
|------|------------|---------|---|----------|--------|
| 操作中<br>(50 分) | ① 上楼梯时:先出健足上楼→再迈患足与双拐上楼<br>② 下楼梯时:先出双拐与患足下楼→再迈健足下楼<br>(7)告知患者拄拐行走时的注意事项,如有不适,及时告知护士 | | | | |
| | 拄拐行走过程中保护患者安全,观察患者反应,倾听患者主诉 | 行走过程中保护方法正确 | 10 分 | 10 | |
| 操作后<br>(10 分) | 患者行走过程中无跌倒和不适 | 行走过程安全 | 2 分 | 2 | |
| | 整理衣物及床单位 | 床单整理平整 | 1 分 | 1 | |
| | 洗手,取下口罩,记录,签字 | (1)洗手方法正确<br>(2)取口罩方法正确<br>(3)记录正确 | 1 分<br>1 分<br>1 分 | 3 | |
| | 交代注意事项,指导患者进行正确的功能锻炼 | 告知内容准确、全面 | 4 分 | 4 | |
| 综合评价<br>(10 分) | 操作熟练,动作轻柔,体现人文关怀 | | | 5 | |
| | 操作中观察病情变化,与患者沟通良好 | | | 5 | |
| 总分<br>(100 分) | | 实际得分合计 | | | |

腋拐使用技术

# 第二节 · 助行架使用技术

## 一、概述

助行架是利用双臂共同支撑的框架类助行器具,由三边金属形框架、支脚和防滑垫、手柄垫组成,分为无轮式和轮式。助行架使用技术是通过助行架来辅助人体支撑体重、保持平衡和步行的一种辅助行走技术。

## 二、作用和目的

(1) 保持平衡　扩大下肢支撑面积,维持平衡,保证步行安全。
(2) 支撑体重　分担体重,减轻下肢关节应力负荷。
(3) 辅助行走　完成日常生活和工作需要。

（4）增强肌力　锻炼上肢伸肌及相关肌肉，增强肌力和全身耐力。

（5）恢复功能　帮助患者恢复正常行走步态。

## 三、适应证

适用于上肢功能健全，下肢有功能障碍或不能负重，需要助行架辅助站立行走及行走功能锻炼的患者。

## 四、禁忌证

（1）上肢、下肢活动受限或肌力不足以支持使用助行架者。

（2）不能保持身体平衡者。

## 五、人员资质

经助行架使用技术培训合格的人员。

## 六、评估要点

### 1. 评估患者

（1）患者病情、意识状态、使用意愿、配合程度。

（2）伤口、管路、疼痛、活动情况。

（3）肌力和平衡能力　要求上肢肌力≥Ⅳ级，下肢肌力≥Ⅲ级，能保持身体平衡。

（4）有无助行架使用禁忌证。

（5）衣着准备　着宽松、舒适衣服和防滑的平底鞋。

### 2. 评估环境

宽敞明亮，温度适宜，地面干燥，无障碍物。

### 3. 评估助行架

（1）助行架质量和安全性

① 各零件螺丝旋紧，连接螺钉应有防护帽。

② 手柄套配合紧密不松动，无破损。

③ 支脚垫有弹性，无老化、变形或损坏。

④ 空载时助行架着地要平稳。

⑤ 各定位销能够完全插入定位孔中并固定可靠。

（2）高度适当。

## 七、宣教要点

（1）使用助行架的作用和目的。

（2）使用助行架的方法。

（3）使用前将助行架调整到合适的高度并检查稳定性和安全性。

（4）使用助行架行走时

① 穿防滑鞋。

② 站立时调整好身体重心位置，保持身体平衡。

③ 行走时，保持身体直立，防止身体过分前倾或后仰，防止身体重心偏离支撑面。

④ 行走时，跨步不宜太大，速度不宜过快。

⑤ 转圈时应小步幅，绕小圈，向健肢转弯。

⑥ 高龄老人使用助行架行走时应有人陪同。

⑦ 渐进性增加行走的活动量。

（5）定时检查助行架质量和各螺丝有无松动。

（6）使用助行架过程中如有不适，及时告知医护人员。

## 八、关键技术流程（图 3-4）

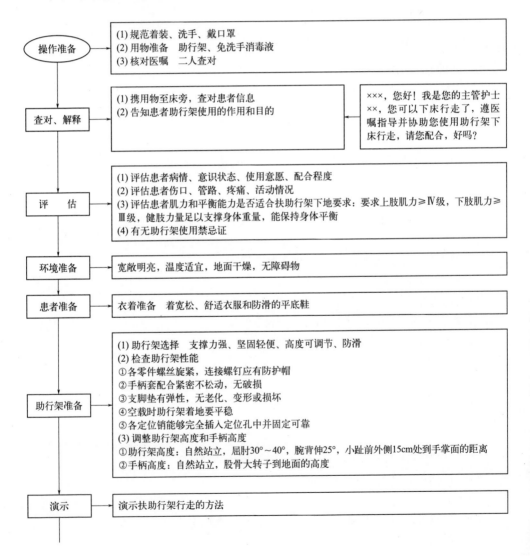

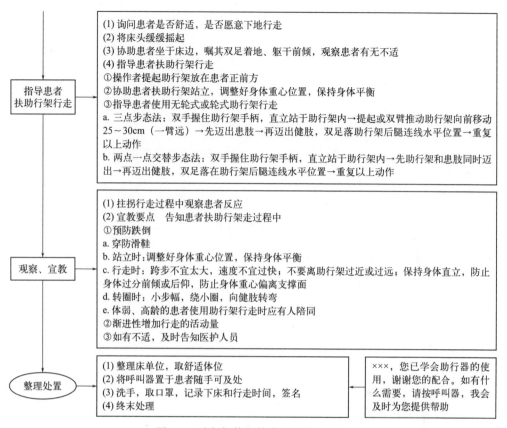

图 3-4　助行架使用技术关键技术流程

## 九、关键提示

### 1. 扶助行架行走前患者的准备

（1）卧床患者下地前的准备

① 床上肌力训练：包括上肢肌力、股四头肌，直至健肢力量足以支撑身体重量。

② 逐渐从半卧位直至能保持端坐位。

（2）床边站立练习

① 靠床边站立，练习正确的站立姿势，如抬头挺胸、缩腹、骨盆向内倾斜、膝关节弯曲5°、保持身体直立等。

② 逐渐适应能直立站稳而无头晕、目眩、血压下降等因体位改变而出现的不适症状，再练习迈步行走。

（3）使用助行架下地肌力要求　上肢肌力≥Ⅳ级，下肢肌力≥Ⅲ级，健肢力量足以支撑身体重量。

### 2. 扶助行架行走步态的选择

（1）三点步态法　适用于患肢可全负重或部分负重者。

（2）两点一点交替步态法　适用于患肢不负重者。

### 3. 预防跌倒

（1）穿防滑鞋。

（2）站立时　调整好身体重心位置，保持身体平衡。

（3）行走时　跨步不宜太大，速度不宜过快；不要离助行架过近或过远；保持身体直立，防止身体过分前倾或后仰，防止身体重心偏离支撑面。

（4）转圈时　小步幅，绕小圈，向健肢转弯。

（5）体弱、高龄的患者使用助行架行走时应有人陪同。

（6）使用轮式助行架时要求路面要平整，上下坡时能灵活运用车闸以确保安全。

### 4. 定时检查

检查助行架各螺丝有无松动。

## 十、扶助行架行走风险防范和处理流程

### 1. 扶助行架行走时潜在跌倒风险的预防措施

① 充分评估患者的肌力：上肢肌力≥Ⅳ级，下肢肌力≥Ⅲ级，健肢力量足以支撑身体重量。

② 患者神志清楚，病情稳定；伤口包扎好，管路固定好；手臂、肩部无痛，活动不受限制。

③ 行走环境安全：宽敞明亮，地面干燥，无障碍物。

④ 患者衣着安全：穿着宽松、舒适，穿舒适防滑的平底鞋。

⑤ 助行架高度适当；各零件螺丝旋紧；连接螺钉有防护帽；手柄套配合紧密不松动，无破损；支脚垫有弹性，无老化、变形或损坏；空载时助行架着地平稳；各定位销能够完全插入定位孔中并固定可靠。

⑥ 站立时：调整好身体重心位置，保持身体平衡。

⑦ 行走时：跨步不宜太大，速度不宜过快；不要离助行架过近或过远，保持身体直立，防止身体过分前倾或后仰，防止身体重心偏离支撑面。

⑧ 转圈时应小步幅，绕小圈，向健肢转弯。

⑨ 对肢体力量较差、高龄的患者，使用助行架行走时应有人陪同。

⑩ 使用轮式助行架时要求路面要平整，上下坡时能灵活运用车闸以确保安全。

### 2. 扶助行架行走时发生跌倒风险的处理流程（图 3-3）

## 十一、操作考核评分标准（表 3-2）

表 3-2　助行架使用技术操作考核评分标准

科室：_____　　姓名：_____　　考核日期：_____　　考核者：_____　　得分：_____

| 项目 | 操作技术要点 | | 考核要点 | | 标准分/分 | 得分/分 |
|------|------|------|------|------|------|------|
| 操作前<br>（30分） | 用物准备 | 助行架、皮尺、免洗手消毒液 | 用物准备齐全 | 2分 | 2 | |
| | 护士准备 | 仪表端庄、服装整洁、不留长指甲 | （1）仪表端庄<br>（2）服装整洁<br>（3）指甲符合要求 | 1分<br>1分<br>1分 | 3 | |

| 项目 | 操作技术要点 | 考核要点 | | 标准分/分 | 得分/分 |
|---|---|---|---|---|---|
| 操作前<br>(30分) | 环境准备　环境安全,宽敞、明亮,温度适宜 | 环境安全 | 2分 | 2 | |
| | (1)评估患者<br>①患者病情、意识状态、使用意愿、配合程度<br>②伤口、管路、疼痛、活动情况<br>③上肢肌力≥Ⅳ级,下肢肌力≥Ⅲ级,能保持身体平衡<br>④有无助行架使用禁忌证<br>⑤衣着准备:衣着宽松、舒适,穿防滑鞋<br>(2)评估助行架质量和安全性<br>①各零件螺丝旋紧,连接螺钉应有防护帽<br>②手柄套配合紧密不松动,无破损<br>③支脚垫有弹性,无老化、变形或损坏<br>④空载时助行架着地平稳<br>⑤各定位销能够完全插入定位孔中并固定可靠 | (1)正确评估患者全身情况<br>(2)正确评估患者局部情况<br>(3)患者衣着符合要求<br>(4)助行架完好 | 2分<br>2分<br>2分<br>2分 | 8 | |
| | 采用两种以上方式核对床号、姓名、手腕带信息等 | (1)核对方法正确<br>(2)核对信息完整 | 3分<br>2分 | 5 | |
| | 告知患者使用助行架的目的、关键流程、配合方法及注意事项,取得患者配合 | (1)告知内容全面<br>(2)患者理解并配合 | 3分<br>2分 | 5 | |
| | 洗手、戴口罩 | (1)洗手方法正确<br>(2)使用口罩正确 | 3分<br>2分 | 5 | |
| 操作中<br>(50分) | (1)调节助行架高度<br>(2)演示助行架使用的方法<br>(3)根据患者病情选择适合患者的行走步态<br>(4)询问患者是否舒适,是否愿意下地行走<br>(5)将床头缓缓摇起<br>(6)协助患者坐起,观察有无不适<br>(7)指导患者使用助行架行走<br>①操作者提起助行架放在患者正前方<br>②协助患者坐于床边,嘱其双足着地、躯干前倾,观察患者有无不适<br>③协助患者扶助行架站立,调整好身体重心位置,保持身体平衡<br>④指导患者使用无轮式或轮式助行架行走<br>a.三点步态法:双手握住助行架手柄,直立站于助行架内→提起或双臂推动助行 | (1)助行架高度合适<br>(2)助行架选择正确<br>(3)行走步态选择正确<br>(4)扶助行架行走步态正确 | 10分<br>10分<br>10分<br>10分 | 40 | |

续表

| 项目 | 操作技术要点 | 考核要点 | 标准分/分 | 得分/分 |
|---|---|---|---|---|
| 操作中<br>(50分) | 架向前移动25～30cm(一臂远)→先迈出患肢→再迈出健肢,双足落助行架后腿连线水平位置→重复以上动作<br>b.两点一点交替步态法:双手握住助行架手柄,直立站于助行架内→先助行架和患肢同时迈出→再迈出健肢,双足落在助行架后腿连线水平位置→重复以上动作<br>⑤嘱患者慢慢将重心平稳落至助行架上 | | | |
| | 行走过程中保护患者安全,观察患者反应,倾听患者主诉 | 行走过程中保护方法正确　　10分 | 10 | |
| 操作后<br>(10分) | 患者行走过程中无跌倒和不适 | 行走过程安全　　2分 | 2 | |
| | 整理衣物及床单位 | 床单整理平整　　1分 | 1 | |
| | 洗手,取下口罩,记录,签字 | (1)洗手方法正确　　1分<br>(2)取口罩方法正确　　1分<br>(3)记录正确　　1分 | 3 | |
| | 交代注意事项,指导患者正确功能锻炼 | 告知内容准确、全面　　4分 | 4 | |
| 综合评价<br>(10分) | 操作熟练,动作轻柔,体现人文关怀 | | 5 | |
| | 操作中观察病情变化,与患者沟通良好 | | 5 | |
| 总分<br>(100分) | | 实际得分合计 | | |

助行架使用技术

# 第三节 · 颈托使用技术

## 一、概述

颈托使用技术是通过颈托前片压后片并粘固尼龙搭扣固定,以矫正颈椎因病理变化所致的不良体位,使颈椎保持制动与稳定状态的一种颈部外固定技术。包括颈托佩戴和摘除技术。

## 二、作用和目的

(1)固定、限制颈椎活动

① 减少对受压脊髓和神经根的反复刺激和进一步损伤,有助于脊髓、神经根、

关节囊、肌肉等组织水肿和炎症的消散与吸收。

② 减轻颈椎手术局部及邻近部位的创伤性反应，防止内置物、植骨块脱出，促进骨融合和患部软组织愈合。

（2）牵引颈椎　可以少量增大椎间隙和椎间孔，减轻甚至解除神经根所受的刺激和压迫。

（3）支撑头颈部

① 解除肌肉痉挛，减轻局部疼痛。

② 恢复颈椎的平衡，降低颈椎间盘内压，减少对脊神经脊膜支的刺激。

## 三、适应证

（1）颈椎（寰枢椎除外）损伤后的早期保护和保守治疗。

（2）颈椎牵引治疗后的固定。

（3）颈椎骨折术前、术后的固定。

（4）颈椎病（脊髓型颈椎病除外）的保守治疗。

## 四、禁忌证

（1）严重精神疾病者。

（2）头颈部严重感染者。

（3）对支具的主要材料过敏者。

## 五、人员资质

经颈托使用技术培训合格的医护人员。

## 六、评估要点

### 1. 评估患者

（1）颈部病情、意识状态、使用意愿、配合程度。

（2）颈部伤口情况、皮肤完整性和清洁情况。

（3）有无颈托使用禁忌证。

（4）测量患者颈围、颈高，选择合适的颈托。

### 2. 评估颈托性能

（1）质量是否合格。

（2）型号是否合适。

（3）有无变形。

## 七、宣教要点

（1）佩戴颈托的作用和目的。

（2）佩戴、摘除颈托的方法。

（3）佩戴颈托期间

① 禁止剧烈运动和从事重体力活动。

② 每日检查颈托位置是否正确、有无松动。

③ 每日检查固定部位皮肤完整性，预防压力性损伤。

（4）颈托佩戴时间应严格遵医嘱执行，不可随意取下。

（5）避免跌倒、摔伤，穿防滑鞋。

（6）使用颈托过程中如有不适，及时告知医护人员。

## 八、关键技术流程

### （一）颈托佩戴技术（图 3-5）

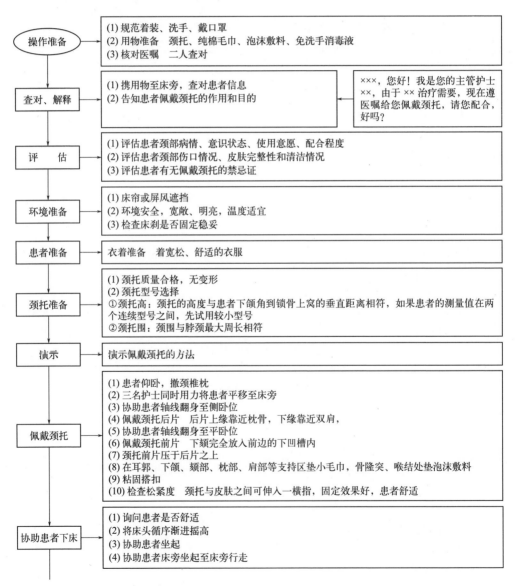

操作准备
(1) 规范着装、洗手、戴口罩
(2) 用物准备　颈托、纯棉毛巾、泡沫敷料、免洗手消毒液
(3) 核对医嘱　二人查对

查对、解释
(1) 携用物至床旁，查对患者信息
(2) 告知患者佩戴颈托的作用和目的

×××，您好！我是您的主管护士××，由于××治疗需要，现在遵医嘱给您佩戴颈托，请您配合，好吗？

评　估
(1) 评估患者颈部病情、意识状态、使用意愿、配合程度
(2) 评估患者颈部伤口情况、皮肤完整性和清洁情况
(3) 评估患者有无佩戴颈托的禁忌证

环境准备
(1) 床帘或屏风遮挡
(2) 环境安全，宽敞、明亮，温度适宜
(3) 检查床刹是否固定稳妥

患者准备
衣着准备　着宽松、舒适的衣服

颈托准备
(1) 颈托质量合格，无变形
(2) 颈托型号选择
①颈托高：颈托的高度与患者下颌角到锁骨上窝的垂直距离相符，如果患者的测量值在两个连续型号之间，先试用较小型号
②颈托围：颈围与脖颈最大周长相符

演示
演示佩戴颈托的方法

佩戴颈托
(1) 患者仰卧，撤颈椎枕
(2) 三名护士同时用力将患者平移至床旁
(3) 协助患者轴线翻身至侧卧位
(4) 佩戴颈托后片　后片上缘靠近枕骨，下缘靠近双肩，
(5) 协助患者轴线翻身至平卧位
(6) 佩戴颈托前片　下颏完全放入前边的下凹槽内
(7) 颈托前片压于后片之上
(8) 在耳郭、下颌、颏部、枕部、肩部等支持区垫小毛巾，骨隆突、喉结处垫泡沫敷料
(9) 粘固搭扣
(10) 检查松紧度　颈托与皮肤之间可伸入一横指，固定效果好，患者舒适

协助患者下床
(1) 询问患者是否舒适
(2) 将床头循序渐进摇高
(3) 协助患者坐起
(4) 协助患者床旁坐起至床旁行走

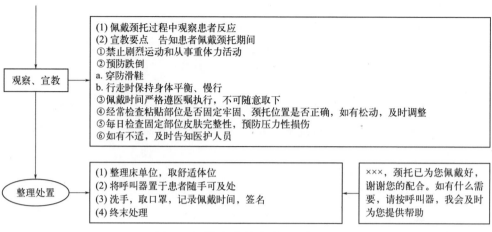

图 3-5　颈托佩戴技术关键技术流程

（二）摘除颈托技术（图 3-6）

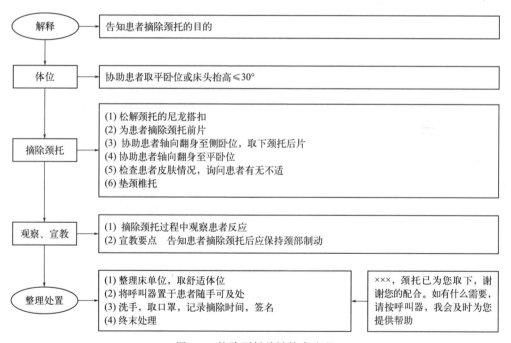

图 3-6　摘除颈托关键技术流程

# 九、关键提示

（1）颈托的选择

① 颈高：从下颌角到锁骨上窝的垂直距离。与颈托的高度相符，如果患者的测量值在两个连续型号之间，先试用较小型号。

② 颈围：脖颈最大周长，与所选颈围相符。

（2）佩戴与摘除颈托体位　平卧位，轴线翻身。

（3）松紧度　颈托与皮肤之间可伸入一横指，固定效果好，患者舒适。

（4）佩戴颈托期间禁止剧烈运动和从事重体力活动。

（5）佩戴时间

① 保守治疗患者，遵医嘱执行。

② 颈椎术后患者：一般情况下，颈前路人工椎间盘置换术1周，颈前路内固定术1～3个月，颈椎后路椎管扩大成形术3个月。停止使用前，应到医院进行复查，遵医嘱停止。

（6）预防压力性损伤　在耳郭、下颌、颏部、枕部、喉结、肩部等支持区垫小毛巾，骨隆突处垫泡沫敷料；如患者喉结较大，可在颈托前片喉结处垫泡沫敷料。每天检查皮肤。

（7）经常检查粘贴部位是否固定牢固，如有松动，及时调整。

## 十、颈托使用风险防范和处理流程

### 1. 颈托使用时潜在风险的预防措施

（1）二次损伤　包括脊髓损伤、骨折移位、神经损伤等。

① 穿戴前充分评估患者有无颈托使用禁忌证。

② 评估患者的配合程度，患者充分配合护士，避免身体僵硬。

③ 选择合格的颈托　确保材质合格、型号合适。

④ 佩戴及摘除颈托时，必须保持平卧位，轴线翻身。

⑤ 确保颈托佩戴位置正确。

⑥ 告知患者避免跌倒、摔伤，穿防滑鞋。

⑦ 颈托佩戴时间应严格遵医嘱执行。

⑧ 每日检查颈托位置是否正确、粘贴部位是否固定牢固，如发现问题应及时调整、更换。

（2）压力性损伤

① 评估患者皮肤情况，每班进行交接。

② 颈托松紧适宜，能够伸进一横指为宜。

③ 在耳郭、下颌、颏部、枕部、喉结、肩部等支持区垫小毛巾，骨隆突处垫泡沫敷料。

④ 喉结较大患者，在颈托前片喉结处垫泡沫敷料，以防压伤皮肤。

⑤ 告知患者及家属压力性损伤发生的原因和危害性，掌握预防措施及方法。

### 2. 颈托使用时发生风险的处理流程

颈托使用时发生骨折移位加重、植骨块脱落的处理流程参见图1-21。发生神经和（或）脊髓损伤、压力性损伤的处理流程分别参见图1-17、图1-6。

## 十一、操作考核评分标准（表 3-3）

### 表 3-3　颈托使用技术操作考核评分标准

科室：_____　　姓名：_____　　考核日期：_____　　考核者：_____　　得分：_____

| 项目 | 操作技术要点 | 考核要点 | | 标准分/分 | 得分/分 |
|---|---|---|---|---|---|
| 操作前<br>（30分） | 用物准备　颈托、纯棉小毛巾两张、免洗手消毒液 | 用物准备齐全 | 2分 | 2 | |
| | 护士准备　仪表端庄、服装整洁、不留长指甲 | （1）仪表端庄<br>（2）服装整洁<br>（3）指甲符合要求 | 1分<br>1分<br>1分 | 3 | |
| | 环境准备　环境安全,宽敞、明亮,温度适宜 | （1）评估环境<br>（2）屏风或床帘遮挡 | 2分<br>2分 | 4 | |
| | （1）评估患者<br>① 颈部病情、意识状态、使用意愿、配合程度<br>② 颈部伤口情况、皮肤完整性和清洁情况<br>③ 有无颈托使用禁忌证<br>④ 测量患者颈围、颈高,选择合适的颈托<br>（2）评估颈托性能是否良好 | （1）正确评估患者全身情况<br>（2）正确评估患者局部情况<br>（3）颈托合格 | 2分<br>2分<br>2分 | 6 | |
| | 采用两种以上方式核对床号、姓名、手腕带信息等 | （1）核对方法正确<br>（2）核对信息完整 | 3分<br>2分 | 5 | |
| | 告知患者佩戴颈托的目的、关键流程、配合方法及注意事项,取得患者配合 | （1）告知内容全面<br>（2）患者理解并配合 | 3分<br>2分 | 5 | |
| | 洗手、戴口罩 | （1）洗手方法正确<br>（2）佩戴口罩正确 | 3分<br>2分 | 5 | |
| 操作中<br>（50分） | 佩戴颈托　三名护士协同完成操作<br>（1）演示佩戴颈托的方法<br>（2）撤颈椎枕<br>（3）三名护士协助患者轴向翻身至侧卧位,其中一名护士护住患者的头颈部<br>（4）颈托与皮肤之间垫纯棉毛巾,吸汗、防压伤<br>（5）为患者佩戴颈托后片<br>（6）协助患者轴向翻身至平卧位,为患者佩戴颈托前片<br>（7）粘固尼龙搭扣<br>（8）检查颈托松紧度,以可伸入一横指为宜<br>（9）询问患者是否舒适 | （1）翻身方法正确<br>（2）颈托佩戴顺序正确<br>（3）颈托佩戴方法正确<br>（4）颈托佩戴松紧适宜<br>（5）颈托尼龙搭扣粘固牢靠<br>（6）操作中颈椎保护正确 | 5分<br>5分<br>5分<br>5分<br>5分<br>5分 | 30 | |
| | 摘除颈托<br>（1）协助患者取平卧位<br>（2）松解颈托的尼龙搭扣 | （1）摘除颈托顺序正确<br>（2）摘除颈托方法正确<br>（3）评估患者皮肤方法正确 | 5分<br>5分<br>5分 | 15 | |

续表

| 项目 | 操作技术要点 | 考核要点 | | 标准分/分 | 得分/分 |
|---|---|---|---|---|---|
| 操作中<br>(50 分) | (3)为患者摘除颈托前片<br>(4)协助患者轴向翻身至侧卧位,取下颈托后片<br>(5)协助患者轴向翻身至平卧位<br>(6)检查患者皮肤情况,询问患者有无不适 | | | | |
| | 操作过程中观察患者反应,倾听患者主诉 | 病情评估方法正确 | 5 分 | 5 | |
| 操作后<br>(10 分) | 协助取舒适体位 | (1)患者体位正确<br>(2)患者体位舒适 | 1 分<br>1 分 | 2 | |
| | 整理衣物及床单位 | 床单整理平整 | 1 分 | 1 | |
| | 洗手,取下口罩,记录,签字 | (1)洗手方法正确<br>(2)取口罩方法正确<br>(3)记录正确 | 1 分<br>1 分<br>1 分 | 3 | |
| | 交代注意事项,指导患者正确功能锻炼 | 告知内容准确、全面 | 4 分 | 4 | |
| 综合评价<br>(10 分) | 操作熟练,动作轻柔,体现人文关怀 | | | 5 | |
| | 操作中观察病情变化,与患者沟通良好 | | | 5 | |
| 总分<br>(100 分) | | 实际得分合计 | | | |

颈托使用技术

# 第四节 · 头颈胸固定支具使用技术

## 一、概述

头颈胸固定支具由前后胸片、可调下颚托、可调后枕托、内衬垫、三组搭扣组成。头颈胸固定支具使用技术是通过头颈胸固定支具来限制颈椎各平面的活动,以减轻颈椎的负担,使颈椎保持制动与稳定状态的一种颈部外固定技术,包括头颈胸固定支具佩戴和摘除技术。

## 二、作用和目的

(1) 固定头、颈、胸部,限制颈椎各平面的活动
① 保持颈椎的稳定性。
② 减少对受压脊髓和神经根的反复摩擦和不良刺激,有助于脊髓、神经根、

关节囊、肌肉等组织水肿和炎症的消散与吸收。

③减轻颈椎手术局部及邻近部位的创伤性反应，防止植骨块压缩或脱出，促进骨融合和患部软组织愈合。

（2）牵引颈椎　增大椎间隙和椎间孔，减轻甚至解除神经根所受的刺激和压迫。

（3）支撑头颈部　减轻颈椎的负担，解除肌肉痉挛，减轻局部疼痛。

### 三、适应证

（1）颈椎（除寰枢椎外）损伤后的保守治疗。

（2）颈椎术前、术后的固定。

（3）胸 3 以上胸椎体骨折。

（4）颈椎脱位半脱位复位后固定。

（5）颈椎病（脊髓型颈椎病除外）的保守治疗。

（6）去除 Halo-vest 架后的治疗。

### 四、禁忌证

（1）严重精神疾病者。

（2）脆骨症患者。

（3）头颈部严重感染者。

（4）背部Ⅱ度及以上压力性损伤。

（5）对支具的主要材料过敏者。

### 五、人员资质

经头颈胸固定支具使用技术培训合格的人员。

### 六、评估要点

#### 1. 评估患者

（1）颈部病情、意识状态、使用意愿、配合程度。

（2）颈部伤口情况、皮肤完整性和清洁情况。

（3）有无头颈胸固定支具使用禁忌证。

#### 2. 评估头颈胸固定支具

（1）质量是否合格。

（2）型号是否合适。

（3）有无断裂、变形。

### 七、宣教要点

（1）佩戴头颈胸固定支具的作用和目的。

（2）佩戴和摘除头颈胸固定支具的方法。

（3）佩戴头颈胸固定支具期间

① 禁止剧烈运动和从事重体力活动。

② 每日检查头颈胸固定支具位置是否正确、有无松动。

③ 每日检查固定部位皮肤完整性，预防压力性损伤。

（4）头颈胸固定支具佩戴时间严格遵医嘱执行，不可随意取下。

（5）避免跌倒、摔伤，穿防滑鞋。

（6）使用头颈胸固定支具过程中如有不适，及时告知医护人员。

## 八、关键技术流程

### （一）头颈胸固定支具佩戴技术（图 3-7）

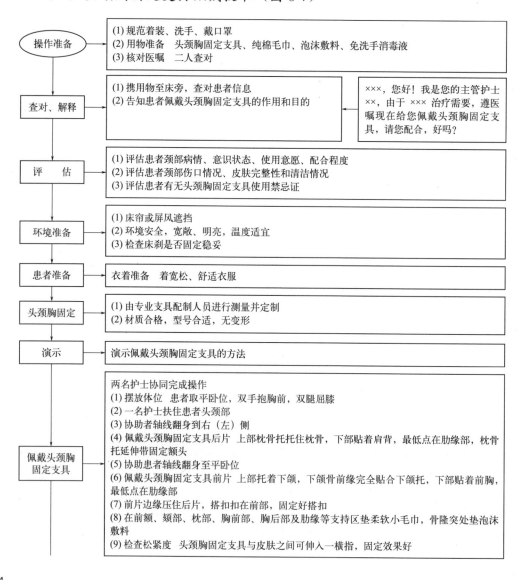

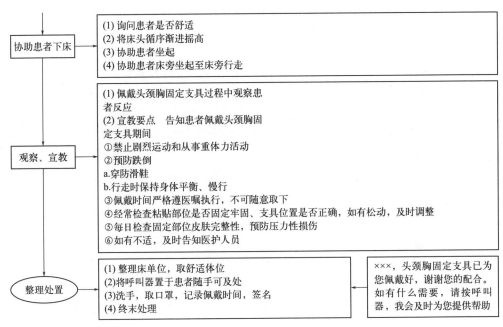

图 3-7　头颈胸固定支具佩戴技术关键技术流程

（二）摘除头颈胸固定支具技术（图 3-8）

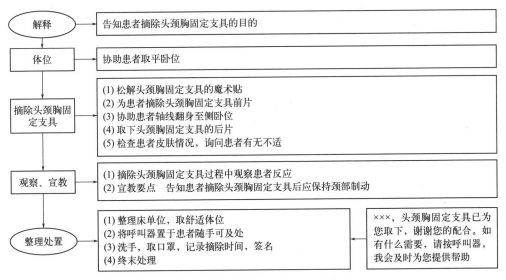

图 3-8　摘除头颈胸固定支具关键技术流程

## 九、关键提示

（1）头颈胸固定支具选择　由专业支具配制人员进行测量并定制，确保材质合格、型号合适。

（2）佩戴、摘除头颈胸固定支具体位　平卧位，轴线翻身。

（3）松紧度　头颈胸固定支具与皮肤之间可伸入一横指，固定效果好，患者舒适。

（4）支具佩戴时放置的正确位置

① 佩戴支具后片时，上部枕骨托托住枕骨，下部贴着肩背，枕骨托延伸带固定额头。

② 佩戴支具前片时，上部托着下颌，下颌骨前缘完全贴合下颌托，下部贴着前胸。

③ 前片、后片最低点应在肋缘部，前片边缘压住后片，搭扣扣在前部，调整至舒适位置。

（5）佩戴支具期间禁止剧烈运动和从事重体力活动。

（6）佩戴时间　严格遵医嘱执行。

（7）预防压力性损伤　在前额、颏部、枕部、胸前部、胸后部及肋缘等支持区垫柔软小毛巾，骨隆突处垫泡沫敷料，每天检查清洁皮肤。

（8）经常检查粘贴部位是否固定牢固，粘扣是否安全可靠，如发现问题应及时修理和更换。

## 十、头颈胸固定支具使用风险防范和处理流程

**1. 头颈胸固定支具使用时潜在风险的预防措施**

（1）二次损伤　包括脊髓损伤、骨折移位、神经损伤、内固定断裂等。

① 穿戴前充分评估患者有无头颈胸固定支具使用禁忌证。

② 评估患者的配合程度，患者充分配合护士，避免身体僵硬。

③ 选择合格的头颈胸固定支具：由专业支具配制人员进行测量并定制，确保材质合格、型号合适。

④ 佩戴及摘除头颈胸固定支具时，必须保持平卧位，轴线翻身。

⑤ 确保头颈胸固定支具佩戴位置正确。

⑥ 告知患者避免跌倒、摔伤，穿防滑鞋。

⑦ 头颈胸固定支具佩戴时间严格遵医嘱执行。

⑧ 每日检查头颈胸固定支具位置是否正确、粘贴部位是否固定牢固、粘扣是否安全可靠，如发现问题应及时调整、修理和更换。

（2）压力性损伤

① 评估患者皮肤情况，每班进行交接。

② 头颈胸固定支具松紧适宜，能够伸进一横指为宜。

③ 在前额、颏部、枕部、胸前部、胸后部及肋缘等支持区垫柔软小毛巾，骨隆突处垫泡沫敷料。

④ 每天检查、清洁皮肤。

⑤ 告知患者及家属压力性损伤发生的原因和危害性，掌握预防措施及方法。

**2. 头颈胸固定支具使用时发生风险的处理流程**

头颈胸固定支具使用时发生骨折移位、植骨块脱离的处理流程参见图1-21。发生神经和（或）脊髓损伤、压力性损伤的处理流程分别参见图1-17、图1-6。

## 十一、操作考核评分标准（表 3-4）

### 表 3-4 头颈胸固定支具使用技术操作考核评分标准

科室：_____  姓名：_____  考核日期：_____  考核者：_____  得分：_____

| 项目 | 操作技术要点 | 考核要点 | | 标准分/分 | 得分/分 |
|------|-------------|---------|---|-----------|---------|
| 操作前<br>（30分） | 用物准备 头颈胸固定支具、纯棉毛巾、免洗手消毒液 | 用物准备齐全 | 2分 | 2 | |
| | 护士准备 仪表端庄、服装整洁、不留长指甲 | (1)仪表端庄<br>(2)服装整洁<br>(3)指甲符合要求 | 1分<br>1分<br>1分 | 3 | |
| | 环境准备 环境安全，宽敞、明亮，温度适宜 | (1)评估环境<br>(2)屏风或床帘遮挡 | 2分<br>2分 | 4 | |
| | (1)评估患者<br>① 颈部病情、意识状态、使用意愿、配合程度<br>② 颈部伤口情况、皮肤完整性和清洁情况<br>③ 有无头颈胸固定支具使用禁忌证<br>(2)评估头颈胸固定支具 型号是否合适，支具有无断裂、变形 | (1)正确评估患者全身情况<br>(2)正确评估患者局部情况<br>(3)支具合格 | 2分<br>2分<br>2分 | 6 | |
| | 采用两种以上方式核对床号、姓名、手腕带信息等 | (1)核对方法正确<br>(2)核对信息完整 | 3分<br>2分 | 5 | |
| | 告知患者佩戴头颈胸固定支具的目的、关键流程、配合方法及注意事项，取得患者配合 | (1)告知内容全面<br>(2)患者理解并配合 | 3分<br>2分 | 5 | |
| | 洗手、戴口罩 | (1)洗手方法正确<br>(2)佩戴口罩正确 | 3分<br>2分 | 5 | |
| 操作中<br>（50分） | 佩戴头颈胸固定支具由两名护士协同完成操作<br>(1)演示佩戴头颈胸固定支具的方法<br>(2)协助患者向左侧或右侧轴向翻身，使患者取侧卧位<br>(3)为患者佩戴支具后片<br>(4)协助患者翻身至平卧位<br>(5)为患者佩戴支具前片，下颏完全放入下颌托中，下颌骨前缘贴合下颌托，前片下部应贴合患者的胸前部<br>(6)前后片的最低点应在肋缘部位，后片贴合患者的头、颈及胸后部，系好前后片各尼龙搭扣<br>(7)佩戴完成，询问患者是否舒适 | (1)翻身方法正确<br>(2)佩戴顺序正确<br>(3)佩戴方法正确<br>(4)佩戴松紧适宜<br>(5)粘固牢固<br>(6)操作中颈椎、胸椎保护正确 | 5分<br>5分<br>5分<br>5分<br>5分<br>5分 | 30 | |

续表

| 项目 | 操作技术要点 | 考核要点 | | 标准分/分 | 得分/分 |
|------|------------|---------|---|---------|--------|
| 操作中<br>(50分) | 摘除头颈胸固定支具<br>(1)患者取平卧位,解开尼龙搭扣<br>(2)取下支具前片<br>(3)协助患者侧卧位,取下后片<br>(4)协助患者取舒适卧位<br>(5)检查患者皮肤情况,询问患者是否有不适 | (1)摘除支具顺序正确<br>(2)摘除支具方法正确<br>(3)评估患者皮肤方法正确 | 5分<br>5分<br>5分 | 15 | |
| | 操作过程中观察患者反应,倾听患者主诉 | 病情评估方法正确 | 5分 | 5 | |
| 操作后<br>(10分) | 协助取舒适体位 | (1)患者体位正确<br>(2)患者体位舒适 | 1分<br>1分 | 2 | |
| | 整理衣物及床单位 | 床单整理平整 | 1分 | 1 | |
| | 洗手,取下口罩,记录,签字 | (1)洗手方法正确<br>(2)取口罩方法正确<br>(3)记录正确 | 1分<br>1分<br>1分 | 3 | |
| | 交代注意事项,指导患者正确功能锻炼 | 告知内容准确、全面 | 4分 | 4 | |
| 综合评价<br>(10分) | 操作熟练,动作轻柔,体现人文关怀 | | | 5 | |
| | 操作中观察病情变化,与患者沟通良好 | | | 5 | |
| 总分<br>(100分) | | 实际得分合计 | | | |

头颈胸固定支具使用技术

# 第五节 · 胸腰椎固定支具使用技术

## 一、概述

胸腰椎固定支具由前后两片、可调肩带、内衬垫和三组搭扣组成。胸腰椎固定支具使用技术是通过胸腰椎固定支具来限制胸腰椎的前屈、后伸、侧屈、旋转运动,分担载荷,为脊柱提供有力的固定支撑和保护作用的一种胸腰部的外固定技术,包括胸腰椎固定支具佩戴和摘除技术。

## 二、作用和目的

(1)限制胸腰椎活动及异常活动,固定支撑脊柱。
(2)分担载荷,减轻疼痛,保护胸腰椎。

（3）预防、矫正脊柱畸形。

## 三、适应证

（1）胸腰椎压缩骨折患者的保守治疗。
（2）腰椎退行性变引起的腰痛者。
（3）胸腰椎疾病术后的固定。
（4）急性腰扭伤、腰肌劳损急性发作者。
（5）其他的腰椎疾病需辅助固定者。

## 四、禁忌证

（1）严重精神疾病者。
（2）脆骨症患者。
（3）颈胸腰部严重感染者。
（4）背部Ⅱ度及以上压力性损伤。
（5）对支具的主要材料过敏者。
（6）不稳定胸腰椎骨折需手术者慎用。

## 五、人员资质

经胸腰椎固定支具使用技术培训合格的人员。

## 六、评估要点

1. 评估患者
（1）胸腰部病情、意识状态、使用意愿、配合程度。
（2）胸腰部伤口情况、皮肤完整性和清洁情况。
（3）有无胸腰椎固定支具使用禁忌证。
2. 评估胸腰椎固定支具
（1）质量是否合格。
（2）型号是否合适。
（3）有无断裂、变形。

## 七、宣教要点

（1）佩戴胸腰椎固定支具的作用和目的。
（2）佩戴和摘除胸腰椎固定支具的方法。
（3）佩戴胸腰椎固定支具期间
① 禁止剧烈运动和从事重体力活动，避免弯腰拾物，可蹲下拾物。
② 每日检查胸腰椎固定支具有无松动。
③ 每日检查固定部位皮肤完整性，预防压力性损伤。
（4）胸腰椎固定支具佩戴时间严格遵医嘱执行，不可随意摘除。

（5）避免跌倒、摔伤，穿防滑鞋。

（6）使用胸腰椎固定支具过程中如有不适，及早通知医护人员。

## 八、关键技术流程

### （一）摘腰椎固定支具佩戴技术（图 3-9）

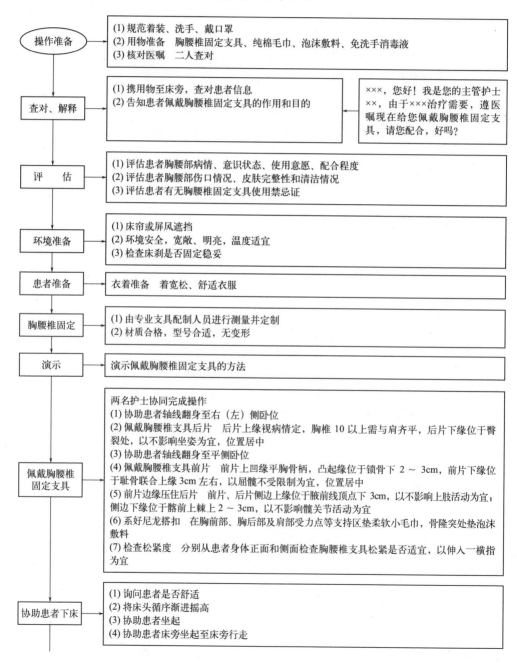

| 操作准备 | → | (1) 规范着装、洗手、戴口罩<br>(2) 用物准备 胸腰椎固定支具、纯棉毛巾、泡沫敷料、免洗手消毒液<br>(3) 核对医嘱 二人查对 |

| 查对、解释 | → | (1) 携用物至床旁，查对患者信息<br>(2) 告知患者佩戴胸腰椎固定支具的作用和目的 | ×××，您好！我是您的主管护士××，由于×××治疗需要，遵医嘱现在给您佩戴胸腰椎固定支具，请您配合，好吗？ |

| 评估 | → | (1) 评估患者胸腰部病情、意识状态、使用意愿、配合程度<br>(2) 评估患者胸腰部伤口情况、皮肤完整性和清洁情况<br>(3) 评估患者有无胸腰椎固定支具使用禁忌证 |

| 环境准备 | → | (1) 床帘或屏风遮挡<br>(2) 环境安全，宽敞、明亮，温度适宜<br>(3) 检查床刹是否固定稳妥 |

| 患者准备 | → | 衣着准备 着宽松、舒适衣服 |

| 胸腰椎固定 | → | (1) 由专业支具配制人员进行测量并定制<br>(2) 材质合格，型号合适，无变形 |

| 演示 | → | 演示佩戴胸腰椎固定支具的方法 |

| 佩戴胸腰椎固定支具 | → | 两名护士协同完成操作<br>(1) 协助患者轴线翻身至右（左）侧卧位<br>(2) 佩戴胸腰椎支具后片 后片上缘视病情定，胸椎 10 以上需与肩齐平，后片下缘位于臀裂处，以不影响坐姿为宜，位置居中<br>(3) 协助患者轴线翻身至平侧卧位<br>(4) 佩戴胸腰椎支具前片 前片上凹缘平胸骨柄，凸起缘位于锁骨下 2 ～ 3cm，前片下缘位于耻骨联合上缘 3cm 左右，以屈髋不受限制为宜，位置居中<br>(5) 前片边缘压住后片 前片、后片侧边上缘位于腋前线顶点下 3cm，以不影响上肢活动为宜；侧边下缘位于髂前上棘上 2 ～ 3cm，以不影响髋关节活动为宜<br>(6) 系好尼龙搭扣 在胸前部、胸后部及肩部受力点等支持区垫柔软小毛巾，骨隆突处垫泡沫敷料<br>(7) 检查松紧度 分别从患者身体正面和侧面检查胸腰椎支具松紧是否适宜，以伸入一横指为宜 |

| 协助患者下床 | → | (1) 询问患者是否舒适<br>(2) 将床头循序渐进摇高<br>(3) 协助患者坐起<br>(4) 协助患者床旁坐起至床旁行走 |

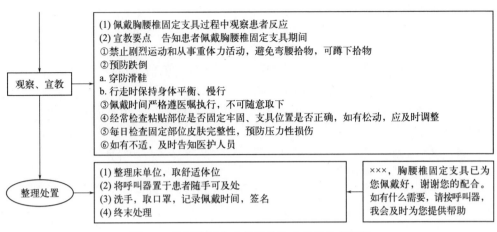

图 3-9　胸腰椎固定支具佩戴技术关键技术流程

## （二）摘除胸腰椎固定支具技术（图 3-10）

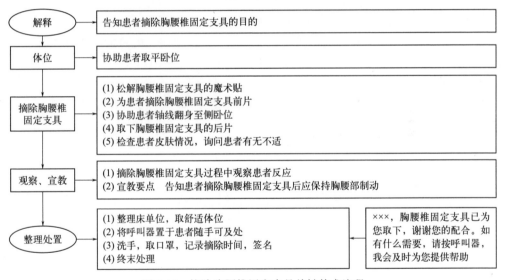

图 3-10　摘除胸腰椎固定支具关键技术流程

## 九、关键提示

（1）胸腰椎固定支具选择　由专业支具配制人员进行测量并定制，确保材质合格、型号合适。

（2）佩戴、摘除胸腰椎固定支具体位　平卧位，轴线翻身。

（3）松紧度　胸腰椎固定支具与皮肤之间可伸入一横指，固定效果好，患者舒适。

（4）支具佩戴时放置的正确位置

① 支具后片上缘视病情确定，胸 10 以上需与肩齐平，后片下缘位于臀裂处，

以不影响坐姿为宜，位置居中。

② 支具前片上凹缘平胸骨柄，凸起缘位于锁骨下 2～3cm，前片下缘位于耻骨联合上缘 3cm 左右；以屈髋不受限制为宜。

③ 前片边缘压住后片，前片、后片侧边上缘位于腋前线顶点下 3cm，以不影响上肢活动为宜；侧边下缘位于髂前上棘上 2～3cm，以不影响髋关节活动为宜。

（5）佩戴支具期间禁止剧烈运动和从事重体力活动，避免弯腰拾物，可蹲下拾物。

（6）佩戴时间　严格遵医嘱执行。坐位、站立位以及其他躯体受力的体位需要佩戴支具，卧床时不需佩戴支具。

（7）预防压力性损伤　在胸前部、胸后部及肩部受力点等支持区垫柔软小毛巾，骨隆突处垫泡沫敷料，每天检查、清洁皮肤。

（8）经常检查粘贴部位是否固定牢固，粘扣是否安全可靠，如发现问题应及时修理和更换。

### 十、胸腰椎固定支具使用风险防范和处理流程

#### 1. 胸腰椎固定支具使用时潜在风险的预防措施

（1）二次损伤　包括脊髓损伤、骨折移位、神经损伤、内固定断裂等。

① 穿戴前充分评估患者有无胸腰椎固定支具使用禁忌证。

② 评估患者的配合程度，患者充分配合护士，避免身体僵硬。

③ 选择合格的胸腰椎固定支具：由专业支具配制人员进行测量并定制，确保材质合格、型号合适。

④ 佩戴及摘除胸腰椎固定支具时，必须保持平卧位，轴线翻身。

⑤ 确保胸腰椎固定支具佩戴位置正确。

⑥ 告知患者避免跌倒、摔伤，穿防滑鞋。

⑦ 胸腰椎固定支具佩戴时间严格遵医嘱执行。

⑧ 每日检查胸腰椎固定支具位置是否正确、粘贴部位是否固定牢固、粘扣是否安全可靠，如发现问题应及时调整、修理和更换。

（2）压力性损伤

① 评估患者皮肤情况，每班进行交接。

② 胸腰椎固定支具松紧适宜，能够伸进一横指为宜。

③ 在前额、颊部、枕部、胸前部、胸后部及肋缘等支持区垫柔软小毛巾，骨隆突处垫泡沫敷料。

④ 每天检查、清洁皮肤。

⑤ 告知患者及家属胸前部、胸后部及肩部压力性损伤发生的原因和危害性，掌握预防措施及方法。

#### 2. 胸腰椎固定支具使用时发生风险的处理流程

胸腰椎固定支具使用时发生骨折移位、植骨块脱落的处理流程参考图 1-21。发生神经和（或）脊髓损伤、压力性损伤的处理流程分别参见图 1-17、图 1-6。

## 十一、操作考核评分标准（表 3-5）

### 表 3-5　胸腰椎固定支具使用技术操作考核评分标准

科室：_____　　姓名：_____　　考核日期：_____　　考核者：_____　　得分：_____

| 项目 | 操作技术要点 | 考核要点 | | 标准分/分 | 得分/分 |
|---|---|---|---|---|---|
| 操作前<br>（30 分） | 用物准备　胸腰椎固定支具、纯棉毛巾、免洗手消毒液 | 用物准备齐全 | | 2 | |
| | 护士准备　仪表端庄、服装整洁、不留长指甲 | (1)仪表端庄<br>(2)服装整洁<br>(3)指甲符合要求 | 1 分<br>1 分<br>1 分 | 3 | |
| | 环境准备　环境安全，宽敞、明亮，温度适宜 | (1)评估环境<br>(2)屏风或床帘遮挡 | 2 分<br>2 分 | 4 | |
| | (1)评估患者<br>① 胸腰部病情、意识状态、使用意愿、配合程度<br>② 胸腰部伤口情况、皮肤完整性和清洁情况<br>③ 有无胸腰椎固定支具使用禁忌证<br>(2)评估胸腰椎固定支具　型号是否合适，支具有无断裂、变形 | (1)正确评估患者全身情况<br>(2)正确评估患者局部情况<br>(3)支具合格 | 2 分<br>2 分<br>2 分 | 6 | |
| | 采用两种以上方式核对床号、姓名，手腕带信息等 | (1)核对方法正确<br>(2)核对信息完整 | 3 分<br>2 分 | 5 | |
| | 告知患者佩戴胸腰椎固定支具的目的、关键流程、配合方法及注意事项，取得患者配合 | (1)告知内容全面<br>(2)患者理解并配合 | 3 分<br>2 分 | 5 | |
| | 洗手、戴口罩 | (1)洗手方法正确<br>(2)佩戴口罩正确 | 3 分<br>2 分 | 5 | |
| 操作中<br>（50 分） | 佩戴胸腰椎固定支具：由两名护士协同完成操作<br>(1)演示佩戴胸腰椎固定支具的方法<br>(2)佩戴支具后片　后片上缘视病情而定，胸椎 10 以上需与肩齐平，后片下缘位于臀裂处，位置居中<br>(3)协助患者轴线翻身至平侧卧位<br>(4)佩戴支具前片　前片上凹缘平胸骨柄，凸起缘位于锁骨下 2～3cm，前片下缘位于耻骨联合上缘 3cm 左右，位置居中<br>(5)前片边缘压住后片　前片、后片侧边上缘位于腋前线顶点下 3cm，侧边下缘位于髂前上棘上 2～3cm<br>(6)系好尼龙搭扣　在胸前部、胸后部及肩部等受力点垫柔软小毛巾，骨隆突处垫泡沫敷料 | (1)翻身方法正确<br>(2)佩戴顺序正确<br>(3)佩戴方法正确<br>(4)佩戴松紧适宜<br>(5)粘固牢固<br>(6)操作中胸腰椎保护正确 | 5 分<br>5 分<br>5 分<br>5 分<br>5 分<br>5 分 | 30 | |

续表

| 项目 | 操作技术要点 | 考核要点 | 标准分/分 | 得分/分 |
|---|---|---|---|---|
| 操作中<br>(50分) | (7)检查松紧度　分别从患者身体正面和侧面检查胸腰椎固定支具松紧是否适宜,以伸入一横指为宜<br>(8)佩戴完成,询问患者是否舒适 | | | |
| | 摘除胸腰椎固定支具<br>(1)松解胸腰椎固定支具的魔术贴<br>(2)为患者摘除胸腰椎固定支具前片<br>(3)协助患者轴线翻身至侧卧位<br>(4)取下胸腰椎固定支具的后片<br>(5)检查患者皮肤情况,询问患者有无不适 | (1)摘除支具顺序正确　　5分<br>(2)摘除支具方法正确　　5分<br>(3)评估患者皮肤方法正确　5分 | 15 | |
| | 操作过程中观察患者反应,倾听患者主诉 | 病情评估方法正确 | 5 | |
| 操作后<br>(10分) | 协助取舒适体位 | (1)患者体位正确　　　1分<br>(2)患者体位舒适　　　1分 | 2 | |
| | 整理衣物及床单位 | 床单整理平整　　　　5分 | 1 | |
| | 洗手、取下口罩、记录、签字 | (1)洗手方法正确　　　1分<br>(2)取口罩方法正确　　1分<br>(3)记录正确　　　　　1分 | 3 | |
| | 交代注意事项,指导患者正确功能锻炼 | 告知内容准确、全面　　4分 | 4 | |
| 综合评价<br>(10分) | 操作熟练、动作轻柔、体现人文关怀 | | 5 | |
| | 操作中观察病情变化,与患者沟通良好 | | 5 | |
| 总分<br>(100分) | | 实际得分合计 | | |

胸腰椎固定支具使用技术

# 第六节 · 肩外展固定支架使用技术

## 一、概述

肩外展固定支架由金属支撑架、内衬垫、可调绑带、金属环扣和尼龙搭扣组成。肩外展固定支架使用技术是通过肩外展固定支架将肩关节固定在外展、前屈、内旋和肘关节屈曲、腕关节和掌指关节保持功能位并免负荷、抬高患肢,保持肩关节相对稳定的一种上肢外固定技术,包括肩外展固定支架佩戴和摘除技术。

## 二、作用和目的

（1）稳定和支撑肩关节、肘关节，放松肌肉，减轻疼痛。

（2）固定和保护肩关节，防止损伤加重。

（3）免负荷，降低张力，促进伤口、肌腱和骨折愈合。

## 三、适应证

（1）肩袖撕裂、肩关节脱位等肩关节手术后需外固定者。

（2）肱骨近端骨折手术后患者。

（3）肱骨骨折合并桡神经损伤、三角肌麻痹、冈上肌腱断裂患者。

（4）肩关节部位骨折、脱位整复后臂丛神经麻痹或拉伤患者。

（5）反球型人工肩关节置换术后患者。

（6）急性肩周肌肉拉伤、肩关节化脓性关节炎、肩关节结核等。

## 四、禁忌证

（1）严重精神疾病者。

（2）脆骨症患者。

（3）肩部、上肢、胸腹部严重感染者。

（4）对支具的主要材料过敏者。

（5）不稳定肩部、上肢骨折需手术者慎用。

## 五、人员资质

经肩外展固定支架使用技术培训合格的人员。

## 六、评估要点

1. 评估患者

（1）肩部、上肢病情、意识状态、使用意愿、配合程度。

（2）肩部、上肢伤口情况、皮肤完整性和清洁情况。

（3）有无肩外展固定支架使用禁忌证。

2. 评估下肩外展固定支架

（1）质量是否合格。

（2）型号是否合适。

（3）有无断裂、变形。

## 七、宣教要点

（1）佩戴肩外展固定支架的作用和目的。

（2）佩戴和摘除肩外展固定支架的方法。

（3）佩戴肩外展固定支架期间

① 禁止剧烈运动和从事重体力活动。

② 睡觉时采用平卧位或健侧卧位，不得采用患侧卧位。

③ 更换衣物时始终保证患肢角度，不得随意调整。

④ 每日起床后检查肩外展固定支架位置是否正确、有无松动。

⑤ 每日检查固定部位皮肤完整性，预防压力性损伤。

（4）佩戴时间　严格遵医嘱执行，24h 佩戴，只有在做被动活动练习时摘除。

（5）避免跌倒、摔伤，穿防滑鞋。

（6）使用肩外展固定支架过程中如有不适，及时告知医护人员。

## 八、关键技术流程

（一）肩外展固定支架佩戴技术（图 3-11）

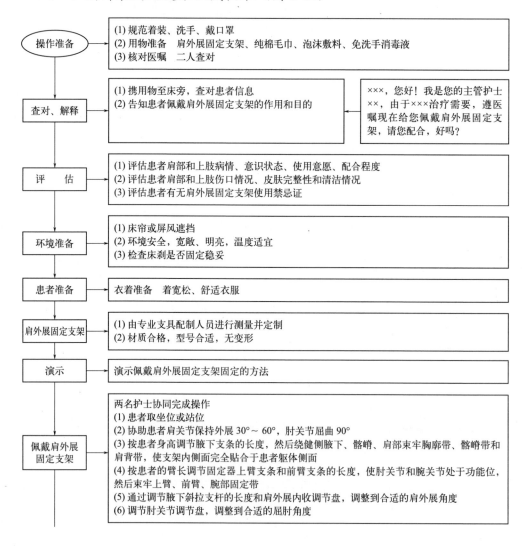

操作准备
(1) 规范着装、洗手、戴口罩
(2) 用物准备　肩外展固定支架、纯棉毛巾、泡沫敷料、免洗手消毒液
(3) 核对医嘱　二人查对

查对、解释
(1) 携用物至床旁，查对患者信息
(2) 告知患者佩戴肩外展固定支架的作用和目的

×××，您好！我是您的主管护士××，由于×××治疗需要，遵医嘱现在给您佩戴肩外展固定支架，请您配合，好吗？

评　估
(1) 评估患者肩部和上肢病情、意识状态、使用意愿、配合程度
(2) 评估患者肩部和上肢伤口情况、皮肤完整性和清洁情况
(3) 评估患者有无肩外展固定支架使用禁忌证

环境准备
(1) 床帘或屏风遮挡
(2) 环境安全，宽敞、明亮，温度适宜
(3) 检查床刹是否固定稳妥

患者准备
衣着准备　着宽松、舒适衣服

肩外展固定支架
(1) 由专业支具配制人员进行测量并定制
(2) 材质合格，型号合适，无变形

演示
演示佩戴肩外展固定支架固定的方法

佩戴肩外展固定支架
两名护士协同完成操作
(1) 患者取坐位或站位
(2) 协助患者肩关节保持外展 30°～60°，肘关节屈曲 90°
(3) 按患者身高调节腋下支条的长度，然后绕健侧腋下、髂嵴、肩部束牢胸廓带、髂嵴带和肩背带，使支架内侧面完全贴合于患者躯体侧面
(4) 按患者的臂长调节固定器上臂支条和前臂支条的长度，使肘关节和腕关节处于功能位，然后束牢上臂、前臂、腕部固定带
(5) 通过调节腋下斜拉支杆的长度和肩外展内收调节盘，调整到合适的肩外展角度
(6) 调节肘关节调节盘，调整到合适的屈肘角度

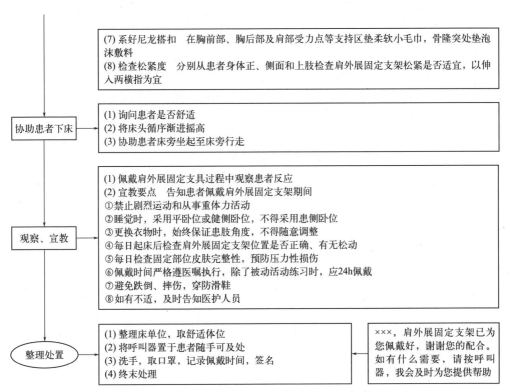

图 3-11　肩外展固定支架佩戴技术关键技术流程

## （二）摘除肩外展固定支架技术（图 3-12）

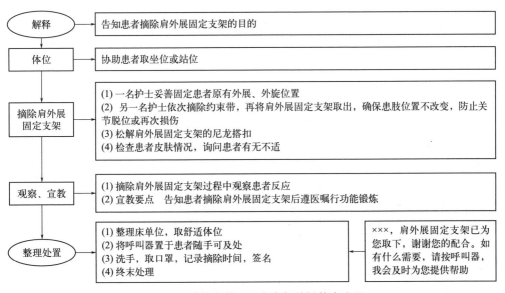

图 3-12　摘除肩外展固定支架关键技术流程

## 九、关键提示

（1）肩外展固定支架的选择　材质合格，型号合适。

（2）佩戴、摘除肩外展固定支架的体位　站立位或坐位。

（3）松紧度　肩外展固定支架与皮肤之间可伸入两横指，固定效果好，患者舒适。

（4）支具佩戴时放置的正确位置

① 患肢体位：肩外展 30°～60°、屈肘 90°。

② 腋下支架内侧面完全贴合于患者躯体侧面。

③ 按患者的臂长调节固定器上臂支条和前臂支条的长度，肘关节和腕关节处于功能位。

（5）佩戴时间　严格遵医嘱执行，24h 佩戴，只有在做被动活动练习时才摘除。

（6）预防压力性损伤　在患侧腋窝、肘部、髂嵴、健侧肩部、胸廓等支持区垫柔软小毛巾，骨隆突处垫泡沫敷料，每天检查、清洁皮肤。

（7）经常检查粘贴部位是否固定牢固，粘扣是否安全可靠，如发现问题应及时修理和更换。

## 十、肩外展固定支架使用风险防范和处理流程

### 1. 肩外展固定支架使用时潜在风险的预防措施

（1）二次损伤　包括骨折移位、脱位等。

① 穿戴前充分评估患者有无肩外展固定支架使用禁忌证。

② 评估患者的配合程度。

③ 选择合格的肩外展固定支架：使用前检查支架的完整性，确保材质合格、型号合适。

④ 佩戴肩外展固定支架时，根据患者身高、臂长准确调整各支条长度，遵医嘱准确调整肩外展和肘关节屈曲角度，确保支架佩戴位置正确。

⑤ 确保肩外展固定支架佩戴位置正确。

⑥ 告知患者避免跌倒、摔伤，穿防滑鞋。

⑦ 佩戴时间：严格遵医嘱执行，除被动活动练习外，应 24h 佩戴。

⑧ 佩戴肩外展固定支架期间更换衣物时，始终保证患肢角度，不得随意调整。睡觉时取平卧位或健侧卧位，不得采取患侧卧位。

⑨ 每日检查肩外展固定支架位置是否正确、粘贴部位是否固定牢固、粘扣是否安全可靠，如发现问题应及时调整、修理和更换。

⑩ 摘除肩外展固定支架时，一名护士固定患肢原有外展、外旋位置，另一名护士依次摘除约束带，再将肩外展固定支架取出，确保患肢位置不改变，防止关节脱位或再次损伤。

（2）肢体血液循环障碍、神经受损

① 选择合格的肩外展固定支架，确保型号合适。

② 确保肩外展固定支架佩戴位置正确。

③ 肩外展固定支架粘扣固定牢固，对软组织有无卡压，松紧适宜，能够伸进两横指为宜。

④ 在腋窝垫柔软物品，防止压迫臂丛神经。

⑤ 每天检查患肢血液循环、感觉、运动情况，如出现疼痛、肿胀、发绀或苍白、末梢麻木、肌肉无力等常为支具压迫或固定过紧引起，一旦发现应立即摘除支架。

⑥ 告知患者及家属肢体血液循环障碍、神经受损发生的原因和危害性，掌握预防措施及方法。

（3）压力性损伤的风险

① 评估患者皮肤情况，每班进行交接。

② 肩外展固定支架绑带松紧适宜，能够伸进两横指为宜。

③ 在患侧腋窝、肘部、髂嵴，健侧肩部、胸廓等支持区垫柔软小毛巾，骨隆突处垫泡沫敷料。

④ 每天检查、清洁皮肤。

⑤ 告知患者及家属压力性损伤发生的原因和危害性，掌握预防措施及方法。

**2. 肩外展固定支架使用时发生风险的处理流程**

肩外展固定支架使用时发生骨折移位、肩关节脱位的处理流程见图 3-13。

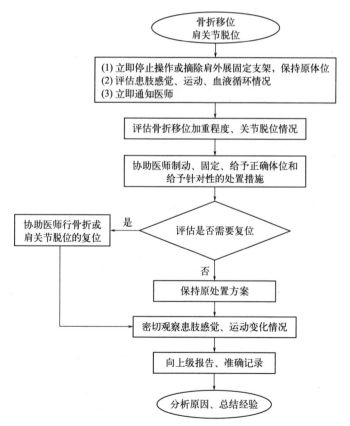

图 3-13 肩外展固定支架使用时发生骨折移位、肩关节脱位的处理流程

　　发生肢体血液循环障碍、臂丛神经损伤、压力性损伤的处理流程分别见图 1-5、图 3-2、图 1-6。

## 十一、操作考核评分标准（表 3-6）

### 表 3-6　肩外展固定支架使用技术操作考核评分标准

科室：_____　　姓名：_____　　考核日期：_____　　考核者：_____　　得分：_____

| 项目 | 操作技术要点 | 考核要点 | | 标准分/分 | 得分/分 |
|---|---|---|---|---|---|
| 操作前（30 分） | 用物准备　肩外展固定支架、纯棉毛巾、免洗手消毒液 | 用物准备齐全 | 2 分 | 2 | |
| | 护士准备　仪表端庄、服装整洁、不留长指甲 | (1)仪表端庄<br>(2)服装整洁<br>(3)指甲符合要求 | 1 分<br>1 分<br>1 分 | 3 | |
| | 环境准备　环境安全,宽敞、明亮,温度适宜 | (1)评估环境<br>(2)屏风或床帘遮挡 | 2 分<br>2 分 | 4 | |
| | (1)评估患者<br>① 肩部、上肢病情、意识状态、使用意愿、配合程度<br>② 肩部、上肢伤口情况、皮肤完整性和清洁情况<br>③ 有无肩外展固定支架使用禁忌证<br>(2)评估支架　质量是否合格,有无断裂、变形 | (1)正确评估患者全身情况<br>(2)正确评估患者局部情况<br>(3)支架合格 | 2 分<br>2 分<br>2 分 | 6 | |
| | 采用两种以上方式核对床号、姓名、手腕带信息等 | (1)核对方法正确<br>(2)核对信息完整 | 3 分<br>2 分 | 5 | |
| | 告知患者佩戴肩外展固定支架的目的、关键流程、配合方法及注意事项,取得患者配合 | (1)告知内容全面<br>(2)患者理解并配合 | 3 分<br>2 分 | 5 | |
| | 洗手、戴口罩 | (1)洗手方法正确<br>(2)佩戴口罩正确 | 3 分<br>2 分 | 5 | |
| 操作中（50 分） | 佩戴肩外展固定支架由两名护士协同完成操作<br>(1)演示佩戴肩外展固定支架的方法<br>(2)协助患者取坐位或站位<br>(3)协助患者患肢肩关节外展 30°～60°,屈肘 90°<br>(4)按患者身高调节腋下支条的长度,然后绕健侧腋下、髂嵴、肩部束牢胸廓带、髂嵴带和肩背带<br>(5)按患者的臂长调节固定器上臂支条和前臂支条的长度,使肘关节和腕关节处于正确位置,然后束牢上臂、前臂、腕部固定带<br>(6)调节腋下斜拉支杆的长度和肩外展内收调节盘,确定并调节肩外展的角度<br>(7)调节肘关节调节盘,确定并调节肘屈曲角度 | (1)佩戴体位正确<br>(2)各支条长度正确<br>(3)肩关节、肘关节角度正确<br>(4)佩戴顺序正确<br>(5)约束带固定牢固<br>(6)佩戴松紧适宜 | 5 分<br>5 分<br>5 分<br>5 分<br>5 分<br>5 分 | 30 | |

续表

| 项目 | 操作技术要点 | 考核要点 | | 标准分/分 | 得分/分 |
|---|---|---|---|---|---|
| 操作中<br>(50分) | (8)评估肩外展固定支架的约束带松紧度,可伸入两横指为宜<br>(9)询问患者是否舒适 | | | | |
| | 摘除肩外展固定支架<br>(1)患者取坐位或站位<br>(2)由一名护士妥善固定患者原有外展、外旋位置<br>(3)另一名护士一次摘除约束带<br>(4)再将肩外展固定支架取出,确保患肢位置不改变<br>(5)检查患者皮肤情况,询问患者有无不适 | (1)摘除支具体位正确<br>(2)摘除支具顺序正确<br>(3)评估患者皮肤方法正确 | 5分<br>5分<br>5分 | 15 | |
| | 操作过程中观察患者反应,倾听患者主诉 | 病情评估方法正确 | 5分 | 5 | |
| 操作后<br>(10分) | 协助取舒适体位 | (1)患者体位正确<br>(2)患者体位舒适 | 1分<br>1分 | 2 | |
| | 整理衣物及床单位 | 床单整理平整 | 1分 | 1 | |
| | 洗手,取下口罩,记录,签字 | (1)洗手方法正确<br>(2)取口罩方法正确<br>(3)记录正确 | 1分<br>1分<br>1分 | 3 | |
| | 交代注意事项,指导患者正确功能锻炼 | 告知内容准确、全面 | 4分 | 4 | |
| 综合评价<br>(10分) | 操作熟练,动作轻柔,体现人文关怀 | | | 5 | |
| | 操作中观察病情变化,与患者沟通良好 | | | 5 | |
| 总分<br>(100分) | | 实际得分合计 | | | |

肩外展固定支架使用技术

# 第七节 · 可调式膝关节支具使用技术

## 一、概述

可调式膝关节支具由护腿内衬、铝合金支条、可调节卡盘、铰链、粘扣绑带组成。可调式膝关节支具使用技术是通过可调式膝关节支具来固定或限制膝关节活动的一种下肢外固定技术,包括可调式膝关节支具佩戴和摘除技术。

## 二、作用和目的

(1) 固定膝关节的角度　利于膝关节疾病的治疗和恢复。

（2）限制膝关节的活动　利于膝关节疾病的治疗和恢复。

（3）保护膝关节　防止膝关节再损伤。

## 三、适应证

（1）膝关节术前、术后。

（2）膝关节交叉韧带损伤或修复术后。

（3）膝关节侧副韧带损伤或修复术后。

（4）膝关节半月板术后。

（5）膝关节韧带松弛。

（6）膝关节过伸、膝关节不稳。

（7）急性软组织损伤。

（8）膝关节脱位、髌骨脱位。

（9）膝关节关节内其他骨折或内固定术后。

（10）髌骨、股骨疼痛综合征。

## 四、禁忌证

（1）严重精神疾病者。

（2）脆骨症患者。

（3）严重的胫股关节双间室膝关节骨性关节炎改变。

（4）严重的膝关节不稳。

（5）患肢有开放伤口、严重感染、皮肤有破损或溃疡者。

（6）有恶性肿瘤、出血性倾向等患者。

（7）对支具的主要材料过敏者。

## 五、人员资质

经可调式膝关节支具使用技术培训合格的人员。

## 六、评估要点

### 1. 评估患者

（1）膝关节手术或损伤情况、意识状态、使用意愿、配合程度。

（2）患肢伤口情况、皮肤完整性和清洁情况。

（3）有无可调式膝关节支具使用禁忌证。

### 2. 评估可调式膝关节支具

（1）质量是否合格。

（2）型号是否合适。

（3）有无断裂、变形。

（4）卡盘是否在 0°位。

## 七、宣教要点

（1）佩戴可调式膝关节支具的作用和目的。

（2）佩戴和摘除可调式膝关节支具的方法。

（3）可调式膝关节支具角度根据病情需要遵医嘱调节，不可随意调节，以免膝关节再损伤。

（4）可调式膝关节支具佩戴时间应严格遵医嘱执行，不可随意摘除。

（5）佩戴可调式膝关节支具期间睡觉时应抬高患肢。

（6）佩戴可调式膝关节支具下床时，患肢负重大小遵医嘱执行，避免跌倒、摔伤，穿防滑鞋。

（7）随时检查可调式膝关节支具位置是否正确、有无松动，及时调整。

（8）每日检查固定部位皮肤完整性，预防压力性损伤。

（9）支具摘除后应单独横放，严禁受压，防止变形。

（10）经常检查可调式膝关节支具各部件性能，及时清除铰链部位滞留的线头、布屑等，如有开线、裂口应及时修理。

（11）使用可调式膝关节支具过程中如有不适，及时告知医护人员。

## 八、关键技术流程

### （一）可调式膝关节支具佩戴技术（图 3-14）

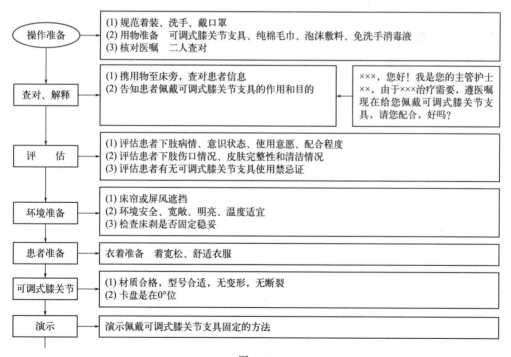

图 3-14

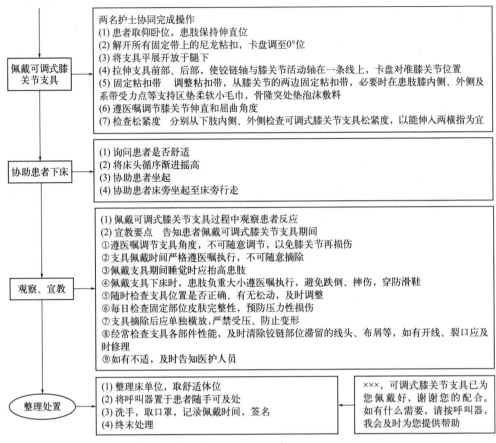

图 3-14  可调式膝关节支具佩戴技术关键技术流程

## （二）摘除可调式膝关节支具技术（图 3-15）

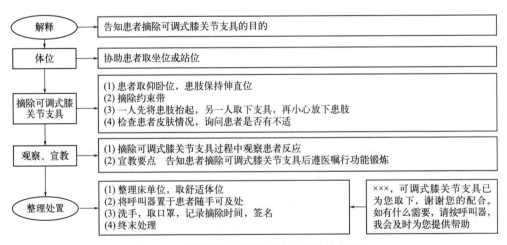

图 3-15  摘除可调式膝关节支具关键技术流程

## 九、关键提示

（1）可调式膝关节支具选择　材质合格，型号合适。

（2）佩戴、摘除可调式膝关节支具时需有人保护。

（3）松紧度　可调式膝关节支具与皮肤之间可伸入两横指，固定效果好，患者舒适。

（4）支具佩戴时放置的正确位置

① 患肢体位：仰卧位，患肢保持伸直位，患肢保持生物力线。

② 支具铰链轴与膝关节活动轴在一条线上，卡盘对准膝关节位置。

（5）膝关节活动角度调节　根据病情需要遵医嘱调节膝关节伸直和屈曲角度，不可随意调节。

（6）佩戴支具下床时的注意事项

① 预防跌倒：对肢体力量较差、年迈体弱的患者，要加强保护。

② 患肢负重：遵医嘱执行，使用拐杖辅助行走。

③ 预防姿势不良：早期应注意及时纠正患者的错误站立和走路姿势。

④ 使用背带防止支具行走时下滑。

（7）佩戴时间　严格遵医嘱执行，第 1 个月 24h 佩戴，1 个月后晚上睡觉可以摘除，根据疾病恢复情况由医师决定是否摘除。

（8）预防压力性损伤

① 在患肢膝内侧、外侧及系带受力点等支持区垫柔软小毛巾，骨隆突处垫泡沫敷料。

② 每天检查、清洁皮肤。

（9）经常检查支具位置是否正确，粘贴部位是否固定牢固，粘扣是否安全可靠，如发现问题应及时修理和更换。

## 十、可调式膝关节支具使用风险防范和处理流程

### 1. 可调式膝关节支具使用时潜在风险的预防措施

（1）二次损伤　包括骨折移位、脱位、韧带撕裂或断裂等。

① 穿戴前充分评估患者有无可调式膝关节支具使用禁忌证。

② 评估患者的配合程度。

③ 使用前检查可调式膝关节支具的完整性，确保材质合格、型号合适，确保固定有效。

④ 佩戴、摘除可调式膝关节支具体位：仰卧位，患肢保持伸直位，有人保护，使患肢保持生物力线。

⑤ 确保可调式膝关节支具佩戴位置正确。

⑥ 遵医嘱调节膝关节角度，每日检查卡盘角度是否正确。

⑦ 患者佩戴支具下床时应注意：纠正患者的错误站立和走路姿势，患肢负重遵医嘱执行，使用拐杖辅助行走应避免跌倒、摔伤，穿防滑鞋。

⑧ 佩戴时间：严格遵医嘱执行，第 1 个月 24h 佩戴，1 个月后晚上睡觉可以摘除。

⑨ 每日检查可调式膝关节支具位置是否正确、粘贴部位是否固定牢固、粘扣是否安全可靠，如发现问题应及时调整、修理和更换。

（2）肢体血液循环障碍、神经受损

① 选择合格的支具，确保型号合适。

② 确保可调式膝关节支具佩戴位置正确。

③ 可调式膝关节支具粘扣固定牢固，对软组织有无卡压，松紧适宜，能够伸进两横指为宜。

④ 在腘窝部位不能垫物品，防止压迫腘动脉、腘静脉。

⑤ 在腓骨小头处垫柔软小毛巾，防止压迫腓总神经。

⑥ 每天检查患肢血液循环、感觉、运动情况，如出现疼痛、肿胀、发绀或苍白、末梢麻木、足背伸无力等常为支具压迫或固定过紧引起，一旦发现立即摘除支具。

⑦ 告知患者及家属肢体血液循环障碍、神经受损发生的原因和危害性，掌握预防措施及方法。

（3）压力性损伤的风险

① 评估患者皮肤情况，每班进行交接。

② 使用无内衬垫的可调式膝关节支具，不能直接接触皮肤，需垫柔软毛巾保护皮肤。

③ 可调式膝关节支具绑带松紧适宜，能够伸进两横指为宜。

④ 在患肢膝内侧、外侧及系带受力点等支持区垫柔软小毛巾，骨隆突处垫泡沫敷料。

⑤ 每天检查、清洁皮肤。

⑥ 告知患者及家属压力性损伤发生的原因和危害性，掌握预防措施及方法。

**2. 可调式膝关节支具使用时发生风险的处理流程**

可调式膝关节支具使用时发生骨折移位，膝关节脱位、韧带撕裂或断裂风险的处理流程参见图 3-13。发生肢体血液循环障碍、腓总神经损伤、压力性损伤的处理流程分别见图 1-5、图 2-5、图 1-6。

## 十一、操作考核评分标准（表 3-7）

表 3-7  可调式膝关节支具使用技术操作考核评分标准

科室：_____ 姓名：_____ 考核日期：_____ 考核者：_____ 得分：_____

| 项目 | 操作技术要点 | | 考核要点 | | 标准分/分 | 得分/分 |
|---|---|---|---|---|---|---|
| 操作前<br>（30 分） | 用物准备 | 可调式膝关节支具、纯棉毛巾、免洗手消毒液 | 用物准备齐全 | 2 分 | 2 | |
| | 护士准备 | 仪表端庄、服装整洁、不留长指甲 | （1）仪表端庄<br>（2）服装整洁<br>（3）指甲符合要求 | 1 分<br>1 分<br>1 分 | 3 | |

| 项目 | 操作技术要点 | 考核要点 | | 标准分/分 | 得分/分 |
|---|---|---|---|---|---|
| 操作前<br>(30分) | 环境准备　环境安全,宽敞、明亮,温度适宜 | (1)评估环境<br>(2)屏风或床帘遮挡 | 2分<br>2分 | 4 | |
| | (1)评估患者<br>①下肢病情、意识状态、使用意愿、配合程度<br>②下肢伤口情况、皮肤完整性和清洁情况<br>③有无下肢固定支具使用禁忌证<br>(2)评估支具　质量是否合格、型号是否合适,支具有无断裂、变形,卡盘是否在0°位 | (1)正确评估患者全身情况<br>(2)正确评估患者局部情况<br>(3)支具型号合适 | 2分<br>2分<br>2分 | 6 | |
| | 采用两种以上方式核对床号、姓名、手腕带信息等 | (1)核对方法正确<br>(2)核对信息完整 | 3分<br>2分 | 5 | |
| | 告知患者佩戴可调式膝关节支具的目的、关键流程、配合方法及注意事项,取得患者配合 | (1)告知内容全面<br>(2)患者理解并配合 | 3分<br>2分 | 5 | |
| | 洗手、戴口罩 | (1)洗手方法正确<br>(2)佩戴口罩正确 | 3分<br>2分 | 5 | |
| 操作中<br>(50分) | (1)演示佩戴可调式膝关节支具的方法<br>(2)为患者摆放体位　患者仰卧位,患肢伸直位<br>(3)解开所有固定带上的尼龙粘扣,卡盘调至0°位<br>(4)伸直膝关节将支具平展开放于腿下<br>(5)拉伸支具前部、后部,使铰链轴与膝关节活动轴在一条线上,卡盘对准膝关节位置<br>(6)调整和固定粘扣带　调整粘扣带,从膝关节的两边开始固定<br>(7)遵医嘱调节膝关节角度<br>(8)约束带松紧以能放入两横指为宜<br>(9)佩戴完成,询问患者是否舒适 | (1)体位正确<br>(2)佩戴顺序正确<br>(3)佩戴方法正确<br>(4)膝关节角度正确<br>(5)佩戴松紧适宜<br>(6)约束带固定牢固 | 5分<br>5分<br>5分<br>5分<br>5分<br>5分 | 30 | |
| | 摘除可调式膝关节支具<br>(1)患者取仰卧位<br>(2)摘除约束带<br>(3)操作者先将患肢抬起,取下支具,再小心放下患肢<br>(4)整个过程中,患肢保持伸直位<br>(5)检查患者皮肤情况,询问患者有无不适 | (1)摘除支具顺序正确<br>(2)摘除支具方法正确<br>(3)评估患者皮肤方法正确 | 5分<br>5分<br>5分 | 15 | |
| | 操作过程中观察患者反应,倾听患者主诉 | 病情评估方法正确 | 5分 | 5 | |

续表

| 项目 | 操作技术要点 | 考核要点 | | 标准分/分 | 得分/分 |
|---|---|---|---|---|---|
| 操作后<br>（10分） | 协助取舒适体位 | （1）患者体位正确<br>（2）患者体位舒适 | 1分<br>1分 | 2 | |
| | 整理衣物及床单位 | 床单整理平整 | 1分 | 1 | |
| | 洗手，取下口罩，记录，签字 | （1）洗手方法正确<br>（2）取口罩方法正确<br>（3）记录正确 | 1分<br>1分<br>1分 | 3 | |
| | 交代注意事项，指导患者正确功能锻炼 | 告知内容准确、全面 | 4分 | 4 | |
| 综合评价<br>（10分） | 操作熟练，动作轻柔，体现人文关怀 | | | 5 | |
| | 操作中观察病情变化，与患者沟通良好 | | | 5 | |
| 总分<br>（100分） | | 实际得分合计 | | | |

可调式膝关节支具使用技术

# 第八节 • 下肢固定支具使用技术

## 一、概述

下肢固定支具由大小腿支架、足底托、内衬垫、搭扣、可调绑带组成。下肢固定支具使用技术是通过下肢支具来固定下肢、限制异常活动、固定病损肢体和关节的一种下肢外固定技术，包括下肢固定支具佩戴和摘除技术。

## 二、作用和目的

（1）稳定与支持 通过限制异常的活动度，保持关节的稳定性，以恢复肢体的负荷能力。

（2）固定功能 通过对已病损的肢体或关节进行固定，促进患处愈合。

（3）保护功能 通过对病损肢体的保护，保持肢体正常的对线关系，保证肢体正常功能的发挥。

（4）承重功能 可减少病损肢体、躯干的负荷，有利于损伤组织的愈合。

（5）抑制站立、步行中的肌肉反射性痉挛。

## 三、适应证

（1）下肢关节脱位患者。

（2）下肢骨折术前患者。

（3）下肢韧带损伤患者。

（4）下肢病损（骨折、关节脱位、肿瘤等）术后需外固定制动者。

## 四、禁忌证

（1）严重精神疾病者。

（2）脆骨症患者。

（3）下肢严重感染者。

（4）对支具的主要材料过敏者。

（5）不稳定、畸形严重的骨折需手术者慎用。

## 五、人员资质

经下肢固定支具使用技术培训合格的人员。

## 六、评估要点

### 1. 评估患者

（1）患肢病情、意识状态、使用意愿、配合程度。

（2）患肢伤口情况、皮肤完整性和清洁情况。

（3）有无下肢固定支具使用禁忌证。

### 2. 评估下肢固定支具

（1）质量是否合格。

（2）型号是否合适。

（3）有无断裂、变形。

## 七、宣教要点

（1）佩戴下肢固定支具的作用和意义。

（2）佩戴和摘除下肢固定支具的方法及关键流程。

（3）选择尺寸合适的支具，确保制动效果。

（4）下肢固定支具佩戴时间严格遵医嘱执行，不可随意摘除。

（5）佩戴下肢固定支具期间睡眠时应抬高固定肢体。

（6）佩戴下肢固定支具下床时，患肢不宜负重，避免跌倒、摔伤，穿防滑鞋。

（7）每日起床后检查下肢固定支具位置是否正确、有无松动。

（8）每日检查固定部位皮肤完整性，预防压力性损伤。

（9）支具摘除后应单独横放，严禁受压，防止变形。

（10）使用下肢固定支具过程中如有不适，及早通知医护人员。

## 八、关键技术流程

### (一) 下肢固定支具佩戴技术 (图 3-16)

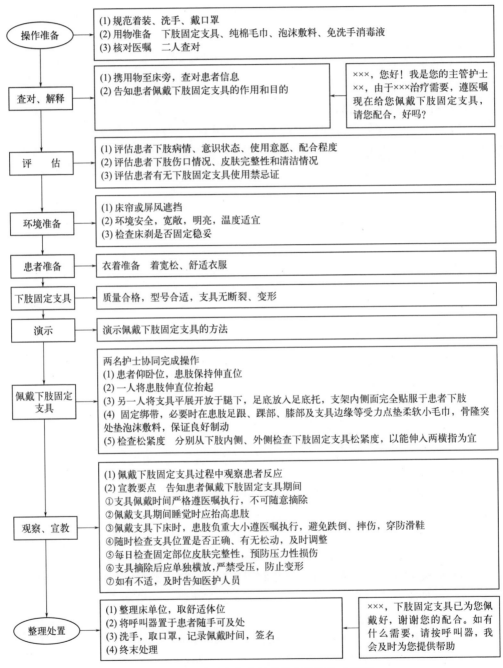

**操作准备**
(1) 规范着装、洗手、戴口罩
(2) 用物准备　下肢固定支具、纯棉毛巾、泡沫敷料、免洗手消毒液
(3) 核对医嘱　二人查对

**查对、解释**
(1) 携带物至床旁，查对患者信息
(2) 告知患者佩戴下肢固定支具的作用和目的

> ×××，您好！我是您的主管护士××，由于×××治疗需要，遵医嘱现在给您佩戴下肢固定支具，请您配合，好吗？

**评　估**
(1) 评估患者下肢病情、意识状态、使用意愿、配合程度
(2) 评估患者下肢伤口情况、皮肤完整性和清洁情况
(3) 评估患者有无下肢固定支具使用禁忌证

**环境准备**
(1) 床帘或屏风遮挡
(2) 环境安全，宽敞，明亮，温度适宜
(3) 检查床刹是否固定稳妥

**患者准备**
衣着准备　着宽松、舒适衣服

**下肢固定支具**
质量合格，型号合适，支具无断裂、变形

**演示**
演示佩戴下肢固定支具的方法

**佩戴下肢固定支具**
两名护士协同完成操作
(1) 患者仰卧位，患肢保持伸直位
(2) 一人将患肢伸直位抬起
(3) 另一人将支具平展开放于腿下，足底放入足底托，支架内侧面完全贴服于患者下肢
(4) 固定绑带，必要时在患肢足跟、踝部、膝部及支具边缘等受力点垫柔软小毛巾，骨隆突处垫泡沫敷料，保证良好制动
(5) 检查松紧度　分别从下肢内侧、外侧检查下肢固定支具松紧度，以能伸入两横指为宜

**观察、宣教**
(1) 佩戴下肢固定支具过程中观察患者反应
(2) 宣教要点　告知患者佩戴下肢固定支具期间
① 支具佩戴时间严格遵医嘱执行，不可随意摘除
② 佩戴支具期间睡觉时应抬高患肢
③ 佩戴支具下床时，患肢负重大小遵医嘱执行，避免跌倒、摔伤，穿防滑鞋
④ 随时检查支具位置是否正确、有无松动，及时调整
⑤ 每日检查固定部位皮肤完整性，预防压力性损伤
⑥ 支具摘除后应单独横放，严禁受压，防止变形
⑦ 如有不适，及时告知医护人员

**整理处置**
(1) 整理床单位，取舒适体位
(2) 将呼叫器置于患者随手可及处
(3) 洗手，取口罩，记录佩戴时间，签名
(4) 终末处理

> ×××，下肢固定支具已为您佩戴好，谢谢您的配合。如有什么需要，请按呼叫器，我会及时为您提供帮助

图 3-16　下肢固定支具佩戴技术关键技术流程

（二）摘除下肢固定支具技术（图 3-17）

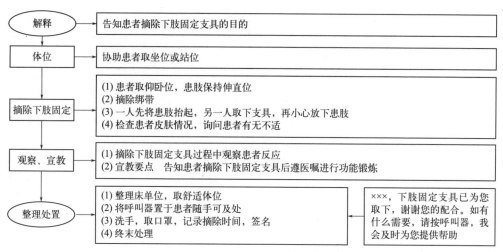

图 3-17　摘除下肢固定支具关键技术流程

## 九、关键提示

（1）下肢固定支具选择　材质合格，型号合适。

（2）佩戴、摘除下肢固定支具的体位　仰卧位，患肢保持伸直位，需有人保护，使患肢保持生物力线。

（3）松紧度　下肢固定支具与皮肤之间可伸入两横指，固定效果好，患者舒适。

（4）支具佩戴时放置的正确位置　足底放入支具的足底托，支架内侧面完全贴服于患者下肢。

（5）佩戴支具下床时的注意事项

① 密切注意患者主诉及生命体征。

② 预防跌倒：对肢体力量较差、年迈体弱的患者，要加强保护。

③ 患肢不宜负重，使用拐杖协助行走。

④ 预防姿势不良：早期应注意及时纠正患者错误的站立和走路姿势。

（6）佩戴时间　严格遵医嘱执行。

（7）预防压力性损伤

① 如下肢固定支具无内衬垫，不能直接接触皮肤，需垫柔软毛巾保护皮肤。

② 在患肢足跟、踝部、膝部及支具边缘受力点等支持区垫柔软小毛巾，骨隆突处垫泡沫敷料。

③ 每天检查、清洁皮肤。

## 十、下肢固定支具使用风险防范和处理流程

### 1. 下肢固定支具使用时潜在风险的预防措施

（1）二次损伤　包括骨折移位、脱位等。

① 穿戴前充分评估患者有无下肢固定支具使用禁忌证。

② 评估患者的配合程度。

③ 使用前检查下肢固定支具的完整性，确保材质合格、型号合适，确保固定有效。

④ 佩戴、摘除下肢固定支具体位：仰卧位，患肢保持伸直位，需有人保护，使患肢保持生物力线。

⑤ 确保下肢固定支具佩戴位置正确。

⑥ 患者佩戴支具下床时应注意：纠正患者错误的站立和走路姿势，患肢不宜负重，使用拐杖协助行走。

⑦ 告知患者避免跌倒、摔伤，穿防滑鞋。

⑧ 严格遵医嘱执行佩戴时间。

⑨ 每日检查下肢固定支具位置是否正确、粘贴部位是否固定牢固、粘扣是否安全可靠，如发现问题应及时调整、修理和更换。

（2）肢体血液循环障碍、神经受损

① 选择合格的下肢固定支具，确保型号合适。

② 确保下肢固定支具佩戴位置正确。

③ 下肢固定支具粘扣固定牢固，对软组织有无卡压，松紧适宜，能够伸进两横指为宜。

④ 在腘窝部位不能垫物品，防止压迫腘动脉、腘静脉。

⑤ 在腓骨小头处垫柔软小毛巾，防止压迫腓总神经。

⑥ 每天检查患肢血液循环、感觉、运动情况，如出现疼痛、肿胀、发绀或苍白、末梢麻木、足背伸无力等常为支具压迫或固定过紧引起，一旦发现立即去除支具。

⑦ 告知患者及家属肢体血液循环障碍、神经受损发生的原因和危害性，掌握预防措施及方法。

（3）压力性损伤的风险

① 评估患者皮肤情况，每班进行交接。

② 使用无内衬垫的下肢固定支具，不能直接接触皮肤，需垫柔软毛巾保护皮肤。

③ 下肢固定支具绑带松紧适宜，能够伸进两横指为宜。

④ 在患肢足跟、踝部、膝部及支具边缘受力点等支持区垫柔软小毛巾，骨隆突处垫泡沫敷料。

⑤ 每天检查、清洁皮肤。

⑥ 告知患者及家属压力性损伤发生的原因和危害性，掌握预防措施及方法。

**2. 下肢固定支具使用时发生风险的处理流程**

下肢固定支具使用时发生骨折移位、关节脱位的处理流程参见图3-13。发生肢体血液循环障碍、腓总神经损伤、压力性损伤的处理流程分别见图1-5、图2-5、图1-6。

## 十一、操作考核评分标准（表 3-8）

### 表 3-8　下肢固定支具使用技术操作考核评分标准

科室：_____　　姓名：_____　　考核日期：_____　　考核者：_____　　得分：_____

| 项目 | 操作技术要点 | 考核要点 | | 标准分/分 | 得分/分 |
|---|---|---|---|---|---|
| 操作前<br>(30 分) | 用物准备　下肢固定支具、纯棉毛巾、免洗手消毒液 | 用物准备齐全 | 2 分 | 2 | |
| | 护士准备　仪表端庄、服装整洁、不留长指甲 | (1)仪表端庄<br>(2)服装整洁<br>(3)指甲符合要求 | 1 分<br>1 分<br>1 分 | 3 | |
| | 环境准备　环境安全，宽敞、明亮，温度适宜 | (1)评估环境<br>(2)屏风或床帘遮挡 | 2 分<br>2 分 | 4 | |
| | (1)评估患者<br>① 下肢病情、意识状态、使用意愿、配合程度<br>② 下肢伤口情况、皮肤完整性和清洁情况<br>③ 有无下肢固定支具使用禁忌证<br>(2)评估支具　质量是否合格、型号是否合适，支具有无断裂、变形 | (1)正确评估患者全身情况<br>(2)正确评估患者局部情况<br>(3)下肢固定支具型号合适 | 2 分<br>2 分<br>2 分 | 6 | |
| | 采用两种以上方式核对床号、姓名、手腕带信息等 | (1)核对方法正确<br>(2)核对信息完整 | 3 分<br>2 分 | 5 | |
| | 告知患者佩戴下肢固定支具的目的、关键流程、配合方法及注意事项，取得患者配合 | (1)告知内容全面<br>(2)患者理解并配合 | 3 分<br>2 分 | 5 | |
| | 洗手、戴口罩 | (1)洗手方法正确<br>(2)佩戴口罩正确 | 3 分<br>2 分 | 5 | |
| 操作中<br>(50 分) | 佩戴下肢固定支具由两名护士协同完成操作<br>(1)演示佩戴下肢固定支具的方法<br>(2)为患者摆放体位　患者仰卧位,患肢伸直位<br>(3)一人将患肢伸直并抬离床面 10～20cm<br>(4)另一人放入支具,将足底放入足底托,使支架内侧面完全贴服于患者下肢,无内衬垫的支具应放置柔软毛巾保护皮肤<br>(5)固定绑带,保证良好制动<br>(6)绑带松紧以能放入两横指为宜<br>(7)佩戴完成,询问患者是否舒适 | (1)体位正确<br>(2)佩戴顺序正确<br>(3)佩戴方法正确<br>(4)患肢伸直位<br>(5)佩戴松紧适宜<br>(6)约束带固定牢固 | 5 分<br>5 分<br>5 分<br>5 分<br>5 分<br>5 分 | 30 | |
| | 摘除下肢固定支具<br>(1)患者取仰卧位<br>(2)摘除绑带 | (1)摘除支具顺序正确<br>(2)摘除支具方法正确<br>(3)评估患者皮肤方法正确 | 5 分<br>5 分<br>5 分 | 15 | |

续表

| 项目 | 操作技术要点 | 考核要点 | | 标准分/分 | 得分/分 |
|---|---|---|---|---|---|
| 操作中<br>(50分) | (3)操作者先将患肢抬起,取下支具,再小心放下患肢<br>(4)整个过程中,患肢保持伸直位<br>(5)检查患者皮肤情况,询问患者有无不适 | | | | |
| | 操作过程中观察患者反应,倾听患者主诉 | 病情评估方法正确 | 5分 | 5 | |
| 操作后<br>(10分) | 协助取舒适体位 | (1)患者体位正确<br>(2)患者体位舒适 | 1分<br>1分 | 2 | |
| | 整理衣物及床单位 | 床单整理平整 | 1分 | 1 | |
| | 洗手,取下口罩,记录,签字 | (1)洗手方法正确<br>(2)取口罩方法正确<br>(3)记录正确 | 1分<br>1分<br>1分 | 3 | |
| | 交代注意事项,指导患者正确功能锻炼 | 告知内容准确、全面 | 4分 | 4 | |
| 综合评价<br>(10分) | 操作熟练,动作轻柔,体现人文关怀 | | | 5 | |
| | 操作中观察病情变化,与患者沟通良好 | | | 5 | |
| 总分<br>(100分) | | 实际得分合计 | | | |

下肢固定支具使用技术

# 第四章 ▶▶ 骨科常用康复技术

骨科患者的康复极为重要，良好的康复锻炼将对手术效果起到持续巩固的作用，同时也可大力促进日常生活行为能力的改善。骨科常用康复技术是骨科大部分手术患者围术期和出院后可以实施的康复锻炼技术，技术项目一般不需要辅助装置且不涉及精密仪器或大型设备。骨科常用康复技术尽管大部分是在术后各阶段进行，但医护人员在术前就应该教会患者及其家属常见的康复锻炼动作，以便其能及时准确地进行锻炼。同时，也应在患者出院前再次强调康复技术的重要性，提醒其居家期间也要进行相应的康复锻炼，有条件者还可安排对患者院外的康复锻炼进行随访。

## 第一节 · 上肢功能康复技术

### 一、肩关节钟摆运动

肩关节钟摆运动是指通过肩关节内收、外展、前屈、后伸练习，以预防肩关节粘连、改善或维持肩关节活动度的一种康复训练技术。

**1. 适宜对象**

肩关节术后第 0～4 周，病情允许的患者。

**2. 环境准备**

宽敞明亮、地平干燥的病房。

**3. 操作步骤**

（1）评估　患者病情是否允许做肩关节钟摆运动。

（2）解释　肩关节钟摆运动的目的。

（3）指导　锻炼部位，规范动作，锻炼频率和强度。

（4）康复训练指导

① 协助患者处于站立位，健侧手稳固支撑于床栏或桌面，身体稍前倾，上半身与下半身之间约呈 90°。

② 肩关节钟摆运动：患侧开始类似于钟摆地进行冠状面范围内的甩动，外展、内收不超过患侧肩关节轴心矢状位线 60°。前屈、后伸做到"前不露肘，后不露手"即前屈时肘部不超过腋前线，后伸时手部不超过腋后线。外展、内收、前屈、后伸

整个过程需有肌肉克服重力的主动收缩，而不是"自由落体"式钟摆。一次完整的内收、外展、前屈、后伸为一次，15～20 次/组。

③ 注意事项

a. 即便患者只做了一侧手术，双侧也可交替或同时进行训练。

b. 如果刚开始患者无法执行主动收缩，可将该练习由被动钟摆运动逐渐过渡到主动钟摆运动。

c. 患者如有疼痛等明显不适，应立即停止并积极查询原因。

**4. 督查评价**

每天的总组数以患者耐受为宜，但护士应询问、督查，每日组数固定或逐渐有递增。

## 二、主动辅助下肩关节前屈活动

主动辅助下肩关节前屈活动是指通过健侧肩关节辅助患侧肩关节进行主动前屈练习，以加强肩关节前屈功能的一种康复训练技术。

**1. 适宜对象**

肩关节置换术后第一阶段第 0～4 周，病情允许的患者。

**2. 环境准备**

宽敞明亮、地平干燥的病房。

**3. 操作步骤**

（1）评估　患者病情是否允许做主动辅助下肩关节前屈活动。

（2）解释　主动辅助下肩关节前屈活动的目的。

（3）指导　锻炼部位，规范动作，锻炼频率和强度。

（4）康复训练指导

① 协助患者处于舒适仰卧位。

② 肩关节前屈活动：指导患者利用健侧手辅助患侧肩关节前屈，随后健肢辅助患肢回复至床面。初始阶段以 60°为宜，随后每周逐渐增大角度，但不超过头顶。一次完整的前屈并回复至原始位置为一次，15～20 次/组。

③ 注意事项：患者如有疼痛等明显不适，应立即停止并积极查询原因。

**4. 督查评价**

每天的总组数以患者耐受为宜，但护士应询问、督查。

## 三、肩关节强度练习

肩关节强度练习指通过肩关节前屈、后伸、内收、外展的抗阻练习，以锻炼肩周肌肉群的一种康复训练技术。

**1. 适宜对象**

肩关节置换术后 3 个月、其他肩关节术后病情允许的患者。

**2. 环境准备**

宽敞明亮、地平干燥的病房病床。

**3. 操作步骤**

（1）评估　患者病情是否允许做肩关节强度练习。

（2）解释　肩关节强度练习的目的。

（3）指导　锻炼部位，规范动作，锻炼频率和强度。

（4）康复训练指导

① 协助患者处于舒适健侧卧位，患侧自然放于躯干上。

② 关节强度练习：首次由医护人员协助下进行，医护人员指导患者先进行一次患侧的前屈、后伸、内收、外展的主动练习。观察无不适后医护人员在每一个动作过程中施加一定的阻力，保证前屈不过头顶，内收外展不超过患侧肩关节轴心矢状位线 60°。一次完整的前屈、后伸、内收、外展并回复至原始位置为一次，15～20 次/组。

③ 注意事项：患者如有疼痛等明显不适，应立即停止并积极查询原因。

**4. 督查评价**

每天的总组数以患者耐受为宜，但护士应询问、督查。

上肢功能康复技术

# 第二节 · 下肢功能康复技术

## 一、股四头肌和臀肌的等长收缩

股四头肌和臀肌等长收缩是指通过股四头肌和臀肌肌肉内部的收缩、长度不变、不产生关节活动，以锻炼股四头肌和臀肌的一种康复技术。

**1. 适宜对象**

全髋关节成形（置换）术或其他下肢手术术后患者。

**2. 环境准备**

宽敞明亮、地平干燥的病房。

**3. 操作步骤**

（1）评估　患者病情是否允许做股四头肌和臀肌的等长收缩。

（2）解释　股四头肌和臀肌的等长收缩的目的。

（3）指导　锻炼部位，规范动作，锻炼频率和强度。

（4）康复训练指导

① 股四头肌等长收缩锻炼：指导患者绷紧大腿肌肉，膝关节保持伸直，并用力将膝关节向床的方向压，感觉双侧大腿前群肌肉绷紧至最大程度，坚持 10～15s 后放松休息 5s 为一次，15～20 次/组；首次锻炼时护士可提醒患者一起数数字 1～10 或 1～15。肌肉较发达的患者大腿前群肌肉须有明显的绷紧收缩变化。对于肌肉不太发达的患者，护士可用手感触大腿前群，有硬度和张力的明显增加。

② 臀肌等长收缩锻炼：指导患者夹紧臀部、两边臀部收缩至最大程度，可稍抬臀以加强该锻炼效果。坚持 10～15s 后放松休息 5s 为一次，15～20 次/组。

③ 注意事项

a. 患者熟练后，可指导患者同时进行股四头肌和臀肌收缩，每组休息间隔 5～10s。

b. 患者如有疼痛等明显不适，应立即停止并积极查询原因。

4. 督查评价

每天的组数以患者耐受为宜，但护士应询问、督查，每日组数固定或逐渐有递增。

## 二、踝泵运动

踝泵运动是指通过踝关节的屈（跖屈）和伸（背伸）以及旋转运动，以锻炼小腿后侧肌群肌力和踝关节的协调性与本体感觉的一种康复训练技术。

### 1. 适宜对象

全髋关节成形（置换）术或其他下肢手术术后患者。

### 2. 环境准备

宽敞明亮、地平干燥的病房。

### 3. 操作步骤

（1）评估　患者病情是否允许做踝泵运动。

（2）解释　踝泵运动的目的。

（3）指导　锻炼部位，规范动作，锻炼频率和强度。

（4）康复训练指导

① 踝关节屈伸锻炼：踝关节的屈是指距小腿关节的跖屈。跖屈动作到最大幅度后持续 5～10s；踝关节的伸是指距小腿关节的背伸。背伸动作到最大幅度后持续 5～10s；首次锻炼时护士可提醒患者一起数数字 1～5 或 1～10。

② 踝关节主动旋转锻炼：顺时针和逆时针交替进行。

③ 所有动作结束后休息 5～10s 为一次，15～20 次/组。

④ 注意事项

a. 告知患者屈伸运动的过程中会伴有小腿肌肉群舒张和收缩的变化。

b. 患者如有疼痛等明显不适，应立即停止并积极查询原因。

### 4. 督查评价

每天的总组数以患者耐受为宜，但护士应询问、督查，每日组数固定或逐渐有递增。

## 三、仰卧位屈髋训练

仰卧位屈髋训练是指通过仰卧位主动屈曲髋关节，以改善或维持髋关节屈曲功能的一种康复训练技术。

### 1. 适宜对象

髋关节成形（置换）术或其他下肢手术术后患者。

### 2. 环境准备

宽敞明亮、地平干燥的病房。

**3. 操作步骤**

（1）评估　患者病情是否允许做该项康复锻炼。

（2）解释　仰卧位屈髋的目的。

（3）指导　锻炼部位，规范动作，锻炼频率和强度。

（4）康复训练指导

① 患者仰卧平躺，足底贴床面。

② 仰卧位屈髋：指导患者屈膝后足底贴床面后慢慢向患者头部方向滑行。滑行距离以髋关节屈曲度超过45°（大腿径线与床面成角45°）且小于90°宜。达到指定角度后，缓慢回复至中立位后休息5s为一次，15～20次/组。

③ 注意事项：患者如有疼痛等明显不适，应立即停止并积极查询原因。

**4. 督查评价**

每天的总组数以患者耐受为宜，但护士应询问、督查。

## 四、站立位髋关节训练

站立位髋关节训练是指通过站立位髋关节的屈曲、伸展等锻炼，以锻炼髋关节周围肌群的一种康复训练技术。

**1. 适宜对象**

髋关节成形（置换）术或其他下肢手术术后可下地患者。

**2. 环境准备**

宽敞明亮、地平干燥的病房。

**3. 操作步骤**

（1）评估　患者病情是否允许做站立位髋关节训练。

（2）解释　站立位髋关节训练的目的。

（3）指导　锻炼部位，规范动作，锻炼频率和强度。

（4）康复训练指导

① 髋关节屈曲锻炼：指导患者处于站立位，手撑稳固支撑物（床栏、病房走廊扶手等），髋关节健侧或优势侧优先充当支撑脚，另外一侧向腹侧屈曲0°～90°，可在此范围内的最大角度坚持5～10s，后回复至原始中立位，15～20次/组。首次锻炼时护士可提醒患者一起数字1～5或1～10。

② 髋关节外展锻炼：指导患者处于站立位，手撑稳固支撑物（床栏、病房走廊扶手等），髋关节健侧或优势侧优先充当支撑脚，患肢从中立位向外侧伸展，可在此范围内的最大角度坚持5～10s，后回复至原始中立位15～20次/组。首次锻炼时护士可提醒患者一起数字1～5或1～10。

③ 髋关节后伸锻炼：指导患者处于站立位，手撑稳固支撑物（床栏、病房走廊扶手等），髋关节健侧或优势侧优先充当支撑脚，另外一侧向后伸约15°，后伸侧应足尖着地。后伸持续5～10s后回复至原始中立位，15～20次/组。

④ 注意事项：患者如有疼痛等明显不适，应立即停止并积极查询原因。

**4. 督查评价**

每天的总组数以患者耐受为宜，但护士应询问、督查。

### 五、坐位屈髋伸膝训练

坐位屈髋伸膝训练是指通过坐位的髋关节屈曲和膝关节伸直练习，以锻炼股四头肌的一种康复训练技术。

**1. 适宜对象**

经评估可处于坐位的髋关节术后 1 周患者。

**2. 环境准备**

宽敞明亮、地平干燥的病房。

**3. 操作步骤**

（1）评估　患者病情是否允许做坐位屈髋伸膝训练。

（2）解释　坐位屈髋伸膝训练的目的。

（3）指导　锻炼部位，规范动作，锻炼频率和强度。

（4）康复训练指导

① 选择合适座椅：以患者舒适、安全为基础，并且椅脚较长，有靠背。

② 坐位屈髋：指导患者靠坐在座椅上，身体保持直立，双手握住椅子面进行支撑，双髋屈曲，不超过 90°。

③ 坐位伸膝：指导患者处于舒适坐位，抬起下肢使膝关节呈完全伸直状态，持续 5～10s 后回复至原始中立位为一次，15～20 次/组。首次锻炼时护士可提醒患者一起数数字 1～5 或 1～10。

④ 注意事项

a. 若为单侧手术先抬健侧，若为双侧手术则以术前优势肢体为先。

b. 有伸膝迟滞时，膝关节伸直角度可为负数。

c. 患者如有疼痛等明显不适，应立即停止并积极查询原因。

**4. 督查评价**

每天的总组数以患者耐受为宜，但护士应询问、督查，每日组数固定或逐渐有递增。

### 六、俯卧位辅助膝关节屈曲训练

俯卧位辅助膝关节屈曲训练是指通过辅助的膝关节屈曲练习，以改善膝关节活动、不增加膝关节负荷的一种康复训练技术。

**1. 适宜对象**

全髋关节成形（置换）术或其他下肢手术术后 2～8 周患者。

**2. 环境准备**

宽敞明亮、地平干燥的病房。

**3. 物资准备**

弹力带一条。

**4. 操作步骤**

（1）评估　患者病情是否允许做俯卧位辅助膝关节屈曲练习。

（2）解释　本次俯卧位辅助膝关节屈曲练习的目的。

（3）指导　锻炼部位，规范动作，锻炼频率和强度。

（4）康复训练指导

① 准备一根粗细长短合适的弹力带，指导患者俯卧位，将弹力带中间部位固定于患者脚尖部位，两端给患者并嘱其用双手握紧。

② 俯卧位辅助膝关节屈曲：让患者使用弹力带将小腿拉起至最大幅度。此过程中，上肢是主动活动，小腿为被动活动。每个动作从膝关节伸直 0°到屈曲最大角度后再回至伸直 0°为一次，15～20 次/组。

③ 注意事项

a. 当患者可主动屈曲到理想角度时，可由完全被动到被动与主动相结合，再到完全主动。

b. 患者如有疼痛等明显不适，应立即停止并积极查询原因。

5. 督查评价

每天的总组数以患者耐受为宜，但护士应询问、督查。

## 七、侧卧位哈壳式运动

侧卧位哈壳式运动是指通过侧卧位行患侧的外展外旋等练习，以锻炼髋部外展肌的一种康复训练技术。

1. 适宜对象

全髋关节成形（置换）术或其他下肢手术术后 2～8 周患者。

2. 环境准备

宽敞明亮、地平干燥的病房。

3. 物资准备

软枕一个。

4. 操作步骤

（1）评估　患者病情是否允许做侧卧位哈壳式运动。

（2）解释　侧卧位哈壳式运动的目的。

（3）指导　锻炼部位，规范动作，锻炼频率和强度。

（4）康复训练指导

① 患者健侧卧位，双膝间垫软枕，屈膝 30°～60°。

② 侧卧位哈壳式运动：指导患者双足并拢，随后像打开的贝壳一样，缓缓将膝盖向上打开，在极端处维持 5s，再缓慢放下，此过程为一次，15～20 次/组。首次锻炼时护士可提醒患者一起数数字 1～5。

③ 注意事项：患者如有疼痛等明显不适，应立即停止并积极查询原因。

5. 督查评价

每天的总组数以患者耐受为宜，但护士应询问、督查。

## 八、直腿抬高训练

直腿抬高训练是指膝关节手术或腰椎退变手术患者术后早期行下肢膝关节伸直

抬高锻炼，以增强屈髋伸膝肌群（特别是股四头肌群力量）和减轻腰椎退变手术术后患者神经根粘连的一种康复训练技术。

**1. 适宜对象**

膝关节手术或腰椎退变术术后早期（1～5天）患者。

**2. 环境准备**

宽敞明亮、地平干燥的病房。

**3. 操作步骤**

（1）评估　患者病情是否允许做直腿抬高训练。

（2）解释　直腿抬高训练的目的。

（3）指导　锻炼部位，规范动作，锻炼频率和强度。

（4）康复训练指导

① 协助患者处于舒适仰卧位。

② 直腿抬高训练：指导患者仰卧时抬高下肢至45°～60°，以45°为佳。维持3～5s后缓慢回复至原始位置为一次，15～20次/组。

③ 注意事项

a. 即便患者只做一侧手术，双侧也可交替进行训练。

b. 患者如有疼痛等明显不适，应立即停止并积极查询原因。

**4. 督查评价**

每天的总组数以患者耐受为宜，但护士应询问、督查，每日组数固定或逐渐有递增。

直腿抬高试验

## 九、膝关节主动活动范围

膝关节主动活动范围（ranger of motion，ROM）是指膝关节手术患者术后各阶段开展的膝关节主动屈伸运动，以改善或维持膝关节活动度的一种康复训练技术。

**1. 适宜对象**

膝关节手术后1～5天的患者。

**2. 环境准备**

宽敞明亮、地平干燥的病房。

**3. 物资准备**

靠背座椅一张。

**4. 操作步骤**

（1）评估　患者病情是否允许做膝关节ROM主动活动。

（2）解释　膝关节ROM主动活动的目的。

（3）指导　锻炼部位，规范动作，锻炼频率和强度。

（4）康复训练指导

① 协助患者处于舒适坐位，背靠座椅靠背。如特殊原因无法下床至座椅者，可在保证安全前提下在病床边坐位进行。

② 膝关节 ROM 主动活动：指导患者双脚足底平放于地板，先尽最大努力抬起双脚，用力伸膝，最好能达到伸直 0°，维持 3～5s 后缓慢回复至原始位置，后用力屈膝到最大角度，最好能超过 90°，维持 3～5s 后缓慢回复至原始位置后为一次，15～20 次/组。

③ 注意事项

a. 即便患者只做一侧手术，双侧也可交替或同时进行训练。

b. 患者若有剧烈疼痛等明显不适应立即停止并积极查询原因。

5. 督查评价

每天的总组数以患者耐受为宜，但护士应询问、督查。

## 十、被动伸膝锻炼

被动伸膝锻炼是指通过悬空膝关节和（或）重物加压等方式伸直膝关节的锻炼，以改善或维持膝关节伸直功能的一种康复训练技术。

1. 适宜对象

膝关节置换、膝关节松解术术后 1～5 天，病情允许的患者及膝关节损伤后伸直角度减少的患者。

2. 环境准备

宽敞明亮、地平干燥的病房。

3. 物资准备

下肢垫、一定数量的毛巾、泡沫材料、水垫等宜放在患者膝上的重物。

4. 操作步骤

（1）评估　患者病情是否允许做被动伸膝锻炼。

（2）解释　被动伸膝锻炼的目的。

（3）指导　锻炼部位，规范动作，锻炼频率和强度。

（4）康复训练指导

① 协助患者处于舒适仰卧位，双腿可分开一定角度。

② 被动伸膝锻炼

a. 患者的踝关节下垫下肢垫或毛巾卷作为足托以保证双侧腘窝悬空，完全放松肌肉，靠腿的重量自然下垂达到完全伸直。维持 3～5min 后撤掉足托物，双足回复至床面为一次，15～20 次/组。

b. 患者耐受伸直状态后可在大腿远端压重物如水垫、沙包等，重量以 20min 内疼痛能忍耐为宜，整个 20min 要求大腿后群肌肉充分放松，一次 20min，每天 2 次。

③ 注意事项

a. 即便患者只行了一侧手术，双侧也可交替或同时进行训练。

b. 重物不能直接压在髌骨正上方、小腿近端，避免增大髌骨和股骨之间的压力造成新的损伤。

c. 患者若有剧烈疼痛等情况立即停止并积极查询原因。

5. 督查评价

每天的总组数以患者耐受为宜，但护士应询问、督查。

## 十一、膝关节本体感觉训练

膝关节本体感觉训练是指通过本体感觉恢复和神经肌肉的控制能力锻炼，以加强关节运动控制力和下肢平稳力的一种康复训练技术。

### 1. 适宜对象

髋关节置换术或其他下肢术后 8~14 周的患者。

### 2. 环境准备

宽敞明亮、地平干燥的病房。

### 3. 物资准备

护膝一个，小球或利于抛接的小物体一个。

### 4. 操作步骤

（1）评估　患者病情是否允许做膝关节本体感觉练习。

（2）解释　膝关节本体感觉练习的目的。

（3）指导　锻炼部位，规范动作，锻炼频率和强度。

（4）康复训练指导

① 患者睁眼、闭眼仰卧位的屈膝、伸膝训练：协助患者处于舒适仰卧位，先睁眼进行患肢的屈膝、伸膝，记住屈膝伸膝足底所在位置；闭眼后再次进行同样活动，达到大概相同位置。首次效果由护士评估，之后可由患者家属评估。睁眼屈膝、伸膝，闭眼屈膝、伸膝回复至休息位为一次，15~20 次/组。

② 半蹲训练：患者先处于站立位，无不适后可患侧或双侧同时膝关节屈曲 30° 左右半蹲，同时用手抛小球或其他利于抛接的小物体。半蹲状态下连续抛接 5 次后回复至站立休息位为一次，15~20 次/组。

③ 注意事项

a. 佩戴护具如护膝或弹力绷带进行缠绕锻炼可提升本体感觉练习效果。

b. 患者如有疼痛等明显不适，应立即停止并积极查询原因。

c. 本体感觉训练还有很多方法方式如 PNF、平衡板训练等。

### 5. 督查评价

每天的总组数以患者耐受为宜，但护士应询问、督查。

## 十二、髋关节微活动

髋关节微活动是指通过髋关节各种形式的小角度活动，以锻炼髋关节周围肌群力量一种康复训练技术。

### 1. 适宜对象

骨盆骨折伤后 3~4 周或术后早期 1~2 周内的患者。

**2. 环境准备**

宽敞明亮、地平干燥的病房。

**3. 操作步骤**

（1）评估　患者病情是否允许做髋关节微活动训练。

（2）解释　髋关节微活动训练的目的。

（3）指导　锻炼部位，规范动作，锻炼频率和强度。

（4）康复训练指导

① 卧床仰卧位和"无痛"状态准备：协助患者处于仰卧位。"无痛"指的是规范、规律使用镇痛药物，而不仅仅是按需使用。从而提高患者疼痛阈值，使其达到无痛或微痛的状态。

② 髋关节微活动练习：患者仰卧，指导其主动进行髋关节外展、内收，髋关节屈曲、伸直，髋关节内旋、外旋。各角度应分别不超过髋关节轴心正中矢状面、冠状面和矢状线30°～45°夹角。所有动作在最大位置保持2～3s后回复至原始舒适体位或治疗体位。展、收、屈、伸和旋转完成后为一次，15～20次/组。

③ 注意事项

a.无痛者可适当增加角度，疼痛不适者可适当减少角度。

b.骨折优势侧可适当增加角度，骨折弱势侧可适当减少角度或暂缓进行。

c.患者如有疼痛等明显不适，应立即停止并积极查询原因。

**4. 督查评价**

每天的总组数以患者耐受为宜，但护士应询问、督查。

下肢功能康复技术

# 第三节·脊柱功能康复技术

## 一、颈椎前路术前气管食管推移训练

颈椎前路术前气管食管推移训练是通过对气管、食管的推移训练，让患者适应并耐受颈椎手术中对气管、食管牵拉刺激的一种康复训练技术。

**1. 适宜对象**

颈椎前路手术病情允许的患者。

**2. 环境准备**

宽敞明亮、地平干燥的病房。

**3. 操作步骤**

（1）评估　患者病情是否允许做颈椎前路术前气管食管推移。

（2）解释　颈椎前路术前气管食管推移的目的。

（3）指导　锻炼部位，规范动作，锻炼频率和强度。

（4）康复训练指导

① 患者处于卧床仰卧位。

② 气管食管推移训练：用右手拇指将气管、食管向左推移，然后用右手第2、3、4手指指端从颈部左侧向右侧推移，幅度必须超过颈部前中线并维持2～3s。左利手可用左手实施该技术。刚开始可试探性推移，适应后可逐渐加大力度和幅度。左、右推移各3回为一次，5～10次/组。

③ 注意事项

a. 手术方式确定后应尽早实施。

b. 体胖颈短者应适当增加次数和总时间。

c. 患者本人上肢无力时，可指导家属代为操作。

d. 患者如有疼痛等明显不适，应立即停止并积极查询原因。

4. 督查评价

建议每天早、中、晚各做一组，总组数不宜过多，护士应及时询问、督查。

## 二、仰卧位伸颈训练

仰卧位伸颈训练是指通过术前仰卧位后伸颈部的训练，让患者适应术后体位、锻炼颈部后伸肌肉的一种康复训练技术。

1. 适宜对象

颈椎退变手术术前病情允许的患者。

2. 环境准备

宽敞明亮、地平干燥的病房。

3. 物资准备

软枕一个。

4. 操作步骤

（1）评估　患者病情是否允许做仰卧位伸颈训练。

（2）解释　仰卧位伸颈训练的目的。

（3）指导　锻炼部位，规范动作，锻炼频率和强度。

（4）康复训练指导

① 协助患者处于舒适仰卧位。

② 伸颈训练：在患者肩胛骨下方垫一软枕，保持仰头后伸，维持20～30s，之后撤除软枕，休息后为一组。

③ 注意事项：患者如有疼痛等明显不适，应立即停止并积极查询原因。

5. 督查评价

每天的总组数以患者耐受为宜，但护士应询问、督查。

## 三、颈阻抗锻炼

颈阻抗锻炼是指通过做立位颈部肌肉等长对抗练习，以锻炼颈部肌肉的一种康复训练技术。

**1. 适宜对象**

颈椎退变手术术后可下床、病情允许的患者。

**2. 环境准备**

宽敞明亮、地平干燥的病房。

**3. 物资准备**

有靠背座椅一个。

**4. 操作步骤**

（1）评估 患者病情是否允许做颈阻抗锻炼康复技术。

（2）解释 颈阻抗锻炼康复技术的目的。

（3）指导 锻炼部位，规范动作，锻炼频率和强度。

（4）康复训练指导

① 协助患者佩戴颈托处于坐位，身直姿正。

② 颈阻抗锻炼：指导患者双手交叉顶于枕部，头部朝后趋势运动，颈部处于后阻抗状态，维持10～15s；双手交叉顶于额部，头部朝前趋势运动，颈部处于前阻抗状态，维持10～15s；左手单手掌顶于左颞部，头部朝左趋势运动，颈部处于左阻抗状态，维持10～15s；右手单手掌顶于右颞部，头部朝右趋势运动，颈部处于右阻抗状态，维持10～15s。前后左右颈阻抗完成后回复至休息状态为一组。

③ 注意事项：患者如有疼痛等明显不适，应立即停止并积极查询原因。

**5. 督查评价**

每天的总组数以患者耐受为宜，但护士应询问、督查。

## 四、上肢肢体远端练习

上肢肢体远端练习是指通过仰卧位手掌握捏和屈肘伸肘的训练，以锻炼上肢肌力和掌指协调性与本体感觉的一种康复训练技术。

**1. 适宜对象**

颈椎退变手术术后病情允许的患者。

**2. 环境准备**

宽敞明亮、地平干燥的病房。

**3. 操作步骤**

（1）评估 患者病情是否允许做上肢肢体远端练习。

（2）解释 上肢肢体远端练习的目的。

（3）指导 锻炼部位，规范动作，锻炼频率和强度。

（4）康复训练指导

① 协助患者处于舒适仰卧位。

② 上肢肢体远端练习：指导患者抬起上肢，在屈肘的过程中握紧双手，伸肘的过程中打开双手。5次肘关节屈伸为一组，第二组可改为屈肘的过程中打开双手，伸肘的过程中握紧双手。

③ 注意事项：患者如有疼痛等明显不适，应立即停止并积极查询原因。

**4. 督查评价**

每天的总组数以患者耐受为宜，但护士应询问、督查。

## 五、腰背肌锻炼

腰背肌锻炼是指通过卧位时腰后伸练习，锻炼棘肌、最长肌等竖脊肌群和半棘肌、多裂肌等横突棘肌群，以增加脊柱深层伸肌、屈肌群腰大肌和髂腰肌的肌力、增强腰椎稳定性的一种康复训练技术。常用的有飞燕式和五点式支撑法。

**1. 适宜对象**

腰椎退变手术术后病情允许的患者。

**2. 环境准备**

宽敞明亮、地平干燥的病房。

**3. 操作步骤**

（1）评估　患者病情是否允许做腰背肌锻炼。

（2）解释　腰背肌锻炼的目的。

（3）指导　锻炼部位，规范动作，锻炼频率和强度。

（4）康复训练指导

① 飞燕式腰背肌锻炼：患者俯卧于床上，双上肢后伸，抬头挺胸，使头胸和双上肢离开床面，同时双下肢抬起，坚持 2～3s 后回复头和四肢至床面即为一次，5～10 次/组。

② 五点式支撑法腰背肌锻炼：患者仰卧于床上，患者用头枕部、双肘和双足跟作为支撑点，使背部、腰部和臀部向上抬升至最大程度，坚持 2～3s 后回放至床面即为一次，5～10 次/组。

③ 注意事项

a. 飞燕式腰背肌锻炼时，力量较差的患者可由只抬双上肢逐渐过渡到上下肢体均抬升。

b. 行五点式支撑法腰背肌锻炼时，力量好的患者或经练习逐渐适应并需再加强力量锻炼的患者可减去双肘部支撑点，即成为"三点式支撑法"。

c. 患者如有疼痛等明显不适，应立即停止并积极查询原因。

**4. 督查评价**

每天的总组数以患者耐受为宜，但护士应询问、督查。

## 六、臀桥抬腿训练

臀桥抬腿训练是指通过卧床抬臀、抬腿练习，锻炼臀大肌、臀中肌、臀小肌和腰背部肌肉，以加强大腿旋伸力量和骨盆稳定性，增强行走的躯干稳定性的一种康复训练技术。

**1. 适宜对象**

腰椎退变术术后病情允许的患者。

2. 环境准备

宽敞明亮、地平干燥的病房。

3. 操作步骤

（1）评估　患者病情是否允许做臀桥掐腿锻炼。

（2）解释　臀桥掐腿的目的。

（3）指导　锻炼部位，规范动作，锻炼频率和强度。

（4）康复训练指导

① 协助患者处于仰卧位。

② 臀桥抬腿训练：指导患者用头枕部、上背部和双足作为支撑点，双手放于胸前，抬起臀部上升至最大程度后抬起一侧下肢，使其髋部和膝关节均为 90°，坚持 2～3s 后放回抬起的足部，换抬另外一侧下肢做同样的动作为一组；坚持 2～3s 后回放至床面即为一次，5～10 次/组。

③ 患者如有疼痛等明显不适，应立即停止并积极查询原因。

4. 督查评价

每天的总组数以患者耐受为宜，但护士应询问、督查。

脊柱功能康复技术

# 第四节 · 骨科康复训练风险评估和处置流程

## 一、骨科康复训练安全评估

患者在进行任何康复锻炼时都应进行相应的风险评估与防范处理，以下给出的是总的风险防范及处理流程，具体操练时应该结合每一个疾病（术种）各阶段的注意事项进行合理有效的康复锻炼。

主要评估防范的模块分为医疗因素、环境安全、社会心理、营养状况四大模块。其中，环境安全、社会心理、营养状况可以由护理人员或已接受宣教的家属进行评估，医疗因素则应由专业医务人员进行（远程）评估，尤其是骨骼、关节和软组织因素。

1. 医疗因素（图 4-1～图 4-4）

2. 环境安全（图 4-5）

3. 社会心理（图 4-6）

4. 营养状况（图 4-7）

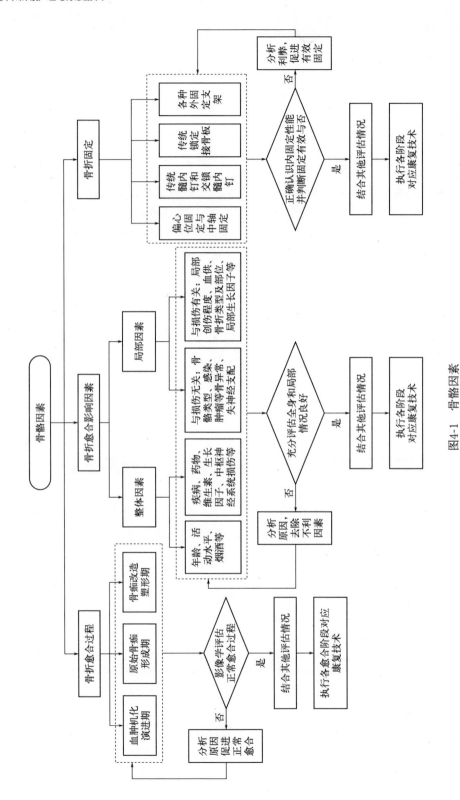

图4-1 骨骼因素

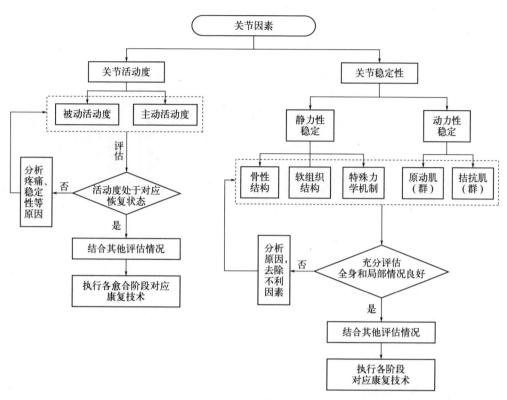

图 4-2　关节因素

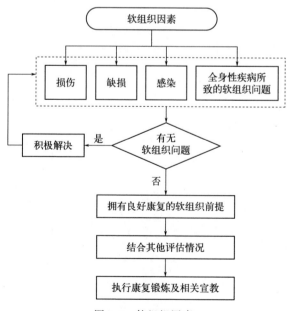

图 4-3　软组织因素

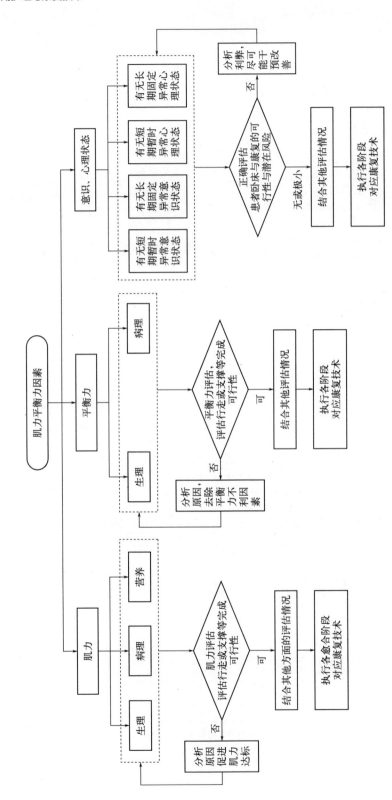

图4-4　肌力平衡力因素

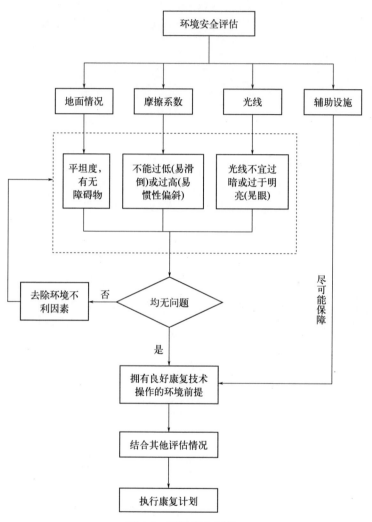

图 4-5  环境安全评估

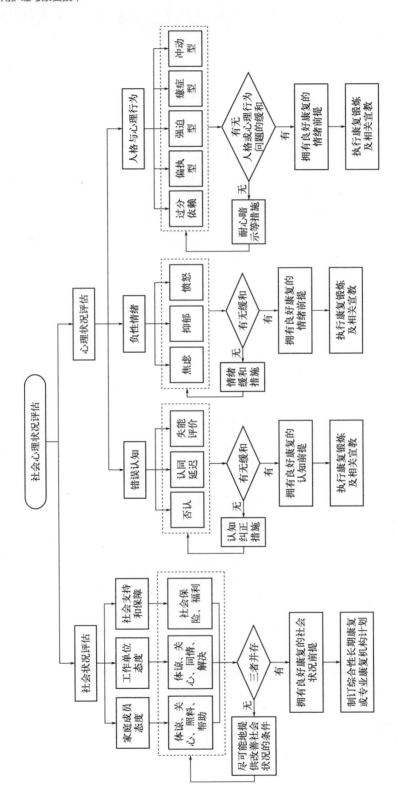

图4-6 社会心理状况评估

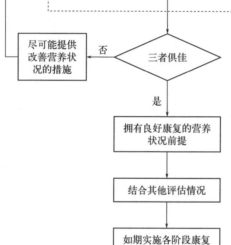

图 4-7　营养状况评估

## 二、骨科康复训练时发生风险的应急方案

尽管康复锻炼前已充分评估医疗因素、环境安全、社会心理、营养状况四大模块，但在实际操作过程中仍可能发生一些潜在意外的风险，在这里主要介绍跌倒、切口裂开和内植物移位或断裂的风险应急方案。

1. **跌倒**（图 4-8）

2. **切口裂开**（图 4-9）

3. **内植物移位或断裂**（图 4-10）

## 三、骨科康复训练注意事项

（1）在进行康复技术的实施过程中，良好的预防性镇痛或规范化镇痛措施是一个关键前提，且执行技术动作时速度不应过快，单组频率不能过大。

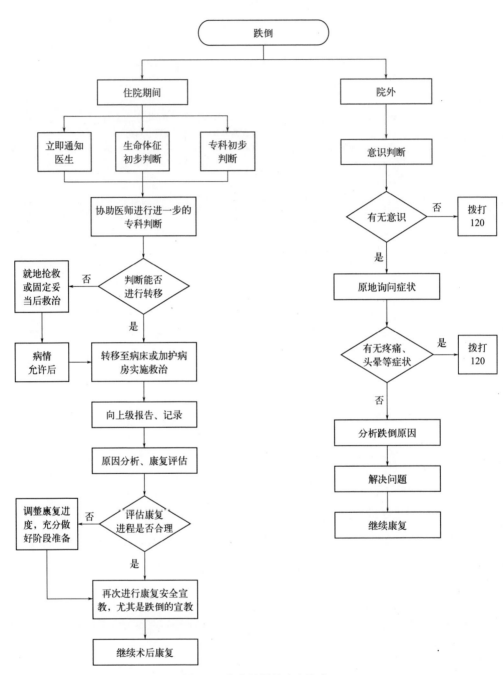

图 4-8　发生跌倒的应急方案

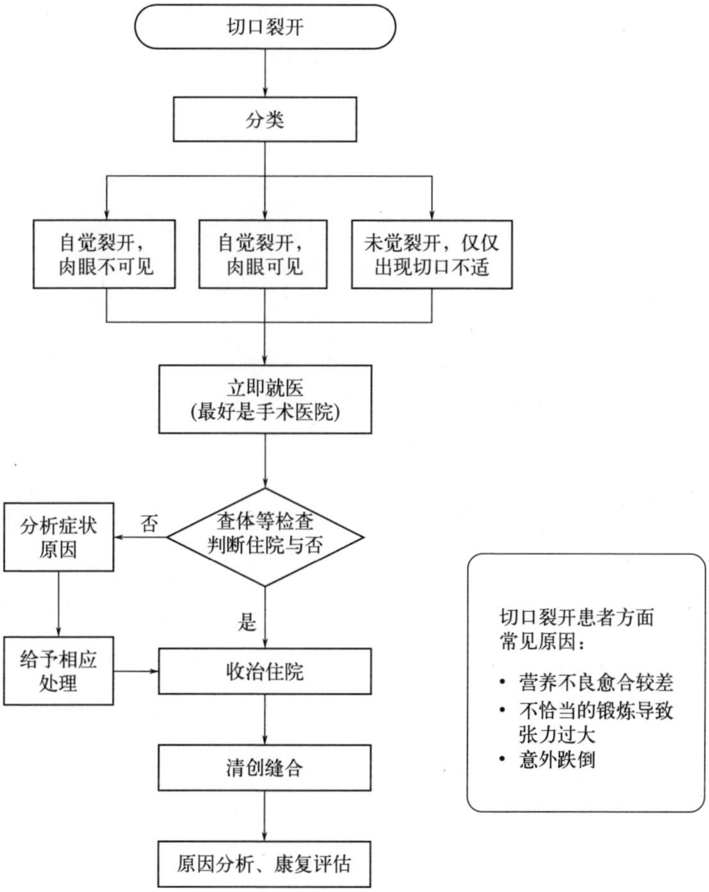

图 4-9　发生切口裂开的应急方案

（2）本书中有关康复技术动作所提出的具体每日总量均为参考值，实际操作应以个人耐受程度制定实际目标总量。

（3）本书中所提疾病（术种）各阶段是指无特殊（如感染、神经血管联合损伤、营养状况差、软组织条件差、骨量低等）人群所涉及的康复周期，特殊人群的康复请以临床医护人员的个性化指导为准。

（4）尽管科学的康复锻炼会极大促进日常生活活动能力（activities of daily living，ADL）水平的综合提升，但本康复技术一般不会直接涵盖 ADL 的动作训练，如洗脸、梳头、如厕等。

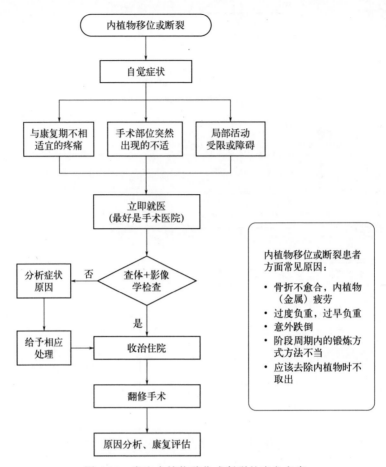

图 4-10 发生内植物移位或断裂的应急方案

# 第五章

# 骨科常用专科仪器使用操作技术

## 第一节 · 持续被动运动机使用操作技术

### 一、概述

持续被动运动（continuous passive motion，CPM）是一种通过持续被动运动机模拟人体自然运动，使关节按照预设好的角度和速度进行活动，防止关节粘连、促进关节内软骨再生与修复的康复方法。

### 二、作用和目的

（1）维持关节功能，预防关节僵硬。

（2）改善关节软骨的营养与代谢，加速关节软骨周围组织、肌腱、韧带的修复。

（3）减轻关节疼痛。

（4）减轻水肿。

### 三、适应证

（1）关节矫形、成形术后，人工假体置换术后。

（2）骨与关节骨折坚强内固定术后。

（3）关节粘连挛缩僵硬松解术后。

（4）关节肌腱、韧带重建或修补术后。

（5）膝关节滑膜病变、赘生物、游离体、半月板等切除术后。

（6）骨与关节感染治愈后关节功能障碍。

（7）脑血管意外后遗症及截瘫患者的功能康复。

（8）其他各种原因导致需要关节被动活动训练的疾病或治疗后康复。

### 四、禁忌证

（1）术后伤口有活动性出血。

（2）粉碎性骨折、开放性骨折污染严重、骨折术后内固定不牢固者。

（3）骨恶性肿瘤。

（4）凝血功能障碍。

（5）未得到控制或术后严重的感染。

（6）痉挛性瘫痪。

（7）合并血管损伤术后。

（8）下肢深静脉血栓。

（9）皮肤张力高。

## 五、人员资质

经过 CPM 机使用操作技术培训合格的医护人员。

## 六、评估要点

（1）评估患者意识状态、使用意愿、配合程度。

（2）评估患肢关节活动度、长度。

（3）评估患肢的皮肤、伤口情况。

（4）评估患者有无 CPM 机使用禁忌证。

（5）评估 CPM 机性能是否良好。

## 七、宣教要点

（1）向患者讲解 CPM 机使用的作用和目的。

（2）向患者讲解 CPM 机使用的关键流程和配合方法。

（3）告知患者在使用 CPM 机过程中，不可随意调节角度和速度，要遵医嘱循序渐进增加。

（4）告知患者开始增加角度时，患肢关节处有紧绷感及不适感，5min 后症状会缓解，如未缓解，立即告知医护人员。

（5）告知患者治疗过程中如有任何不适，及早告知医护人员。

## 八、关键技术流程（图 5-1）

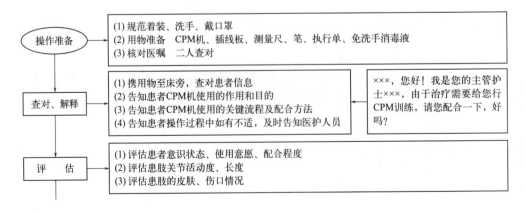

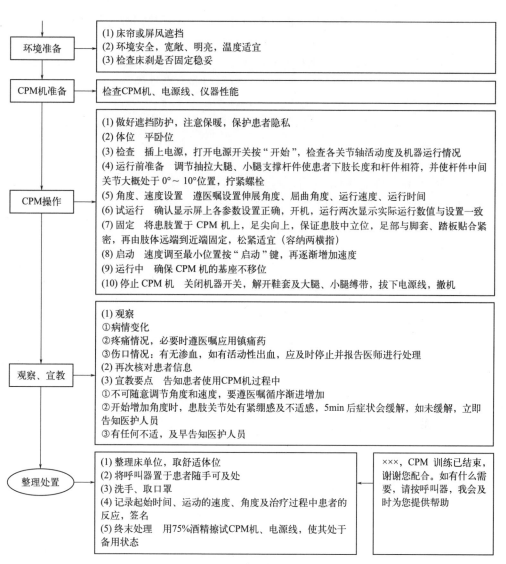

| | |
|---|---|
| 环境准备 | (1) 床帘或屏风遮挡<br>(2) 环境安全，宽敞、明亮，温度适宜<br>(3) 检查床刹是否固定稳妥 |
| CPM机准备 | 检查CPM机、电源线、仪器性能 |
| CPM操作 | (1) 做好遮挡防护，注意保暖，保护患者隐私<br>(2) 体位　平卧位<br>(3) 检查　插上电源，打开电源开关按"开始"，检查各关节轴活动度及机器运行情况<br>(4) 运行前准备　调节抽拉大腿、小腿支撑杆件使患者下肢长度和杆件相符，并使杆件中间关节大概处于0°～10°位置，拧紧螺栓<br>(5) 角度、速度设置　遵医嘱设置伸展角度、屈曲角度、运行速度、运行时间<br>(6) 试运行　确认显示屏上各参数设置正确，开机，运行两次显示实际运行数值与设置一致<br>(7) 固定　将患肢置于CPM机上，足尖向上，保证患肢中立位，足部与脚套、踏板贴合紧密，再由肢体远端向近端固定，松紧适宜（容纳两横指）<br>(8) 启动　速度调至最小位置按"启动"键，再逐渐增加速度<br>(9) 运行中　确保CPM机的基座不移位<br>(10) 停止CPM机　关闭机器开关，解开鞋套及大腿、小腿缚带，拔下电源线，撤机 |
| 观察、宣教 | (1) 观察<br>①病情变化<br>②疼痛情况，必要时遵医嘱应用镇痛药<br>③伤口情况：有无渗血，如有活动性出血，应及时停止并报告医师进行处理<br>(2) 再次核对患者信息<br>(3) 宣教要点　告知患者使用CPM机过程中<br>①不可随意调节角度和速度，要遵医嘱循序渐进增加<br>②开始增加角度时，患肢关节处有紧绷感及不适感，5min后症状会缓解，如未缓解，立即告知医护人员<br>③有任何不适，及早告知医护人员 |
| 整理处置 | (1) 整理床单位，取舒适体位<br>(2) 将呼叫器置于患者随手可及处<br>(3) 洗手、取口罩<br>(4) 记录起始时间、运动的速度、角度及治疗过程中患者的反应，签名<br>(5) 终末处理　用75%酒精擦试CPM机、电源线，使其处于备用状态 |

整理处置栏右侧框：×××，CPM训练已结束，谢谢您配合。如有什么需要，请按呼叫器，我会及时为您提供帮助

图 5-1　CPM 机使用关键技术流程

CPM 机使用操作技术

## 九、关键提示

（1）长度调节　CPM 机支架长度与患肢长度适宜。

（2）固定方式　患肢膝关节与机器夹角处于同一水平线，脚和脚套要套实，并紧贴机器支架。

（3）关节活动度调整　根据患者耐受程度，调节起始角度，一般从 30°开始，以 5°～10°/次或以患者耐受逐渐增加角度，以不引起患者疼痛为宜，逐步增加到目标角度。终止角度必须大于起始角度，否则机器拒绝工作。

（4）速度调整　调至最小位置按"启动"键，启动后再将速度由慢到快。

（5）防止二次损伤

① 密切观察，如有活动性出血或其他异常情况，及时停止并报告医师处理。

② 夹闭伤口负压引流管，防止引流液回流造成逆行感染。

（6）训练时间　30～60min/次，2 次/天。

（7）训练后处理

① 抬高下肢，高于心脏水平面 20～30cm。

② 局部冰敷半小时，减轻患者活动后的疼痛。

③ 继续主动功能锻炼。

（8）CPM 机的维护保养

① 使用前：检查各螺丝及接头处有无变形或损坏，如有损坏应重新更换及维护。

② 使用后：及时用消毒液（75％酒精）清洁污垢部位，干燥后保存。

③ 固定带污染时，用中性洗涤剂在温水中清洗，不要拧干，用手挤或用干毛巾吸去多余的水分，阴凉处晾干。

（9）保存　仪器不使用时应清洁存放，防潮、防水。

## 十、CPM 机风险防范和处理流程

### 1. CPM 机使用时伤口出血或裂开风险的预防措施

（1）评估患者伤口情况和活动度。

（2）患者下肢长度和支架长度相符。

（3）起始角度取 30°，逐步增加角度，以 5°～10°/次或以患者耐受为宜。

（4）将速度调至最小位置按"启动"键，启动后再由慢到快，以患者耐受为宜。

（5）观察伤口有无渗血，如有活动性出血，应及时停止并报告医师进行处理。

### 2. CPM 使用时发生伤口出血或裂开的处理流程（图 5-2）

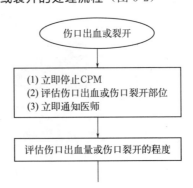

伤口出血或裂开

(1) 立即停止CPM
(2) 评估伤口出血或伤口裂开部位
(3) 立即通知医师

评估伤口出血量或伤口裂开的程度

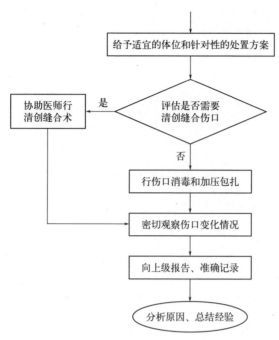

图 5-2 CPM 使用时伤口出血或裂开的处理流程

# 十一、操作考核评分标准（表 5-1）

表 5-1 CPM 机使用操作技术操作考核评分标准

科室：＿＿＿＿ 姓名：＿＿＿＿ 考核日期：＿＿＿＿ 考核者：＿＿＿＿ 得分：＿＿＿＿

| 项目 | 操作技术要点 | 考核要点 | | 标准分/分 | 得分/分 |
|---|---|---|---|---|---|
| 操作前<br>(30分) | 用物准备 CPM 机、插线板、测量尺、免洗手消毒液、笔、执行单 | 用物准备齐全 | 4 分 | 4 | |
| | 护士准备 仪表端庄、服装整洁、不留长指甲 | (1)仪表端庄<br>(2)服装整洁<br>(3)指甲符合要求 | 1 分<br>1 分<br>1 分 | 3 | |
| | 环境准备 环境安全，宽敞、明亮，温度适宜 | (1)评估环境<br>(2)屏风或床帘遮挡 | 2 分<br>2 分 | 4 | |
| | (1)评估患者<br>① 意识状态、使用意愿、配合程度<br>② 评估患肢关节活动度、长度<br>③ 评估患肢的皮肤、伤口情况<br>④ 评估患者有无 CPM 机使用禁忌证<br>(2)评估 CPM 机性能是否良好 | (1)正确评估全身情况<br>(2)正确评估局部情况<br>(3)正确评估患肢长度、关节活动度<br>(4)正确评估机器性能 | 2 分<br>1 分<br><br>1 分<br>2 分 | 6 | |
| | 采用两种以上方式核对床号、姓名、手腕带信息等 | (1)核对方法正确<br>(2)核对信息完整 | 2 分<br>2 分 | 4 | |

续表

| 项目 | 操作技术要点 | 考核要点 | | 标准分/分 | 得分/分 |
|---|---|---|---|---|---|
| 操作前<br>(30分) | 告知患者CPM机使用的目的、操作方法及注意事项、操作中可能出现的不适,取得患者配合 | (1)告知内容全面<br>(2)患者理解并配合 | 3分<br>2分 | 5 | |
| | 洗手、戴口罩 | (1)洗手方法正确<br>(2)佩戴口罩正确 | 2分<br>2分 | 4 | |
| 操作中<br>(50分) | 协助患者取仰卧位 | 患者体位舒适 | 5分 | 5 | |
| | (1)检查CPM机<br>(2)调节大腿、小腿支撑杆与患者下肢长度相符<br>(3)设置伸展角度、屈曲角度、运行速度、运行时间<br>(4)运行CPM机,确认实际运行数值与设置一致<br>(5)穿固定鞋套,患肢以治疗巾包裹<br>(6)患肢固定在CPM机上,松紧适宜,足尖向上中立位,患肢膝关节与机器夹角要处于同一水平线<br>(7)开机运行<br>(8)停止CPM机:关闭机器开关,解开鞋套及大腿、小腿缚带,拔下电源线,撤机 | (1)支撑杆长度调节正确<br>(2)参数设置正确<br>(3)患肢固定正确<br>(4)仪器操作正确<br>(5)仪器正常运行<br>(6)结束后处置正确 | 5分<br>10分<br>5分<br>5分<br>5分<br>5分 | 35 | |
| | 观察患者反应、伤口及患肢活动度,倾听患者主诉 | 观察、处置正确及时 | 10分 | 10 | |
| 操作后<br>(10分) | 协助患者取舒适体位 | (1)患者体位正确<br>(2)患者体位舒适 | 1分<br>1分 | 2 | |
| | 终末处理 | 终末处理方法正确 | 1分 | 1 | |
| | 洗手,取口罩,记录,签字 | (1)洗手方法正确<br>(2)取口罩方法正确<br>(3)记录正确 | 1分<br>1分<br>1分 | 3 | |
| | 交代注意事项 | 告知内容准确、全面 | 4分 | 4 | |
| 综合评价<br>(10分) | 操作熟练,动作轻柔,体现人文关怀 | | | 5 | |
| | 操作中观察病情变化,与患者沟通良好,注重人文关怀 | | | 5 | |
| 总分<br>(100分) | | 实际得分合计 | | | |

# 第二节 · 间歇充气加压装置使用操作技术

## 一、概述

间歇充气加压（intermittent pneumatic compression，IPC）是一种通过间歇充气加压装置主机对其气囊循环充气和放气，实现对气囊包裹的肢体间断施加压力，以促使加压肢体肌肉被动收缩，从而促进静脉血液回流的方法。是静脉血栓栓塞症（venous thromboembolism，VTE）的主要机械预防方式之一。

## 二、作用和目的

（1）预防静脉血栓栓塞症。
（2）用于淋巴水肿、慢性静脉功能不全等疾病的治疗。

## 三、适应证

（1）有 VTE 发生风险无禁忌证的患者。
（2）淋巴水肿、慢性静脉功能不全无禁忌证的患者。

## 四、禁忌证

1. 禁用于
（1）怀疑或被证实存在 DVT 的患者。
（2）充血性心力衰竭的患者。
（3）加压肢体存在以下情况的患者。
① 血栓性静脉炎。
② 动脉缺血性疾病。
③ 皮肤异常，如溃疡、皮炎、近期接受皮肤移植手术、开放性损伤或放置引流管等。
④ 肢体严重畸形或残缺导致无法使用加压套。
⑤ 对加压套严重过敏。
2. 慎用于
（1）周围神经系统病变导致肢体感觉障碍的患者。
（2）意识障碍的患者。
（3）严重下肢水肿的患者。

## 五、人员资质

经 IPC 装置使用操作技术培训合格的医护人员。

## 六、评估要点

（1）评估患者 VTE 风险等级、意识状态、使用意愿、配合程度。

（2）评估患者下肢皮肤完整性和清洁情况。

（3）评估患者有无 IPC 装置使用禁忌证。

（4）测量患者腿围，选择合适的加压套。

（5）评估 IPC 装置性能是否良好。

## 七、宣教要点

（1）告知患者 IPC 治疗的作用和目的。

（2）告知患者 IPC 治疗使用的方法和关键流程。

（3）告知患者不可随意调节 IPC 装置治疗参数。

（4）治疗过程中如有不适，及早告知医护人员。

## 八、关键技术流程（图 5-3）

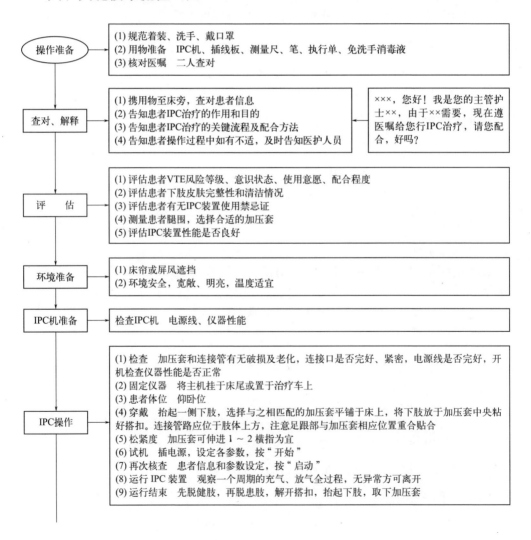

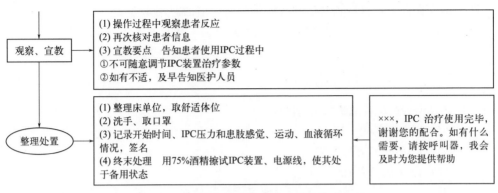

图 5-3　间歇充气加压装置使用关键技术流程

间歇充气加压装置使用操作技术

## 九、关键提示

（1）防止二次损伤

① 预防肺血栓栓塞症（pulmonary thromboembolism，PTE）。

② 预防肢体缺血。

③ 预防压力性损伤。

（2）加压套选择　结合患者需求、舒适度及临床经验来进行加压套的选择。

① 大腿型

a. 小号：大腿中段腿围≤55.9cm。

b. 中号：大腿中段腿围 56～71cm。

c. 大号：大腿中段腿围 71.1～91.4cm。

② 膝下型

a. 小号：小腿中段腿围≤53.3cm。

b. 中号：小腿中段腿围 53.4～66cm。

c. 大号：小腿中段腿围 66.1～81.3cm。

③ 连裤型：本文不作介绍。

（3）加压套松紧度　加压套与皮肤之间可伸入 1～2 横指。

（4）加压套固定部位　腿长型加压套使用过程中，膝盖部位应暴露于腿套之外。

（5）压力选择　35～40mmHg，每次充气 10s，放松 1min，重复循环。对老年、血管弹性差的患者，压力值从小开始，逐步增加，直至患者耐受。

（6）加压时机　VTE 中风险及以上无禁忌证的患者在入院、术中、术后均可立即使用，直到患者可以正常活动或恢复到疾病前的活动水平。

（7）加压时长　采用 IPC 装置进行 VTE 预防，建议每日不少于 18h。

（8）加压肢体　在双下肢均不存在禁忌证的情况下，建议尽可能在双腿实施。

## 十、IPC 治疗时风险防范和处理流程

### 1. IPC 治疗时存在风险的预防措施

（1）肺血栓栓塞症

① 操作前充分了解患者病情。

② 操作前评估患者有无使用禁忌证。

③ 操作前行下肢静脉超声筛查，证实无深静脉血栓形成（deep venous thrombosis，DVT）。

④ 使用中，密切观察患者有无胸闷、呼吸困难、发绀等 PTE 的表现。

（2）肢体缺血

① 操作前充分评估患者有无 IPC 治疗使用禁忌证。

② 操作前根据患者病情选择合适的加压模式及加压时长。

③ 使用中密切观察肢体有无缺血表现，特别是存在肢体感觉异常或障碍的患者。

（3）压力性损伤

① 操作前协助患者保持裤子平整，除去足部或腿部饰物。

② 加压套松紧适宜，能够伸进 1～2 横指为宜。

③ 避免加压套与皮肤直接接触，脚踝处垫软物。

④ 腿长型加压套使用过程中，膝盖部位暴露于腿套之外。

⑤ 使用中确保连接管在腿套外表面。

⑥ 使用中，密切观察肢体皮肤，询问、倾听患者有无局部疼痛等不适，如有应及时处理。

⑦ 对于患有糖尿病或血管病者，必须每天检查皮肤情况。

⑧ 指导患者做好皮肤清洁，保持干燥。

### 2. IPC 治疗时发生风险的处理流程

IPC 治疗发生 PTE 的处理流程见图 5-4。

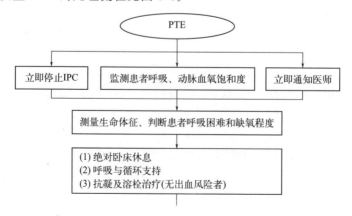

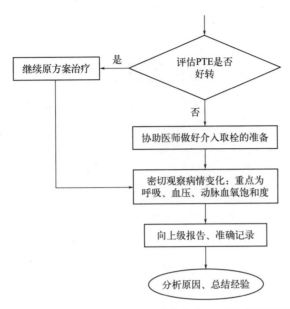

图 5-4 IPC 治疗发生 PTE 的处理流程

IPC 治疗时发生肢体缺血的处理流程参见图 1-2。发生压力性损伤的处理流程参考图 1-6。

# 十一、操作考核评分标准（表 5-2）

表 5-2 IPC 装置使用操作技术考核评分标准

科室：_____  姓名：_____  考核日期：_____  考核者：_____  得分：_____

| 项目 | 操作技术要点 | 考核要点 | | 标准分/分 | 得分/分 |
|---|---|---|---|---|---|
| 操作前<br>（30 分） | 用物准备　IPC 装置、加压套、连接管、插线板、速干手消毒液、笔、执行单 | 用物准备齐全 | 4 分 | 4 | |
| | 护士准备　仪表端庄、服装整洁、不留长指甲 | (1)仪表端庄<br>(2)服装整洁<br>(3)指甲符合要求 | 1 分<br>1 分<br>1 分 | 3 | |
| | 环境准备　环境安全，温湿度适宜，屏风遮挡 | (1)评估环境<br>(2)屏风或床帘遮挡 | 2 分<br>2 分 | 4 | |
| | (1)评估患者<br>① VTE 风险等级、意识状态、使用意愿、配合程度<br>② 下肢皮肤完整性和清洁情况<br>③ 有无 IPC 治疗使用禁忌证<br>④ 测量腿围，选择合适的加压套<br>(2)评估 IPC 装置性能是否良好 | (1)正确评估全身情况<br>(2)正确评估局部情况<br>(3)正确评估仪器性能 | 2 分<br>2 分<br>2 分 | 6 | |
| | 采用两种以上方式核对床号、姓名、手腕带等信息 | (1)核对方法正确<br>(2)核对信息完整 | 2 分<br>2 分 | 4 | |

续表

| 项目 | 操作技术要点 | 考核要点 | | 标准分/分 | 得分/分 |
|---|---|---|---|---|---|
| 操作前<br>(30分) | 告知患者使用IPC装置的目的、操作方法及注意事项、使用中可能出现的不适，取得患者配合 | (1)告知内容全面<br>(2)患者理解并配合 | 3分<br>2分 | 5 | |
| | 洗手、戴口罩 | (1)洗手方法正确<br>(2)佩戴口罩正确 | 2分<br>2分 | 4 | |
| 操作中<br>(50分) | 协助患者取仰卧位 | 患者体位舒适 | 5分 | 5 | |
| | (1)检查　管路和仪器性能是否正常<br>(2)固定IPC装置，连接电源<br>(3)再次检查双下肢情况<br>(4)正确穿戴，连接管位于肢体上方，无扭曲、打折现象<br>(5)松紧度　腿套可伸进1~2横指为宜<br>(6)正确开机，设置参数，启动试机<br>(7)运行IPC装置　观察一个周期的充气、放气全过程<br>(8)运行结束，关闭电源，正确脱下腿部加压套 | (1)仪器固定牢固<br>(2)加压套穿戴正确<br>(3)双下肢评估正确<br>(4)参数设置正确<br>(5)仪器操作正确<br>(6)仪器正常运行<br>(7)结束后处置正确 | 5分<br>5分<br>5分<br>5分<br>5分<br>5分<br>5分 | 35 | |
| | 操作过程中观察患者反应、皮肤及患肢血运、感觉情况，倾听患者主诉 | 观察、评估正确及时 | 10分 | 10 | |
| 操作后<br>(10分) | 协助取舒适体位 | (1)患者体位正确<br>(2)患者体位舒适 | 1分<br>1分 | 2 | |
| | 终末处理 | 终末处理方法正确 | 1分 | 1 | |
| | 洗手，取口罩，记录，签字 | (1)洗手方法正确<br>(2)取口罩方法正确<br>(3)记录正确 | 1分<br>1分<br>1分 | 3 | |
| | 交代注意事项 | 告知内容准确、全面 | 4分 | 4 | |
| 综合评价<br>(10分) | 操作熟练，动作轻柔，体现人文关怀 | | | 5 | |
| | 操作中观察病情变化，与患者沟通良好，注重人文关怀 | | | 5 | |
| 总分<br>(100分) | | 实际得分合计 | | | |

# 第三节·梯度压力袜使用操作技术

## 一、概述

梯度压力袜（graduated compression stockings，GCS）是由纤维和合成弹性纤维针织而成，根据人体生理学原理，采用的梯度压力即在踝周径最小处建立最高压缩力，顺着腿部向上逐渐递减，对腿部进行束紧压迫，增强骨骼肌静脉泵作用，从而促进静脉瓣膜功能，减少静脉淤滞，预防下肢深静脉血栓形成（deep venous thrombosis，DVT）。

GCS 分为大腿型 GCS、膝下型 GCS 和连裤型 GCS。

## 二、作用和目的

（1）促进下肢静脉回流，改善下肢静脉血液循环。

（2）减少下肢静脉血逆流和淤血。

（3）预防和治疗静脉曲张。

（4）预防下肢 DVT。

## 三、适应证

（1）外科术后或长期卧床等下肢 DVT 的高危人群。

（2）下肢静脉回流障碍性疾病。

（3）DVT 患者慢性期的辅助治疗。

## 四、禁忌证

（1）下肢皮肤严重疾病，如皮炎、坏疽、近期接受皮肤移植手术等。

（2）下肢近期行静脉剥脱手术，下肢有开放性损伤、挤压伤等外伤。

（3）下肢血管严重动脉硬化或其他缺血性血管病。

（4）下肢严重畸形。

（5）充血性心力衰竭引发的肺水肿或下肢大面积水肿的患者。

（6）对弹力材料过敏者。

## 五、人员资质

经梯度压力袜使用操作技术培训合格的人员。

## 六、评估要点

（1）评估患者 DVT 风险等级、意识状态、使用意愿、配合程度。

（2）评估患者下肢皮肤完整性和清洁情况。

（3）评估患者有无 GCS 使用禁忌证。

（4）评估患者双下肢踝肱指数（Ankle-Brachial Index，ABI，ABI＝足踝部动脉收缩压/肱动脉收缩压）值。

（5）测量患者腿围，选择合适的 GCS。

（6）评估 GCS 性能是否良好。

## 七、宣教要点

（1）告知患者 GCS 的作用和目的。

（2）告知患者 GCS 的穿脱方法、关键流程和自我护理。

（3）告知患者穿戴过程中如有不适，及早告知医护人员。

## 八、关键技术流程（图 5-5）

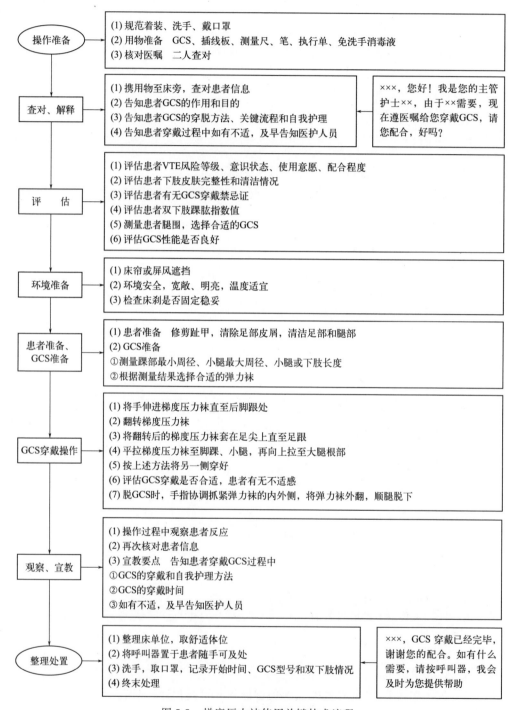

**操作准备**
(1) 规范着装、洗手、戴口罩
(2) 用物准备　GCS、插线板、测量尺、笔、执行单、免洗手消毒液
(3) 核对医嘱　二人查对

**查对、解释**
(1) 携用物至床旁，查对患者信息
(2) 告知患者GCS的作用和目的
(3) 告知患者GCS的穿脱方法、关键流程和自我护理
(4) 告知患者穿戴过程中如有不适，及早告知医护人员

×××，您好！我是您的主管护士××，由于××需要，现在遵医嘱给您穿戴GCS，请您配合，好吗？

**评估**
(1) 评估患者VTE风险等级、意识状态、使用意愿、配合程度
(2) 评估患者下肢皮肤完整性和清洁情况
(3) 评估患者有无GCS穿戴禁忌证
(4) 评估患者双下肢踝肱指数值
(5) 测量患者腿围，选择合适的GCS
(6) 评估GCS性能是否良好

**环境准备**
(1) 床帘或屏风遮挡
(2) 环境安全，宽敞、明亮，温度适宜
(3) 检查床刹是否固定稳妥

**患者准备、GCS准备**
(1) 患者准备　修剪趾甲，清除足部皮屑，清洁足部和腿部
(2) GCS准备
①测量踝部最小周径、小腿最大周径、小腿或下肢长度
②根据测量结果选择合适的弹力袜

**GCS穿戴操作**
(1) 将手伸进梯度压力袜直至后脚跟处
(2) 翻转梯度压力袜
(3) 将翻转后的梯度压力袜套在足尖上直至足跟
(4) 平拉梯度压力袜至脚踝、小腿，再向上拉至大腿根部
(5) 按上述方法将另一侧穿好
(6) 评估GCS穿戴是否合适，患者有无不适感
(7) 脱GCS时，手指协调抓紧弹力袜的内外侧，将弹力袜外翻，顺腿脱下

**观察、宣教**
(1) 操作过程中观察患者反应
(2) 再次核对患者信息
(3) 宣教要点　告知患者穿戴GCS过程中
①GCS的穿戴和自我护理方法
②GCS的穿戴时间
③如有不适，及早告知医护人员

**整理处置**
(1) 整理床单位，取舒适体位
(2) 将呼叫器置于患者随手可及处
(3) 洗手，取口罩，记录开始时间、GCS型号和双下肢情况
(4) 终末处理

×××，GCS 穿戴已经完毕，谢谢您的配合。如有什么需要，请按呼叫器，我会及时为您提供帮助

图 5-5　梯度压力袜使用关键技术流程

梯度压力袜使用操作技术

## 九、关键提示

### 1. GCS 压力选择

① 一级低压预防保健型（15～20mmHg）：适用于静脉曲张、血栓高发人群的保健预防。

② 一级中压初期治疗型（20～30mmHg）：适用于静脉曲张初期者。

③ 二级高压中度治疗型（30～40mmHg）：适用于下肢已经有明显的静脉曲张（站立时静脉血管凸出皮肤表面），并伴有腿部不适感（如下肢酸乏肿胀、湿疹、瘙痒、抽筋、发麻、色素沉着等）、静脉炎、孕期严重静脉曲张、静脉曲张手术后（大隐静脉、小隐静脉剥脱术）、深静脉血栓形成后综合征者。

④ 三级高压重度治疗型（40～50mmHg）：适用于下肢高度肿胀、溃疡、皮肤变黑变硬、高度淋巴水肿、整形抽脂术后恢复期等患者。

### 2. 型号选择

（1）中筒袜或膝下型 GCS　适用于预防 DVT、静脉曲张和水肿局限于膝以下者。

（2）长筒袜或大腿型 GCS　适用于预防 DVT、静脉曲张和水肿出现在膝周和膝上者。

（3）连裤型 GCS　临床基本不推荐，故本文不作介绍。

### 3. 规格选择

（1）膝下型 GCS　根据患者踝部最小周径、小腿最大周径、足底到髌骨和腘窝中心点的长度，匹配制造商尺码表选择合适规格的 GCS。

（2）大腿型 GCS　根据患者踝部最小周径、小腿最大周径、患者直立时腹股沟中央向下 5cm 处的周径或大腿内侧肌肉最膨隆处的周径、从足底到腹股沟的长度，匹配制造商尺码表选择合适规格的 GCS。

### 4. 测量时机

（1）穿戴前　早晨起床后或除去压迫绷带后尽快测量，最大限度地减少水肿对测量结果的影响。

（2）穿戴中　症状和水肿缓解后及时测量，根据病情变化调整 GCS 的规格。

### 5. 皮肤清洁

穿戴前清洗足部和腿部；穿戴后每日清洗一次，保持皮肤清洁、干燥。

### 6. 穿戴前评估

下肢动脉血管有无病变，测量 ABI（ABI＝足踝部动脉收缩压/肱动脉收缩压）。

（1）ABI≥1，动脉血管正常，可使用。

（2）0.8≤ABI<1，轻微的动脉血管病变，应请示医师。

（3）0.5≤ABI<0.8，动脉血管病变，不建议使用。

（4）ABI<0.5，严重动脉血管病变，不能使用。

### 7. 穿戴时注意事项

弹力袜的后跟部（横行编织部位）对准患者的后跟，切忌过度牵拉，弹力袜大腿固定带一定贴在皮肤上，下部无皱褶、反折，防止压伤皮肤。

### 8. 穿戴中监测

（1）每天至少一次脱去 GCS 进行皮肤的清洁、护理和评估。

（2）定期测量腿部周径，评估有无压力性损伤和弹力袜是否完好，观察双下肢感觉、运动、血液循环情况。

（3）如出现皮肤有红肿、疼痛、皮疹等症状，立即脱掉 GCS，及时处理。

（4）如 GCS 经常脱落或变得易穿着，应检查 GCS 的大小是否合适。

### 9. 活动指导

坐位时避免腘窝受压，防止出现止血带效应，造成血液循环障碍。

### 10. 穿戴时间

术后卧床期间可 24h 穿戴，之后下地行走时穿戴，睡前脱掉；使用时间因风险程度而定。

### 11. GCS 清洗

GCS 有明显污渍时或出现异味时需清洗，于溶有中性洗涤剂的温水中揉搓，挤干勿拧绞，阴凉处晾干，以延长使用时间。

### 12. 更换频次

半年更换一次。

## 十、穿戴 GCS 风险防范和处理流程

### 1. 穿戴 GCS 时潜在风险的预防措施

（1）肢体缺血

① 穿戴前充分评估患者有无 GCS 使用禁忌证。

② 穿戴前根据患者的下肢情况和病情需要选择合适的 GCS。

③ 定期测量腿部周径，避免因肿胀引起 GCS 压力过高。

④ 定期测量 ABI 值。

⑤ 穿戴中定期检查 GCS 和感觉、运动、血液循环情况，以确保正确使用、没有皱褶或影响血液循环的情况发生，特别是存在肢体感觉异常或障碍的患者。

⑥ 指导并督促患者坐位时腿部离开床单位，以确保 GCS 不在膝部起到止血带作用，造成循环障碍。

（2）压力性损伤

① 穿戴前根据患者的下肢情况和病情需要选择合适的 GCS。

② 定期测量腿部周径，避免因肿胀引起 GCS 压力过高。

③ GCS 的后跟部（横行编织部位）对准患者的后跟。穿弹力袜时，不要过度

牵拉，弹力袜大腿固定带一定要贴在皮肤上，在固定带下部无皱褶和反折。

④ 每天至少一次脱去弹力袜进行皮肤的清洁、护理和评估。

**2. 穿戴 GCS 时发生风险的处理流程**

穿戴 GCS 时发生肢体缺血、压力性损伤的处理流程分别见图 1-2、图 1-6。

# 十一、操作考核评分标准（表5-3）

### 表 5-3　GCS 穿戴技术操作考核评分标准

科室：_____　姓名：_____　考核日期：_____　考核者：_____　得分：_____

| 项目 | 操作技术要点 | 考核要点 | | 标准分/分 | 得分/分 |
|---|---|---|---|---|---|
| 操作前<br>(30分) | 用物准备　GCS、卷尺、速干手消毒液、笔、执行单 | 用物准备齐全 | 4分 | 4 | |
| | 护士准备　仪表端庄、服装整洁、不留长指甲 | (1)仪表端庄<br>(2)服装整洁<br>(3)指甲符合要求 | 1分<br>1分<br>1分 | 3 | |
| | 环境准备　环境安全,温湿度适宜,屏风遮挡 | (1)评估环境<br>(2)屏风或床帘遮挡 | 2分<br>2分 | 4 | |
| | (1)评估患者<br>① VTE 风险等级、意识状态、使用意愿、配合程度<br>② 评估患者下肢皮肤完整性和清洁情况<br>③ 评估患者有无 GCS 使用禁忌证<br>④ 评估患者双下肢踝肱指数值<br>⑤ 测量患者腿围,选择合适的 GCS<br>(2)评估 GCS 性能是否良好 | (1)正确评估全身情况<br>(2)正确评估局部情况<br>(3)正确评估 GCS 性能 | 2分<br>2分<br>2分 | 6 | |
| | 采用两种以上方式核对床号、姓名、手腕带等信息 | (1)核对方法正确<br>(2)核对信息完整 | 2分<br>2分 | 4 | |
| | 告知患者 GCS 穿戴的目的、操作方法及注意事项、操作中可能出现的不适,取得患者配合 | (1)告知内容全面<br>(2)患者理解并配合 | 3分<br>2分 | 5 | |
| | 洗手、戴口罩 | (1)洗手方法正确<br>(2)佩戴口罩正确 | 2分<br>2分 | 4 | |
| 操作中<br>(50分) | 协助患者取仰卧位 | 患者体位舒适 | 5分 | 5 | |
| | (1)患者准备　修剪趾甲,清除足部皮屑,清洁足部和腿部皮肤<br>(2)GCS准备　根据使用目的,选择合适的 GCS 压力、型号和规格<br>(3)将手伸进 GCS 直至后脚跟处<br>(4)翻转 GCS<br>(5)将翻转后的 GCS 套在足尖上直至足跟<br>(6)平拉 GCS 至脚踝、小腿,再向上拉至大腿根部 | (1)患者准备符合要求<br>(2)双下肢评估正确<br>(3)GCS 型号选择正确<br>(4)GCS 穿戴方法正确<br>(5)GCS 对应位置正确<br>(6)患者无不适<br>(7)脱 GCS 操作正确 | 5分<br>5分<br>5分<br>5分<br>5分<br>5分<br>5分 | 35 | |

续表

| 项目 | 操作技术要点 | 考核要点 | | 标准分/分 | 得分/分 |
|---|---|---|---|---|---|
| 操作中<br>(50分) | (7)按上述方法将另一侧穿好<br>(8)评估 GCS 穿戴是否舒适,患者有无不适感<br>(9)脱 GCS 时,手指协调抓紧弹力袜的内外侧,将弹力袜外翻,顺腿脱下 | | | | |
| | 操作过程中观察患者反应、皮肤及患肢血运、感觉情况,倾听患者主诉 | 观察、评估正确及时 | 10分 | 10 | |
| 操作后<br>(10分) | 协助取舒适体位 | (1)患者体位正确<br>(2)患者体位舒适 | 1分<br>1分 | 2 | |
| | 终末处理 | 终末处理方法正确 | 1分 | 1 | |
| | 洗手,取口罩,记录,签字 | (1)洗手方法正确<br>(2)取口罩方法正确<br>(3)记录正确 | 1分<br>1分<br>1分 | 3 | |
| | 交代注意事项 | 告知内容准确、全面 | 4分 | 4 | |
| 综合评价<br>(10分) | 操作熟练,动作轻柔,体现人文关怀 | | | 5 | |
| | 操作中观察病情变化,与患者沟通良好,注重人文关怀 | | | 5 | |
| 总分<br>(100分) | | 实际得分合计 | | | |

# 第六章

# 骨科专科护理风险评估与理学检查技术

骨科专科护理评估技术可以帮助护士对骨科患者的损伤、病变、功能改变和存在的风险进行全面、准确的了解，从而制订、实施个性化护理措施，并对其效果进行评价。本节主要介绍骨科患者常用护理风险评估和常用理学检查技术。

## 第一节 · 骨科常用护理风险评估技术

### 一、跌倒风险评估技术

#### （一）概述

跌倒是指住院患者在医疗机构任何场所，未预见性地倒于地面或倒于比初始位置更低的地方，可伴有或不伴有外伤。

#### （二）作用和目的

（1）了解患者跌倒风险，根据评估确定的风险因素，采取针对性的预防措施。

（2）根据跌倒风险因素及风险级别进行动态评估，并及时调整预防措施。

（3）为患者和（或）照护者进行预防跌倒的健康教育，并鼓励主动参与预防措施的制订与实施。

#### （三）评估工具

**1. 跌倒风险临床判定法**（表 6-1）

表 6-1　跌倒风险临床判定法

| 跌倒风险等级 | 患者情况 |
| --- | --- |
| 跌倒低风险 | 昏迷或完全瘫痪 |
| 跌倒中风险 | 存在以下情况之一<br>（1）过去 24h 内曾有手术镇静史<br>（2）使用 2 种及以上高跌倒风险药物（镇痛药、抗惊厥药、抗高血压药、利尿药、催眠药、泻药、镇静药和精神类药） |
| 跌倒高风险 | 存在以下情况之一<br>（1）年龄≥80 岁<br>（2）住院前 6 个月内有 2 次及以上跌倒经历，或此次住院期间有跌倒经历<br>（3）存在步态不稳、下肢关节和（或）肌肉疼痛、视力障碍等<br>（4）6h 内使用过镇静镇痛、催眠药物 |

跌倒风险评估可首选"跌倒风险临床判定法",当患者不符合该法中任何条目时,根据患者疾病特点选择"Morse 跌倒风险评估量表"或"约翰霍普金斯跌倒评估量表"进行评估,根据总分判定为跌倒低风险、跌倒中风险、跌倒高风险。

### 2. Morse 跌倒风险评估量表（表 6-2）

**表 6-2　Morse 跌倒风险评估量表**

| 项目 | 评分标准 | 分值/分 |
|---|---|---|
| 跌倒史 | 无 | 0 |
| | 有 | 25 |
| 超过一个疾病诊断 | 无 | 0 |
| | 有 | 15 |
| 使用助行器具 | 没有需要/卧床休息/坐轮椅/护士帮助 | 0 |
| | 拐杖/手杖/助行器 | 15 |
| | 依扶家具 | 30 |
| 静脉输液 | 否 | 0 |
| | 是 | 20 |
| 步态 | 正常/卧床休息/轮椅 | 0 |
| | 虚弱 | 10 |
| | 受损 | 20 |
| 精神状态 | 正确评估自我能力 | 0 |
| | 高估/忘记限制 | 15 |

注：<25 分为跌倒低风险，25~45 分为跌倒中风险，>45 分为跌倒高风险。

### 3. 约翰霍普金斯跌倒评估量表（表 6-3）

**表 6-3　约翰霍普金斯跌倒评估量表**

| 昏迷或完全瘫痪或完全行动障碍者直接评为 | | □ 低风险 |
|---|---|---|
| 住院前 6 个月内有>1 次跌倒史或住院期间有跌倒史,直接评为 | | □ 高风险 |
| 如果患者情况不符合量表第一部分的任何条目,则进入以下部分的评定 | | |
| 1. 年龄 | □60~69 岁 | 1 分 |
| | □70~79 岁 | 2 分 |
| | □≥80 岁 | 3 分 |
| 2. 跌倒史 | □最近 6 个月有 1 次跌倒经历 | 5 分 |
| 3. 排泄异常 | □大小便失禁 | 2 分 |
| | □紧急和频繁的排泄(如腹泻、夜尿≥3 次) | 2 分 |
| | □失禁且紧急和频繁的排泄 | 4 分 |
| 4. 使用药物(□镇痛泵/麻醉药;□镇静催眠药; □抗高血压药;□降血糖药;□利尿药;□泻药; □抗癫痫药;□精神药物) | □使用一种高跌倒风险药物 | 3 分 |
| | □使用 2 种或 2 种以上的高跌倒风险药物 | 5 分 |
| | □过去 24h 之内有镇静史 | 7 分 |

续表

| | | |
|---|---|---|
| 5.携带导管 | □携带 1 种导管 | 1 分 |
| | □携带 2 种导管 | 2 分 |
| | □携带 3 种或以上的导管 | 3 分 |
| 6.行动障碍(多选) | □需要辅助或监管 | 2 分 |
| | □步态不稳 | 2 分 |
| | □因视觉、听觉障碍影响移动 | 2 分 |
| 7.认知能力(多选) | □定向力障碍 | 1 分 |
| | □烦躁 | 2 分 |
| | □自知力受损(认知限制障碍) | 4 分 |

注：<6 分为低风险；6～13 分为中风险；>13 分为高风险。

**（四）评估时机**

（1）患者入院时、转科时，应进行跌倒风险评估。

（2）住院期间出现病情变化、使用高跌倒风险药物、跌倒后、跌倒高风险患者出院前，应再次评估。

**（五）人员资质**

经跌倒评估技术培训合格的医护人员。

**（六）关键技术流程（图 6-1）**

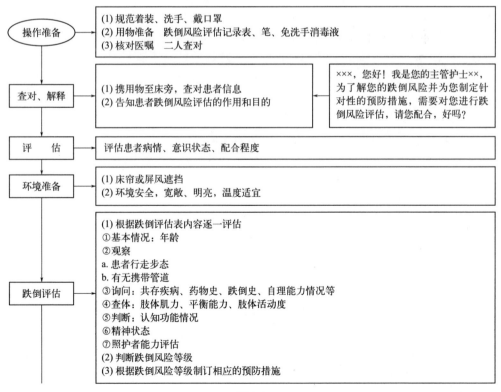

图 6-1

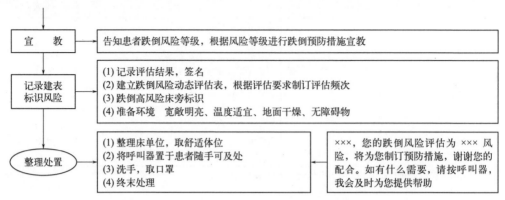

图 6-1　跌倒风险评估技术关键技术流程

（七）关键提示

（1）**药物治疗**　主要是指患者入院前正在服用或住院期间服用高危药物，主要包括麻醉药、抗癫痫药、抗痉挛药、肌肉松弛药、缓泻药、利尿药、抗抑郁药、抗焦虑药等。

（2）**慢性病及治疗**　主要指某些疾病及治疗易导致患者出现跌倒，包括低血压（直立性低血压）、眩晕、帕金森病、癫痫、贫血、短暂性脑缺血发作、低血糖、营养不良、透析等。

（3）评估患者有表中所列任何一种情况即视为有跌倒风险，无此种情况即在相应评分栏内标记"0"分，分值越高说明发生跌倒的可能性越大。

（4）**单因素管理**　可自行设定，不管评分多少，只要有跌倒高危单因素就可评为高危。

（5）**评估频次**

① 新入院或转科患者，在本班次内完成评估。

② 如患者病情变化、手术、特殊用药等情况时应及时再评估。

（八）操作考核评分标准（表 6-4）

表 6-4　跌倒风险评估技术操作考核评分标准

科室：_____　姓名：_____　考核日期：_____　考核者：_____　得分：_____

| 项目 | 操作技术要点 | 考核要点 | 分值/分 | 得分/分 |
|---|---|---|---|---|
| 操作前<br>(15分) | 用物准备　跌倒评估工具、跌倒健康教育手册、笔、免洗手消毒液 | 缺一项扣0.5分 | 2 | |
| | 规范着装、洗手、戴口罩 | (1)着装符合要求　　　　1分<br>(2)洗手规范　　　　　　1分<br>(3)规范戴口罩　　　　　1分 | 3 | |
| | 采用两种以上方式核对床号、姓名，手腕带信息等 | (1)核对方法正确　　　　1分<br>(2)核对信息完整　　　　1分 | 2 | |

续表

| 项目 | 操作技术要点 | 考核要点 | | 分值/分 | 得分/分 |
|---|---|---|---|---|---|
| 操作前<br>(15分) | 评估<br>(1)环境安全,温度适宜<br>(2)患者生命体征平稳<br>(3)评估患者病情 | (1)正确评估环境<br>(2)监测患者生命体征<br>(3)正确评估患者情况 | 1分<br>1分<br>1分 | 3 | |
| | (1)向患者表明身份<br>(2)告知跌倒风险评估的目的、配合方法及注意事项 | (1)自我介绍<br>(2)告知内容全面<br>(3)与患者沟通有效 | 1分<br>2分<br>2分 | 5 | |
| 操作中<br>(65分) | 选择恰当评估工具 | 评估工具选择恰当 | 10分 | 10 | |
| | (1)观察<br>① 患者行走步态<br>② 有无携带管道<br>(2)询问　疾病史、药物史、跌倒史、自理能力情况等<br>(3)查体　肢体肌力、平衡能力<br>(4)判断　认知功能情况<br>(5)照护者能力评估 | (1)观察评估准确<br>(2)病史采集全面<br>(3)查体准确<br>(4)认知功能评估准确<br>(5)对照护者能力评估准确<br>(6)评估无漏项 | 5分<br>5分<br>5分<br>5分<br>5分<br>5分 | 30 | |
| | 去除或减少使跌倒加重的因素 | 处理恰当 | 10分 | 10 | |
| | 宣教　告知评估结果,向患者/家属讲解预防跌倒的措施及注意事项 | (1)跌倒的预防措施有针对性<br>(2)患者及家属掌握相关预防措施 | 5分<br><br>10分 | 15 | |
| 操作后<br>(10分) | 协助取舒适体位 | (1)患者体位正确<br>(2)患者体位舒适 | 1分<br>1分 | 2 | |
| | 整理衣物及床单位 | 床单整理平整 | 1分 | 1 | |
| | (1)建立跌倒风险动态评估表,根据评估要求制订评估频次<br>(2)跌倒高风险床旁标识 | (1)评估频次正确<br>(2)风险标识正确 | 1分<br>1分 | 2 | |
| | 洗手,取口罩,记录,签字 | (1)洗手方法正确<br>(2)取口罩方法正确<br>(3)记录正确 | 2分<br>1分<br>2分 | 5 | |
| 综合评价<br>(10分) | 评估熟练 | | | 5 | |
| | 评估中与患者沟通良好,注重人文关怀 | | | 5 | |
| 总分<br>(100分) | | 实际得分合计 | | | |

## 二、疼痛评估技术

### (一) 概述

疼痛是一种与组织损伤或潜在的组织损伤相关的感觉,情感认知以及社会维度的痛苦体验,被列为第五生命体征。

疼痛是骨科患者最常见症状,往往较为剧烈,中度和重度疼痛发生率分别高达

30％和60％，且疼痛持续时间较长，为4天至2周，是日常护理工作中的一项重要内容。如果不在初始阶段对疼痛进行有效控制，持续的疼痛刺激可引起中枢神经系统发生病理性重构，急性疼痛有可能发展为难以控制的慢性疼痛。为了更加及时、有效地控制疼痛，疼痛评估尤为重要。

（二）作用和目的

（1）为实施镇痛方案提供依据。

（2）客观反映、衡量机体身心状况。

（3）进行疼痛规范化管理。

（三）评估工具

**1. 视觉模拟量表**（Visual Analog Scale，VAS）

画一长为10cm的长线，一端代表无痛，另一端代表剧痛，让患者在线上最能反映自己疼痛程度之处划一交叉线，通过测量交叉线至无痛点长度反映患者疼痛程度。分为轻度疼痛（1～3cm）、中度疼痛（4～6cm）、重度疼痛（7～10cm）。适用于理解文字并能表达疼痛的患者。VAS见图6-2。

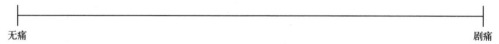

图6-2　VAS

**2. 数字疼痛评估量表**（Numeric Rating Scale，NRS）

用0～10代表不同程度的疼痛，0为无痛，1～3为轻度疼痛，4～6为中度疼痛，7～9为重度疼痛，10为剧痛。适用于理解数字并能表达疼痛的患者。NRS见图6-3。

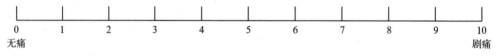

图6-3　NRS

**3. 口述分级评分法**（verbal rating scale，VRS）

适用于10岁以上有一定文化程度、语言表达清晰的患者。

（1）四点口述分级评分法　分为四级。

0级：无疼痛。

Ⅰ级（轻度）：有疼痛但可忍受，生活正常，睡眠无干扰。

Ⅱ级（中度）：疼痛明显，不能忍受，要求服用镇静药物，睡眠受干扰。

Ⅲ级（重度）：疼痛剧烈，不能忍受，需用镇痛药物，睡眠受严重干扰，可伴自主神经紊乱或被动体位。

（2）五点口述分级评分法　分为五级。

1级：轻微疼痛，指疼痛可忍受，能正常生活、睡眠。

2级：中度疼痛，疼痛轻度干扰睡眠，需要用镇痛药。

3 级：重度疼痛，疼痛干扰睡眠，需要用麻醉镇痛药。

4 级：剧烈疼痛，疼痛干扰睡眠较重，伴有其他症状。

5 级：无法忍受的疼痛，疼痛严重干扰睡眠，伴有其他症状或被迫采取被动体位。

## 4. Wong-Banker 面部表情量表法

使用微笑、悲伤至哭泣的 6 个不同表现的面容来表达疼痛程度。适用于急性疼痛者、老人、小儿、文化程度较低者、表达能力丧失者及认知功能障碍者。Wong-Banker 面部表情量表法见图 6-4。

0 无痛　　2 微痛　　4 有些痛　　6 很痛　　8 疼痛剧烈　　10 疼痛难耐

图 6-4　Wong-Banker 面部表情量表法

## 5. 重症监护疼痛观察量表（critical-care pain observation tool，CPOT）

被推荐对危重症患者、机械通气成人患者进行疼痛评估。CPOT 见表 6-5。

表 6-5　重症监护疼痛观察量表

| 指　标 | 条　　目 | | 得分/分 | 描　　述 |
|---|---|---|---|---|
| 面部表情 | 放松，平静 | | 0 | 无肌肉紧张表现 |
| | 表情紧张 | | 1 | 皱眉、眉毛下垂、眼窝紧缩、轻微的面肌收缩，或其他改变（如侵害操作中睁眼或流泪） |
| | 脸部扭曲，表情痛苦 | | 2 | 出现上述所有面部运动，并有眼睑紧闭（可以表现出张口或紧咬气管插管） |
| 身体活动度 | 没有活动或正常体位 | | 0 | 根本不动或正常体位 |
| | 防卫活动 | | 1 | 缓慢、小心地活动，触摸或摩擦痛处，通过活动寻求关注 |
| | 躁动不安 | | 2 | 拔管，试图坐起，肢体乱动/翻滚，不听指令，攻击医务人员，试图爬离床 |
| 肌肉紧张度 | 放松 | | 0 | 被动运动时无抵抗 |
| | 紧张，僵硬 | | 1 | 被动运动时有抵抗 |
| | 非常紧张或僵硬 | | 2 | 强烈抵抗，无法完成被动运动 |
| 机械通气顺应性或发声 | 气管插管者 | 耐受呼吸机或活动 | 0 | 无报警，通气顺畅 |
| | | 咳嗽但可耐受 | 1 | 咳嗽，可触发报警但自动停止报警 |
| | | 人机对抗 | 2 | 不同步：人机对抗，频繁引起报警 |
| | 非气管插管者 | 言语正常或不发声 | 0 | 说话音调正常或不发声 |
| | | 叹息，呻吟 | 1 | 叹息，呻吟 |
| | | 喊叫，哭泣 | 2 | 喊叫，哭泣 |
| 分值/分 | | | | 目标分值：0～1 分 |

注：根据患者行为的反应强烈程度每个条目分别用 0～2 分表示，总分 0～8 分，0 分代表没有疼痛相关行为反应，8 分则代表最强的疼痛行为反应，分值越高，疼痛越严重。其中，1～3 分为轻度疼痛，4～5 分为中度疼痛，6～8 分为重度疼痛。

**6. FLACC 疼痛评估量表**（face legs activity cry and consolability behavioral pain assessment tool，FLACC）

该量表由面部表情（facial expression）、下肢动作（legs）、活动（activity）、哭闹（cry）、可安慰度（consolability）5 个维度组成。适用于 4 岁或 4 岁以下幼儿、有先天性认知缺陷或老年人以及无法用其他评测方法的患者。FLACC 疼痛评估量表见表 6-6。

表 6-6　FLACC 疼痛评估量表

| 项目 | 0 分 | 1 分 | 2 分 |
|---|---|---|---|
| facial expression<br>（面部表情） | 表情自然或微笑 | 偶尔皱眉、面部扭歪、表情淡漠 | 持续下颌颤抖或咬紧、紧皱眉头 |
| leges<br>（下肢动作） | 自然体位、放松 | 不适,无法休息,肌肉或神经紧张,肢体间断弯曲/伸展 | 踢或拉直腿,高张力,扩大肢体弯曲/伸展,发抖 |
| activity<br>（活动） | 安静平躺,正常体位,可顺利移动 | 急促不安,来回移动,紧张,移动犹豫 | 卷曲或痉挛,来回摆动,头部左右摇动,揉搓身体某部位 |
| cry<br>（哭闹） | 不哭 | 呻吟或啜泣,偶尔哭泣,叹息 | 不断哭泣,尖叫或抽泣,呻吟 |
| consolability<br>（可安慰度） | 无须安慰 | 可通过偶尔身体接触,消除疑虑,分散注意 | 很难安慰 |

注：根据患者行为的反应强烈程度每个条目分别用 0～2 分表示，总分 0～10 分，0 分代表没有疼痛相关行为反应，10 分则代表最强的疼痛行为反应，分值越高，疼痛越严重。其中，1～3 分为轻度疼痛、4～6 分为中度疼痛、7～10 分为重度疼痛。

**（四）评估时机**

**1. 筛查**

每日常规筛查术后患者有无静息性疼痛和（或）活动性疼痛，特别是病情变化、功能锻炼和行致痛性操作时（如引流管护理、伤口换药等）。

**2. 全面评估**

对筛查后确认有疼痛及主诉疼痛的患者宜进行全面评估。

**3. 不同状态评估**

（1）轻度疼痛　评估 1 次/天。

（2）中重度疼痛　评估 1 次/h，直至疼痛降为轻度疼痛或无痛。

（3）使用 PCA 泵患者　评估 1 次/班。

（4）患者睡眠状态下可不进行疼痛评估。

**4. 复评**

在突发剧烈疼痛给予药物治疗后应评估治疗效果。静脉给药后 5～15min、口服用药后 1～2h，或药物达最大作用时复评；对于非药物性干预措施的效果评估应在应用期间或应用之后即刻开始评估。

**（五）人员资质**

经过疼痛评估培训合格的人员。

（六）关键技术流程（图6-5）

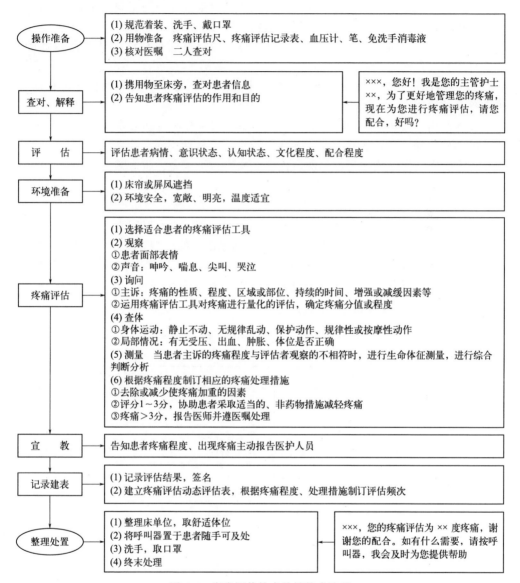

图6-5　疼痛评估技术关键技术流程

（七）关键提示

（1）根据患者情况，选用合适的疼痛评估工具，病情允许时住院过程中宜选用同一疼痛评估工具。

（2）疼痛评估内容

① 疼痛部位：通过文字、指向或使用图片/身体图确定主要位置以及放射痛的模式。

② 疼痛强度：使用对被评估人群可靠有效的疼痛评估工具。只要患者能够自我报告，就使用自我评估工具，如果患者无法自我报告，请使用观察工具。对所有患者使用相同的评估工具，除非患者的病情需要更改评估工具。

③ 疼痛持续时间：问患者疼痛开始时间，确定疼痛是持续的还是间歇性的，确定疼痛在发作期间持续多长时间。

④ 疼痛性质：特定的生理感觉与疼痛相关，询问患者对疼痛的描述，有助于确定疼痛的原因。

a.神经痛：描述为烧灼样、刺痛、电击样、射击样和疼痛麻木等。

b.躯体疼痛：描述为锋利的、酸痛、钝痛、压榨性疼痛、抽痛。

c.内脏痛：常常描述为深部的、钝痛、酸痛、挤压痛、压迫感。

⑤ 评估疼痛时患者伴随症状。

⑥ 疼痛缓解或加重的原因：问患者什么能使疼痛好转（例如药物或非药物干预，疼痛好转时间）及什么会使疼痛加重（例如活动，疼痛加重时间）。

⑦ 评估疼痛对患者饮食、睡眠、情绪、功能活动的影响。

⑧ 评估治疗相关不良反应：如镇静、恶心、呕吐、睡眠障碍、瘙痒等。

（3）疼痛的评估不但要评估静息痛，还要评估运动痛。

## （八）操作考核评分标准（表6-7）

**表6-7　疼痛评估技术操作考核评分标准**

科室：_____　姓名：_____　考核日期：_____　考核者：_____　得分：_____

| 项目 | 操作技术要点 | 考核要点 | | 标准分/分 | 得分/分 |
|---|---|---|---|---|---|
| 操作前<br>（15分） | 用物准备　疼痛评估工具、血压计、笔、免洗手消毒液 | 缺一项扣0.5分 | | 2 | |
| | 规范着装、洗手、戴口罩 | (1)着装符合要求<br>(2)洗手规范<br>(3)规范戴口罩 | 1分<br>1分<br>1分 | 3 | |
| | 采用两种以上方式核对床号、姓名、手腕带信息等 | (1)核对方法正确<br>(2)核对信息完整 | 1分<br>1分 | 2 | |
| | 评估<br>(1)环境安全,温度适宜<br>(2)患者生命体征平稳<br>(3)患者病情 | (1)正确评估环境<br>(2)监测患者生命体征<br>(3)正确评估患者情况 | 1分<br>1分<br>1分 | 3 | |
| | (1)向患者表明身份<br>(2)告知疼痛评估目的、配合方法及注意事项 | (1)自我介绍<br>(2)告知内容全面<br>(3)与患者沟通有效 | 1分<br>2分<br>2分 | 5 | |
| 操作中<br>（65分） | 选择疼痛评估工具 | 选择评估工具恰当 | 10分 | 10 | |
| | 疼痛评估<br>(1)观察<br>① 患者面部表情<br>② 声音:呻吟、喘息、尖叫、哭泣 | (1)疼痛评估全面<br>(2)疼痛程度评估准确<br>(3)查体准确<br>(4)生命体征测量正确 | 15分<br>20分<br>10分<br>5分 | 50 | |

续表

| 项目 | 操作技术要点 | 考核要点 | | 标准分/分 | 得分/分 |
|---|---|---|---|---|---|
| 操作中<br>（65分） | （2）询问<br>① 主诉：疼痛的性质、程度、区域或部位、持续的时间、增强或减缓因素等<br>② 运用疼痛评估工具对疼痛进行量化的评估，确定疼痛分值或程度<br>（3）查体<br>① 身体运动：静止不动、无规律乱动、保护动作、规律性或按摩性动作<br>② 局部情况：有无受压、出血、肿胀、体位是否正确<br>（4）测量　血压、脉搏、呼吸 | | | | |
| | 疼痛教育 | 根据评估结果，行疼痛宣教 | 5分 | 5 | |
| 操作后<br>（10分） | 协助取舒适体位 | （1）患者体位正确<br>（2）患者体位舒适 | 1分<br>1分 | 2 | |
| | 整理衣物及床单位 | 床单整理平整 | 1分 | 1 | |
| | 建立疼痛动态评估表，制订评估频次 | 评估频次正确 | 2分 | 2 | |
| | 洗手，取口罩，记录，签字 | （1）洗手方法正确<br>（2）取口罩方法正确<br>（3）记录正确 | 2分<br>1分<br>2分 | 5 | |
| 综合评价<br>（10分） | 操作熟练、流畅 | | | 5 | |
| | 操作中与患者沟通良好，注重人文关怀 | | | 5 | |
| 总分<br>（100分） | | 实际得分合计 | | | |

## 三、静脉血栓栓塞症风险评估

### （一）概述

静脉血栓栓塞症指血液在静脉内不正常地凝结，使血管完全或不完全阻塞，属静脉回流障碍性疾病，包括深静脉血栓形成和肺血栓栓塞症，是 VTE 在不同部位和不同阶段的两种临床表现形式。

### （二）作用和目的

早期识别有 VTE 风险的患者，为 VTE 预防措施提供指导，减少医院内 VTE 的发生。

### （三）评估工具

1. Caprini 血栓风险评估量表

适用于所有骨科患者。见表 6-8。

2. Autar 血栓风险评估量表

适用于所有骨科脊柱疾病患者。见表 6-9。

表 6-8　Caprini 血栓风险评估量表

| 每个危险因素 1 分 | 每个危险因素 2 分 | 每个危险因素 3 分 |
|---|---|---|
| □01. 年龄 41～59（岁） | □19. 年龄 60～74 岁 | □26. 年龄≥75 岁 |
| □02. 肥胖（BMI≥30kg/m²） | □20. 肥胖（BMI≥40kg/m²） | □27. 肥胖（BMI≥50kg/m²） |
| □03. 小手术（手术时间＜45min） | □21. 卧床＞3 天 | □28. 大手术（手术时间 2～3h） |
| □04. 不明原因的反复流产史 | □22. 恶性肿瘤 | □29. VTE 家族史 |
| □05. 妊娠或产褥期 | □23. 腹腔镜手术（手术时间＞60min） | □30. 既往 VTE 病史 |
| □06. 服用避孕药或雌激素替代治疗 | □24. 关节镜手术（手术时间＞60min） | □31. 肝素诱导的血小板减少症 |
| □07. 因内科疾病卧床（＜3 天） | □25. 其他大手术（手术时间＞60min） | □32. 已知的血栓形成倾向（包括狼疮抗凝物阳性、血清同型半胱氨酸升高、Ⅴ 因子 Leiden 突变、凝血酶原 G20210A 突变、抗心磷脂抗体阳性等） |
| □08. 下肢水肿 | | |
| □09. 下肢静脉曲张 | | |
| □10. 炎性肠病史（溃疡性结肠炎、克罗恩病） | | 每个危险因素 5 分 |
| □11. 严重的肺部疾病（1 个月内） | | □33. 大手术（手术时间＞3h） |
| □12. 肺功能异常（FEV₁%＜50%） | | □34. 脑卒中（1 个月内） |
| □13. 急性心肌梗死或充血性心力衰竭（1 个月内） | | □35. 急性脊髓损伤（瘫痪）（1 个月内） |
| □14. 败血症（1 个月内） | | □36. 择期下肢关节置换术 |
| □15. 大手术史（1 个月内） | | □37. 髋关节、骨盆或下肢骨折 |
| □16. 中心静脉置管 | | □38. 多发性创伤（1 个月内） |
| □17. 下肢石膏或支具固定 | | |
| □18. 输血 | | |

注：风险等级为①极低危 0 分；②低危 1～2 分；③中危 3～4 分；④高危≥5 分；⑤极高危≥9 分。

表 6-9　Autar 血栓风险评估量表

| 内容 | 0 分 | 1 分 | 2 分 | 3 分 | 4 分 | 5 分 | 6 分 | 7 分 |
|---|---|---|---|---|---|---|---|---|
| 年龄/岁 | 10～30 | 31～40 | 41～50 | 51～60 | 61～70 | ＞71 | | |
| 体重指数/(kg/m²) | ＜18.5 | 20～25 | 26～30 | 31～40 | ≥40 | | | |
| 活动能力 | 自由活动 | 借助辅助物活动 | 需要人协助 | 使用轮椅；不能步行活动 | 绝对卧床 | | | |
| 特殊风险 | | 服用避孕药且 20～35 岁 | 服用避孕药且 35 岁以上 | 妊娠或产褥期 | 血栓形成 | | | |
| 创伤风险 | | ①头部创伤②胸部创伤 | ①头胸部创伤②脊柱创伤 | 骨盆创伤 | 下肢创伤 | | | |
| 手术（只选择一个符合的） | | 小手术（手术时间≤30min） | 大手术（手术时间＞30min） | ①急症大手术②泌尿手术③胸部手术④腹部手术 | ①脊柱手术②骨盆手术③髋、股骨手术④膝关节手术 | | | |
| 高危疾病 | | 溃疡性结肠炎 | 红细胞增多症 | 慢性心脏病 | 心肌梗死 | 恶性肿瘤 | 静脉曲张 | 曾患深静脉血栓或脑血管损伤 |

注：风险等级为①低风险≤10 分；②中风险 11～14 分；③高风险≥15 分。

（四）评估时机

（1）入院后 24h 内。

（2）病情或治疗变化时

① 进行手术或介入操作：术前 24h 内，术中、术后 24h 内。

② 转科：转科后 24h 内。

③ 护理级别发生变化、报/停病危（病重）等特殊情况。

（3）出院前。

（五）人员资质

经 VTE 风险评估培训合格的医护人员。

（六）关键技术流程（图 6-6）

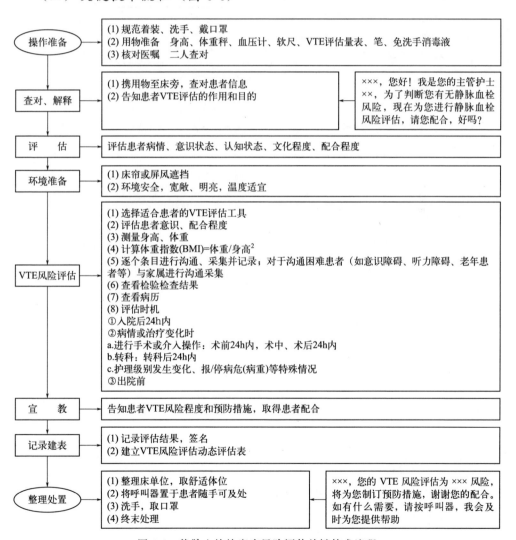

图 6-6　静脉血栓栓塞症风险评估关键技术流程

## （七）关键提示

（1）对评估者进行统一的培训。

（2）选择正确的评估模型。

（3）评估前一定要评估患者的意识状态、配合程度。

（4）与患者或家人进行有效的沟通，确保病史采集的正确。

（5）观察临床表现，重视患者主诉。

（6）病情变化时及时进行动态评估。

## （八）操作考核评分标准（表 6-10）

**表 6-10　Caprini 静脉血栓风险评估量表评估操作考核评分标准**

科室：_____　姓名：_____　考核日期：_____　考核者：_____　得分：_____

| 项目 | 操作技术要点 | 考核要点 | | 标准分/分 | 得分/分 |
|---|---|---|---|---|---|
| 操作前<br>（30 分） | 用物准备　体重身高秤、Caprini 静脉血栓风险评估量表、笔、免洗手消毒液 | 用物准备齐全,缺一项扣 0.5 分 | | 4 | |
| | 规范着装、洗手、戴口罩 | （1）着装符合要求<br>（2）洗手规范<br>（3）规范戴口罩 | 2 分<br>2 分<br>2 分 | 6 | |
| | 采用两种以上方式核对床号、姓名、手腕带信息等 | （1）核对方法正确<br>（2）核对信息完整 | 2 分<br>2 分 | 4 | |
| | 评估<br>（1）环境安全,温度适宜<br>（2）患者生命体征平稳<br>（3）评估患者病情 | （1）正确评估环境<br>（2）监测患者生命体征<br>（3）正确评估患者情况 | 2 分<br>2 分<br>2 分 | 6 | |
| | （1）向患者表明身份<br>（2）告知 VTE 筛查的目的、配合方法及注意事项 | （1）自我介绍<br>（2）告知内容全面<br>（3）与患者沟通有效 | 2 分<br>4 分<br>4 分 | 10 | |
| 操作中<br>（50 分） | 测身高、体重,计算 BMI | BMI 正确 | 2 分 | 2 | |
| | Caprini 静脉血栓风险评估量表危险因素评估,共 38 个条目 | 每个条目逐一评估,漏 1 条扣 1 分 | | 38 | |
| | VTE 风险等级判断 | 筛查结果判断准确 | 4 分 | 4 | |
| | 预防 VTE 宣教 | VTE 预防措施宣教正确 | 6 分 | 6 | |
| 操作后<br>（10 分） | 协助取舒适体位 | （1）患者体位正确<br>（2）患者体位舒适 | 1 分<br>1 分 | 2 | |
| | 整理衣物及床单位 | 床单整理平整 | | 1 | |
| | 密切观察患者反应,注意倾听患者主诉 | （1）询问患者反应<br>（2）观察病情变化 | 1 分<br>1 分 | 2 | |
| | 洗手,取口罩,记录,签字 | （1）洗手方法正确<br>（2）取口罩方法正确<br>（3）记录正确 | 2 分<br>1 分<br>2 分 | 5 | |

续表

| 项目 | 操作技术要点 | 考核要点 | 标准分/分 | 得分/分 |
|---|---|---|---|---|
| 综合评价<br>(10 分) | 方法正确,操作熟练、流畅 | | 5 | |
| | 评估过程流畅,与患者沟通良好,注重人文关怀 | | 5 | |
| 总分<br>(100 分) | | 实际得分合计 | | |

## 四、患肢感觉、运动、血液循环评估技术

### (一)概述

骨科患者常因骨折、手术等创伤导致感觉、运动、血液循环异常,需进行观察和记录,及早发现异常,防止并发症的发生。

### (二)作用和目的

(1)及早发现异常情况,防止并发症的发生。

(2)客观反映、衡量肢体感觉、运动、血液循环情况。

### (三)评估对象

(1)四肢新鲜骨折的患者。

(2)四肢神经、血管损伤患者。

(3)外周循环不良的患者。

(4)行皮牵引治疗的患者。

(5)行骨牵引治疗的患者。

(6)四肢手术后的患者。

### (四)评估时机

患者入院 2h 内完成首次评估,以后每班评估一次,如有异常随时评估。

### (五)人员资质

经感觉、运动、血液循环评估技术培训合格的医护人员。

### (六)关键技术流程 (图 6-7)

### (七)关键提示

(1)评估患肢血液循环　正常肢体远端肤色红润,毛细血管充盈,可触及远心端动脉搏动。若患肢肤色呈苍白或灰白,动脉搏动减弱或消失,皮肤温度低,提示患肢组织灌注不足;若患肢肤色呈暗红或紫红,皮肤温度高,提示患肢静脉回流受阻。

(2)评估患肢感觉　若出现麻木、感觉减退及其他异常情况,提示敷料包扎过紧或患肢缺血。若感觉异常的部位与神经走向及分布位置相关,提示神经因素引起。

(3)评估患肢运动　若出现运动障碍,应先排除神经损伤因素。

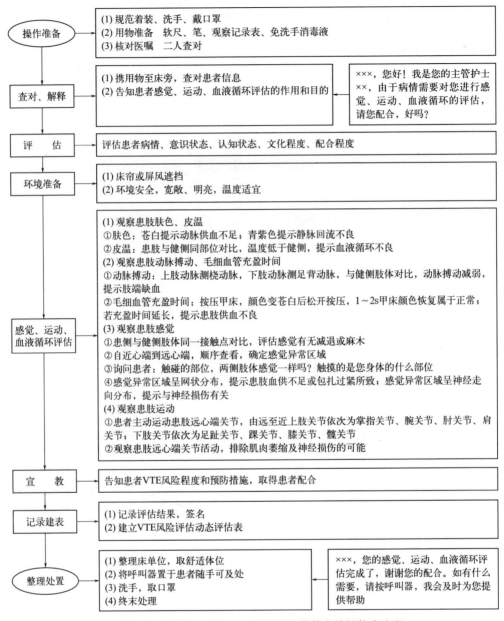

图 6-7　患肢感觉、运动、血液循环评估技术关键技术流程

（4）若发现患肢发绀、肿胀、疼痛、麻木、动脉搏动减弱或消失，皮肤感觉、运动出现患侧与健侧对比不同时应立即通知医生，遵医嘱及时处理。

（5）桡动脉位置　桡动脉下端被皮肤及筋膜覆盖，是临床测量脉搏处，手拇指根部掌面的桡侧。

（6）足背动脉位置　踝关节前方长肌腱和趾长肌腱之间。

## （八）操作考核评分标准（表 6-11）

**表 6-11 患肢感觉、运动、血液循环评估技术操作考核评分标准**

科室：＿＿＿＿ 姓名：＿＿＿＿ 考核日期：＿＿＿＿ 考核者：＿＿＿＿ 得分：＿＿＿＿

| 项目 | 操作技术要点 | 考核要点 | | 标准分/分 | 得分/分 |
|---|---|---|---|---|---|
| 操作前<br>（15分） | 用物准备 观察记录表、软尺、笔、免洗手消毒液 | 缺一项扣0.5分 | | 2 | |
| | 规范着装、洗手、戴口罩 | (1)着装符合要求<br>(2)洗手规范<br>(3)规范戴口罩 | 1分<br>1分<br>1分 | 3 | |
| | 采用两种以上方式核对床号、姓名、手腕带信息等 | (1)核对方法正确<br>(2)核对信息完整 | 1分<br>1分 | 2 | |
| | 评估<br>(1)环境安全,温度适宜<br>(2)患者生命体征平稳<br>(3)评估患者病情 | (1)正确评估环境<br>(2)监测患者生命体征<br>(3)正确评估患者情况 | 1分<br>1分<br>1分 | 3 | |
| | (1)向患者表明身份<br>(2)告知患者末梢血运、感觉、活动评估的目的、配合方法及注意事项 | (1)自我介绍<br>(2)告知内容全面<br>(3)与患者沟通有效 | 1分<br>2分<br>2分 | 5 | |
| 操作中<br>（65分） | 协助患者取正确体位 | 体位正确、保暖 | 5分 | 5 | |
| | 评估皮温部位、方法,与实际相符 | 检查部位正确<br>判断准确 | 5分<br>5分 | 10 | |
| | 评估皮肤颜色部位、方法,与实际相符 | 观察内容全面<br>判断准确 | 5分<br>5分 | 10 | |
| | 评估动脉搏动部位、方法,与实际相符 | 检查部位正确<br>判断准确 | 5分<br>5分 | 10 | |
| | 评估毛细血管充盈试验部位、方法,与实际相符 | 观察内容全面<br>判断准确 | 5分<br>5分 | 10 | |
| | 评估感觉部位、方法,与实际相符 | 检查部位正确<br>判断准确 | 5分<br>5分 | 10 | |
| | 评估活动部位、方法,与实际相符 | 观察内容全面<br>判断准确 | 5分<br>5分 | 10 | |
| 操作后<br>（10分） | 协助取舒适体位 | (1)患者体位正确<br>(2)患者体位舒适 | 1分<br>1分 | 2 | |
| | 整理衣物及床单位 | 床单整理平整 | 1分 | 1 | |
| | 密切观察患者反应,注意倾听患者主诉 | (1)询问患者反应<br>(2)观察病情变化 | 1分<br>1分 | 2 | |
| | 洗手,取口罩,记录,签字 | (1)洗手方法正确<br>(2)取口罩方法正确<br>(3)记录正确 | 2分<br>1分<br>2分 | 5 | |

| 项目 | 操作技术要点 | 考核要点 | 标准分/分 | 得分/分 |
|---|---|---|---|---|
| 综合评价<br>（10分） | 手法正确，操作熟练、流畅 | | 5 | |
| | 操作中观察病情变化，与患者沟通良好，注重人文关怀 | | 5 | |
| 总分<br>（100分） | | 实际得分合计 | | |

## 五、营养风险筛查

### （一）概述

营养风险筛查是由医护人员实施的简便的营养风险筛查方法，用以决定是否需要制订或实施肠外肠内营养支持计划，是以患者是否受益（结局）为终点。

NRS-2002（nutrition risk screening 2002）是欧洲肠外肠内营养学会（The European Society for Parenteral and Enteral Enteral Nutrition，ESPEN）在 2002 年推荐的一种简便易行的较客观的营养风险筛查首选工具，医师、营养师、护士都可以操作。

### （二）作用和目的

（1）筛查住院患者是否存在营养不良。

（2）监测营养不良发展的风险。

（3）指导营养计划。

### （三）评估工具

NRS-2002 营养风险筛查表。

### （四）评估时机

（1）入院评估　入院 24h 内完成评估。

（2）初筛五项中，若均选择"否"，每周筛查一次。

（3）病情发生变化时，应动态评估。

### （五）人员资质

经 NRS-2002 营养风险筛查培训合格的医护人员。

### （六）关键技术流程（图 6-8）

### （七）关键提示

（1）包括初筛和最终筛查两个部分。

（2）初筛

① 从 BMI、体重、摄食状况、疾病是否严重四个方面来评价。

② 患者或家属不清楚者均填"否"，初筛五项中只要其中一项选择"是"，进入下一步最终筛查，若均选择"否"，该次筛查终止，每周筛查一次。

```
┌──────────┐     (1) 规范着装、洗手、戴口罩
│ 操作准备 │ →   (2) 用物准备　身高、体重秤、NRS-2002营养风险筛查表、笔、免洗手消毒液
└──────────┘     (3) 核对医嘱　二人查对
```

```
┌──────────┐     (1) 携用物至床旁，查对患者信息          ×××，您好！我是您的主管护士
│ 查对、   │ →   (2) 告知患者营养风险筛查的作用和目的    ××，由于病情需要对您进行营
│ 解释     │                                              养风险筛查评估，请您配合，
└──────────┘                                              好吗？
```

```
┌──────────┐
│ 评　估   │ →   评估患者病情、意识状态、认知状态、文化程度、配合程度
└──────────┘
```

```
┌──────────┐     (1) 床帘或屏风遮挡
│ 环境准备 │ →   (2) 环境安全，宽敞、明亮，温度适宜
└──────────┘
```

```
┌──────────┐
│          │     (1) 测量身高、体重
│          │     (2) 初筛　如有下列情况之一，进一步行最终筛查；如果均选择"否"，该次筛查终止，每
│          │          周筛查一次
│          │     ①BMI<18.5kg/m²
│          │     ②患者在过去3个月有体重下降？是(  )否(  )
│          │     ③患者在过去1周内有摄食减少吗？是(  )否(  )
│          │     ④患者有严重的疾病吗？(如ICU治疗)是(  )否(  )
│          │     ⑤前白蛋白<0.2g/L(近1周内检查结果)是(  )否(  )
│          │     (3) 最终筛查
│          │     ①评分一：营养状态受损评分及其定义
│ 营养风险 │ →   没有：0分，正常营养状态
│ 筛查     │     轻度：1分，3个月内体重丢失>5%，或前白蛋白160~200mg/L，或前一周食物摄入比正常
│          │          需要量低25%~50%
│          │     中度：2分，2个月内体重丢失>5%，或前白蛋白100~160mg/L，或前一周食物摄入比正常
│          │          需要量低50%~75%
│          │     重度：3分，BMI<18.5kg/m²，或1个月内体重丢失>5%（3个月体重下降15%），或前白蛋
│          │          白<0.1g/L，或前一周食物摄入比正常需要量低75%~100%
│          │     ②评分二：疾病严重程度的评分及其定义
│          │     没有：0分，正常营养需要量
│          │     轻度：1分，需要量轻度提高
│          │     中度：2分，需要量中度增加
│          │     重度：3分，需要量明显增加
│          │     ③评分三：年龄超过70岁者加1分
└──────────┘
```

```
┌──────────┐
│ 宣　教   │ →   告知患者营养不良风险程度和预防措施，取得患者配合
└──────────┘
```

```
┌──────────┐
│ 记录建表 │ →   记录评估结果，签名
└──────────┘
```

```
┌──────────┐     (1) 整理床单位，取舒适体位               ×××，您的营养风险筛查评估为×风
│ 整理处置 │ →   (2) 将呼叫器置于患者随手可及处           险，谢谢您的配合。如有什么需要，
└──────────┘     (3) 洗手，取口罩                           请按呼叫器，我会及时为您提供帮助
                 (4) 终末处理
```

图 6-8　营养风险筛查关键技术流程

（3）最终筛查　包括三部分内容，即营养状况、疾病或手术严重程度、年龄。

（4）根据疾病严重程度和营养状况依次分为无、轻度、中度和重度四个等级，分别记为 0 分、1 分、2 分和 3 分，总分≥3 分表示有营养不良风险需要制订营养支持计划。

（5）营养风险总评分＝评分一＋评分二＋评分三。

（6）营养风险筛查综合应用　筛查→评估与实施→监测与评价→调整。

（7）当患者卧床无法测量体重，或者有水肿、腹水等影响体重测量，以及意识不清无法回答评估者的问题时，该工具的使用将受到限制。

（8）处理

① 总分≥3 分：患者有营养不良的风险，需营养支持治疗。

② 总分＜3 分：若患者将接受重大手术，则每周重新评估其营养状况。

## （八）操作考核评分标准（表 6-12）

表 6-12　营养风险筛查操作考核评分标准

科室：_____　　姓名：_____　　考核日期：_____　　考核者：_____　　得分：_____

| 项目 | 操作技术要点 | 考核要点 | | 标准分/分 | 得分/分 |
|---|---|---|---|---|---|
| 操作前（30分） | 用物准备　体重身高秤、NRS-2002 营养风险筛查表、笔、免洗手消毒液 | 缺一项扣 0.5 分 | | 2 | |
| | 护士准备　仪表端庄、服装整洁、不留长指甲 | 着装符合要求 | 2 分 | 2 | |
| | 环境准备　环境安全，宽敞、明亮，温度适宜 | (1)评估环境<br>(2)屏风或床帘遮挡 | 2 分<br>2 分 | 4 | |
| | 采用两种以上方式核对床号、姓名、手腕带信息等 | (1)核对方法正确<br>(2)核对信息完整 | 4 分<br>6 分 | 10 | |
| | 向患者解释操作的目的及意义,患者了解该项操作的目的,并愿意配合 | (1)告知全面<br>(2)患者理解并配合 | 2 分<br>2 分 | 8 | |
| | 洗手,戴口罩 | (1)洗手方法正确<br>(2)佩戴口罩正确 | 2 分<br>2 分 | 4 | |
| 操作中（50分） | (1)初筛<br>① BMI＜18.5kg/m²<br>② 患者在过去 3 个月有体重下降吗?<br>③ 患者在过去 1 周内有摄食减少吗?<br>④ 患者有严重的疾病吗?（如 ICU 治疗）<br>⑤ 前白蛋白＜0.2g/L（近 1 周内检查结果） | (1)体重指数计算正确<br>(2)采集既往病史准确<br>（漏 1 项扣 2 分） | 2 分<br>8 分 | 10 | |
| | (2)最终筛查<br>评分一:营养状态受损评分<br>评分二:疾病的严重程度评分,主要疾病诊断<br>评分三:年龄超过 70 岁者加 1 分 | (1)评分一准确<br>(2)评分二准确<br>(3)评分三准确 | 10 分<br>10 分<br>2 分 | 22 | |
| | 营养风险总评分 | 营养风险判断准确 | 10 分 | 10 | |
| | 饮食宣教 | 根据筛查结果,行饮食宣教 | 8 分 | 8 | |

续表

| 项目 | 操作技术要点 | 考核要点 | | 标准分/分 | 得分/分 |
|---|---|---|---|---|---|
| 操作后<br>(10分) | 协助取舒适体位 | (1)患者体位正确<br>(2)患者体位舒适 | 1分<br>1分 | 2 | |
| | 整理衣物及床单位 | 床单整理平整 | 1分 | 1 | |
| | 密切观察患者反应,注意倾听患者主诉 | (1)询问患者反应<br>(2)观察病情变化 | 1分<br>1分 | 2 | |
| | 洗手,取口罩,记录,签字 | (1)洗手方法正确<br>(2)取口罩方法正确<br>(3)记录正确 | 2分<br>1分<br>2分 | 5 | |
| 综合评价<br>(10分) | 方法正确,操作熟练、流畅 | | | 5 | |
| | 操作熟练、流畅,操作中与患者沟通良好,注重人文关怀 | | | 5 | |
| 总分<br>(100分) | | 实际得分合计 | | | |

# 第二节·骨科专科理学检查技术

## 一、骨科专科理学检查要求

### (一) 用物准备
包括卷尺、各部位关节量角器、叩诊锤或骨科专用检查工具等。

### (二) 体位准备
一般采取卧位,上肢或颈部检查可取坐位。

### (三) 暴露充分
根据检查需要,充分暴露检查部位,且与健侧对比。

### (四) 顺序正确
按视、触、叩、动、量及神经系统检查顺序进行,先查健侧,后查患侧,先查病变远处,后查病变近处,并对身体状况进行观察。

### (五) 手法规范
主动检查与被动检查结合,即从患者主动的运动开始,了解其运动幅度、功能受限范围、疼痛点等,在此基础上做进一步检查。

### (六) 骨科专科理学检查内容

1. 视诊

观察姿势、步态与活动有无异常;脊柱有无侧弯、前后凸;肢体有无畸形,肌肉有无萎缩、与健侧对应部位是否对称;软组织有无肿胀及皮肤状况,包括有无瘢痕、色素沉着、静脉怒张，有无窦道、发红，有无创面，有无发绀、瘀斑，出汗程度等。

**2. 触诊**

病变局部有无压痛，压痛程度及性质；骨性标志有无改变，有无异常活动及骨擦感；病变部位有无包块，及其大小、硬度、活动度、有无波动感；皮肤温度、质地及感觉有无异常等。

**3. 叩诊**

为明确骨折、脊柱病变或进行反射检查时常用此法。四肢骨折常有纵向叩击痛，脊柱病变常有棘突叩击痛、脊柱间接叩击痛等。

**4. 动诊**

检查关节的活动及肌肉的收缩力。先观察患者的主动运动，再进行被动运动和异常活动的检查。注意有无活动范围减小、超常及假关节活动。

**5. 量诊**

测量肢体的长度、周径、关节的活动范围等。

（1）肢体长度测量　将患肢与健肢置于对称位置，以相同的解剖标志为起止点，双侧对比测量。方法如下。

① 上肢长度：肩峰至桡骨茎突（或中指尖）。

② 上臂长度：肩峰至肱骨外上髁。

③ 前臂长度：肱骨外上髁至桡骨茎突或尺骨鹰嘴至尺骨茎突。

④ 下肢长度：髂前上棘至内踝下缘或股骨大转子至外踝下缘。

⑤ 大腿长度：股骨大转子至膝关节外侧间隙。

⑥ 小腿长度：膝关节内侧间隙至内踝下缘或膝关节外侧间隙至外踝下缘。

（2）肢体周径测量　两侧肢体取相对应的同一水平测量比较，若有肌萎缩或肿胀，选取表现最明显的平面测量。方法如下。

① 上臂周径：在肩峰下 10cm 或 15cm 处，测量两侧肱二头肌周径。

② 前臂周径：在尺骨鹰嘴下 10cm 处测量。

③ 大腿周径：在髌骨上 10cm 或 15cm 处测量。

④ 小腿周径：在胫骨结节下 10cm 或 15cm 处测量。

（3）轴线测量　测量躯干、肢体的轴线是否正常。正常人站立时背面相，枕外隆凸垂线通过颈、胸、腰、骶椎棘突以及两下肢间；前臂旋前位伸肘时上肢呈一直线；下肢伸直时髂前上棘与第 1、2 趾间连线经过髌骨中心前方。

（4）关节活动范围测量　用量角器测量，采用中立位 0 度法，以伸直位作为运动的起点；记录时以中立位为起始点 0 度，按照该关节屈伸、内收、外展、内旋、外旋各运动平面的两个相反方向记录活动的起始到终末度数，两度数之差即为活动范围。关节活动度测量时，均应先测量主动活动度，再测量被动活动度，主动、被动活动一致时则记录一次即可，若活动不一致则应分别记录，关节过伸应在过伸度数前加"＋"表示过伸，关节伸直功能受限则应在缺失度数前加"－"号表示伸直所缺度数。脊柱活动范围记录如下（图 6-9）。

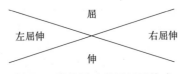

图 6-9　脊柱活动范围记录格式

## 二、关节主动活动度的测量技术

### （一）概述

关节主动活动度（ROM）测量是检查、量化关节在运动时所通过的运动弧或转动的角度的技术，是用量角器、尺子等量具，通过对关节的近端和远端骨运动弧的测量。

### （二）作用和目的

（1）通过检查发现阻碍关节活动的因素。

（2）判定关节障碍的程度。

（3）为制订康复治疗目标、计划和方案及选择适当的康复护理技术提供依据。

（4）作为治疗、训练的评价手段。

（5）保持连续记录，以便治疗前后对比和疗效判定。

### （三）适应证

所有需要进行关节活动度测量无禁忌证的患者。

### （四）禁忌证

（1）关节脱位或骨折未愈合者。

（2）肌腱、韧带、肌肉手术后早期。

（3）骨化性肌炎患者。

### （五）人员资质

经关节活动度测量技术培训合格的医护人员。

### （六）评估要点

评估患者病情、意识状态、配合程度、疼痛程度等。

### （七）宣教要点

（1）告知患者关节活动度测量的目的、关键流程及配合方法。

（2）告知患者在测量过程中有任何不适，及时告知检查者。

### （八）主要关节测量方法

#### 1. 颈部活动度测量

（1）前屈、后伸活动度测量

① 正常值：前屈活动度 0°～60°，后伸活动度 0°～50°。

② 体位：坐位或立位，在侧方测量。

③ 量角器摆放：轴心置于两臂交点，固定臂与地面垂直，移动臂平行于外耳道与鼻尖连线。见图 6-10。

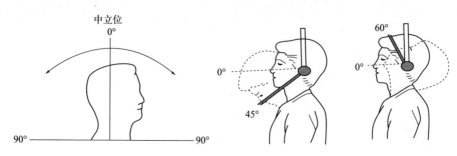

图 6-10　颈椎前屈、后伸活动度测量

（2）左右旋转活动度测量

① 正常值：左右旋转活动度 0°～70°。

② 体位：坐位或仰卧位，在头顶测量。

③ 量角器摆放：轴心置于头顶后方，固定臂置于头顶中心矢状面，移动臂平行于鼻梁与枕骨结节连线。见图 6-11。

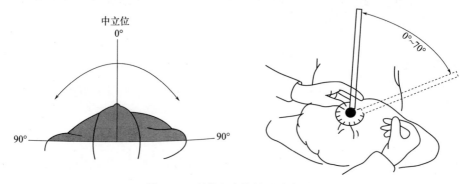

图 6-11　颈椎左右旋转活动度测量

（3）左右侧屈活动度测量

① 正常值：左右侧屈活动度 0°～50°。

② 体位：坐位或立位，在后方测量。

③ 量角计摆放：轴心置于 C7 棘突，固定臂置于 C7 与 L5 棘突连线，移动臂平行于枕外隆凸与后头部中线。见图 6-12。

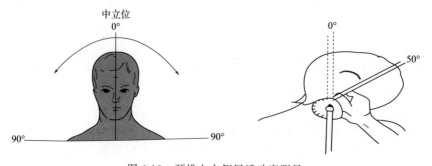

图 6-12　颈椎左右侧屈活动度测量

颈部活动度测量

### 2. 胸腰椎活动度测量

（1）前屈活动度测量

① 正常值：前屈活动度 0°～85°。

② 体位：坐位或立位。

③ 量角器摆放：轴心置于 L5 棘突，固定臂置于通过 L5 棘突的垂线，移动臂平行于 C7 与 L5 棘突连线。见图 6-13。

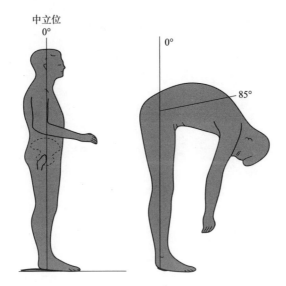

图 6-13　胸腰椎前屈活动度测量

（2）后伸活动度测量

① 正常值：后伸活动度 0°～30°。

② 体位：立位或俯卧位。

③ 量角器摆放：轴心置于 L5 棘突，固定臂置于通过 L5 棘突的垂线，移动臂平行于 C7 与 L5 棘突连线。见图 6-14。

（3）左右旋转活动度测量

① 正常值：左右旋转活动度 0°～45°。

② 体位：坐位，固定骨盆。

③ 量角器摆放：轴心置于头顶部中点，固定臂置于双侧髂嵴上缘连线的平行线，移动臂平行于双侧肩峰连线的平行线。见图 6-15。

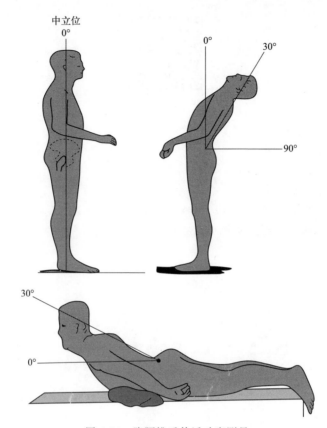

图 6-14  胸腰椎后伸活动度测量

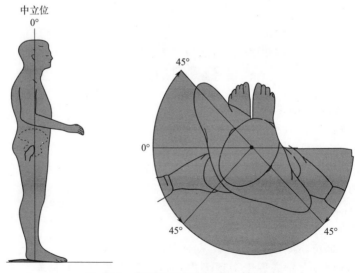

图 6-15  胸腰椎左右旋转活动度测量

（4）左右侧屈活动度测量

① 正常值：左右侧屈活动度 0°～35°。

② 体位：坐位或立位。

③ 量角器摆放：轴心置于 L5 棘突，固定臂置于两侧髂嵴连线中点的垂线，移动臂平行于 C7 与 L5 棘突连线。见图 6-16。

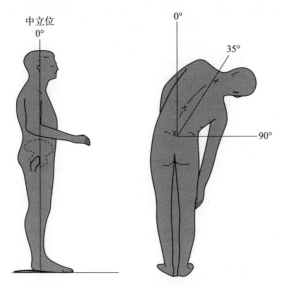

图 6-16 胸腰椎左右侧屈活动度测量

胸腰椎活动度测量

### 3. 肩关节屈曲、伸展、外展、内旋、外旋活动度测量

对患侧和健侧检查肩关节进行前屈上举、后伸、外展上举、内收、水平位外旋、水平位内旋 6 个方向的测量时，当患侧肩关节外展上举达不到 90°时，不再测量水平位内、外旋，而改由测量贴臂位外旋、贴臂位内旋代替水平位内旋、水平位外旋。

（1）前屈上举活动度测量

① 正常值：前屈上举活动度 0°～180°。

② 体位：坐位或立位或仰卧位或侧卧位。肩关节无外展、内收、旋转，前臂中立位，手掌朝向体侧。

③ 运动方式：沿冠状轴在矢状面上肢向前上方运动。

④ 避免连带动作：躯干伸展和肩关节外展。

⑤ 量角器摆放：轴心置于肩峰，固定臂置于腋中线，移动臂平行于肱骨长轴。见图 6-17。

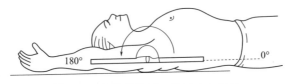

图 6-17 肩关节前屈上举活动度测量

（2）后伸活动度测量

① 正常值：后伸活动度 0°～60°。

② 体位：坐位或立位或仰卧位或侧卧位。

③ 运动方式：在矢状面上肢向后上方运动。

④ 避免连带动作：肩胛骨前倾、上抬、外展。

⑤ 量角器摆放：轴心置于肩峰，固定臂置于腋中线，活动臂平行于肱骨长轴。检查时固定肩胛骨。见图 6-18。

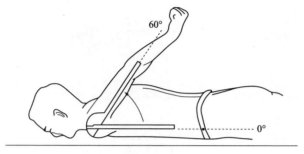

图 6-18　肩关节后伸活动度测量

（3）外展上举活动度测量

① 正常值：外展上举活动度 0°～180°。

② 体位：坐位。肩关节屈曲、伸展均呈 0°位，前臂旋后，手掌向前方，使肱骨充分外旋。

③ 运动方式：沿矢状轴运动。

④ 避免连带动作：肩关节上抬、外旋。

⑤ 量角器摆放：轴心置于盂肱关节前或后方，固定臂置于肩峰与地面的垂直线，移动臂平行于肱骨长轴。检查时固定肩胛骨。见图 6-19。

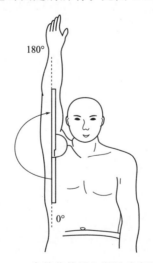

图 6-19　肩关节外展上举活动度测量

（4）水平位内旋活动度测量

① 正常值：水平内旋活动度 0°～80°。

② 体位：坐位或仰卧位或俯卧位，肩关节外展 90°，肘关节 90°，前臂旋前并与地面平行。

③ 运动方式：前臂在矢状面上向下肢的方向运动。

④ 避免连带动作：测量水平位内旋时避免躯干屈曲、肘关节伸展、肩关节上抬外展。

⑤ 量角器摆放：轴心置于尺骨鹰嘴，固定臂通过肘关节与地面的垂直线，移动臂平行于尺骨。见图 6-20。

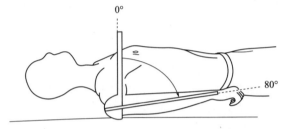

图 6-20　肩关节水平内旋活动度测量

（5）水平位外旋活动度测量

① 正常值：水平外旋活动度 0°～90°。

② 体位：坐位或仰卧位或俯卧位，肩关节外展 90°，肘关节 90°，前臂旋前并与地面平行。

③ 运动方式：前臂在矢状面上沿冠状轴向头部方向运动。

④ 避免连带动作：躯干屈曲、肘关节伸展、肩胛骨内收。

⑤ 量角器摆放：轴心置于尺骨鹰嘴，固定臂通过肘关节与地面的垂直线，移动臂平行于尺骨。见图 6-21。

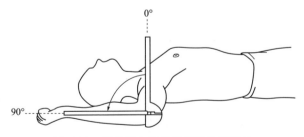

图 6-21　肩关节水平位外旋活动度测量

肩关节活动度测量

### 4. 肘关节屈曲与伸展活动度测量

（1）屈曲活动度测量

① 正常值：水平外旋活动度 0°～150°。

② 体位：坐位，上肢紧靠躯干，肘关节伸展，前臂解剖中立位。

③ 运动方式：前臂在矢状面上运动。

④ 避免连带动作：肩关节屈曲。

⑤ 量角器摆放：轴心置于肱骨外上髁，固定臂与肱骨纵轴平行并指向尺骨鹰嘴，移动臂平行桡骨纵轴，指向桡骨茎突。见图 6-22。

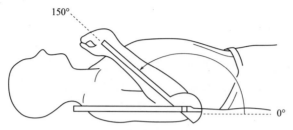

图 6-22　肘关节屈曲活动度测量

（2）伸展活动度测量

① 正常值：伸展活动度 0°～10°。

② 体位：坐位，上肢紧靠躯干，肘关节伸展，前臂解剖中立位。

③ 运动方式：前臂在矢状面上运动。

④ 避免连带动作：肩关节屈曲。

⑤ 量角器摆放：轴心置于肱骨外上髁，固定臂与肱骨纵轴平行并指向尺骨鹰嘴，移动臂平行桡骨纵轴，指向桡骨茎突。见图 6-23。

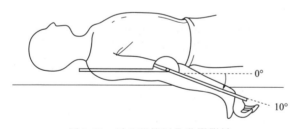

图 6-23　肘关节伸展活动度测量

肘关节活动度测量

**5. 前臂旋前、旋后活动度测量**

（1）旋前活动度测量

① 正常值：旋前活动度 0°～90°。

② 体位：为坐位，上臂紧靠躯干，肩关节无屈曲、伸展、外展、内收、旋转，肘关节屈曲 90°，前臂呈中立位。

③ 运动方式：在水平面上，以垂直轴为轴进行拇指向内侧，手掌向下运动，上臂紧靠躯干防止肩关节代偿。

④ 避免连带动作：肩关节外展、内旋。

⑤ 量角器摆放：轴心置于尺骨茎突的外侧，固定臂与地面垂直，移动臂平行于桡骨茎突与尺骨茎突的连线（平行于掌侧面），指向桡骨茎突。见图 6-24。

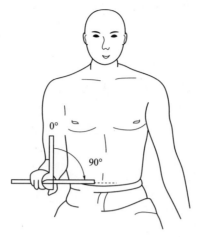

图 6-24　前臂旋前活动度测量

（2）旋后活动度测量

① 正常值：旋后活动度 0°～90°。

② 体位：坐位，上臂紧靠躯干，肩关节无屈曲、伸展、外展、内收、旋转，肘关节屈曲 90°，前臂呈中立位。

③ 运动方式：在水平面上，以垂直轴为轴进行拇指向外侧，手掌向上运动，上臂紧靠躯干防止肩关节代偿。

④ 避免连带动作：肩关节内收和外旋。

⑤ 量角器摆放：轴心置于尺骨茎突的外侧，固定臂与地面垂直，移动臂平行于桡骨茎突与尺骨茎突的连线（平行于掌侧面），指向桡骨茎突。见图 6-25。

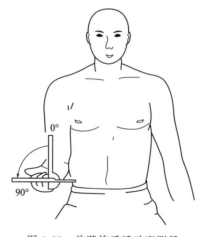

图 6-25　前臂旋后活动度测量

前臂活动度测量

**6.腕关节掌屈、背伸、桡偏、尺偏活动度测量**

（1）掌屈活动度测量

① 正常值：掌屈活动度 0°～80°。

② 体位：坐位，肩关节外展 90°，肘关节屈曲 90°，前臂尺侧置于桌面上，手指轻度伸展。

③ 运动方式：在矢状面上运动。

④ 避免连带动作：腕关节桡偏或尺偏。

⑤ 量角器摆放：轴心置于尺骨茎突稍向远端或桡骨茎突，固定臂与尺骨长轴平行，移动臂放于手背并平行于第五掌骨长轴。见图 6-26。

（2）背伸活动度测量

① 正常值：背伸活动度 0°～80°。

② 体位：坐位，肩关节外展 90°，肘关节屈曲 90°，前臂尺侧置于桌面上，手指轻度伸展。

③ 运动方式：在矢状面上运动。

④ 避免连带动作：腕关节桡偏或尺偏。

⑤ 量角器摆放：轴心置于尺骨茎突稍向远端或桡骨茎突，固定臂与尺骨长轴平行，移动臂放于手掌并平行于第五掌骨长轴。见图 6-27。

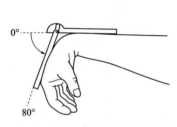

图 6-26　腕关节掌屈活动度测量

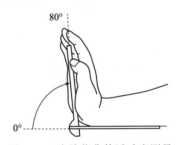

图 6-27　腕关节背伸活动度测量

（3）桡偏活动度测量

① 正常值：桡偏活动度 0°～20°。

② 体位：坐位，肩关节外展 90°，肘关节屈曲 90°，前臂尺侧置于桌面上，手指轻度伸展。

③ 运动方式：在冠状面上运动。

④ 避免连带动作：腕关节伸展。

⑤ 量角器摆放：轴心置于腕关节背侧中点（第三掌骨背基底部），固定臂固定于前臂背侧中线，移动臂置于第三掌骨背侧纵轴线。见图 6-28。

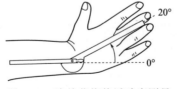

图 6-28　腕关节桡偏活动度测量

（4）尺偏活动度测量

① 正常值：尺偏活动度 0°～45°。

② 体位：坐位，肩关节外展 90°，肘关节屈曲 90°，前臂尺侧置于桌面上，手指轻度伸展。

③ 运动方式：在冠状面上运动。

④ 避免连带动作：腕关节伸展、屈曲。

⑤ 量角器摆放：轴心置于腕关节背侧中点（第三掌骨背基底部），固定臂固定于前臂背侧中线，移动臂置于第三掌骨背侧纵轴线。见图 6-29。

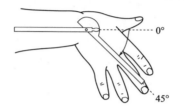

图 6-29　腕关节尺偏活动度测量

腕关节活动度测量

**7. 髋关节屈曲、伸展、外展、内收、内旋、外旋活动度测量**

（1）屈曲活动度测量

① 正常值：屈曲活动度 0°～130°。

② 体位：仰卧位，躯干无侧弯，髋关节无内收、外展、内旋、外旋。

③ 运动方式：沿冠状轴的矢状面运动。

④ 避免连带动作：腰椎屈曲。

⑤ 量角器摆放：轴心置于大转子，固定臂通过大转子，与躯干腋中线平行，移动臂置于股骨纵轴。见图 6-30。

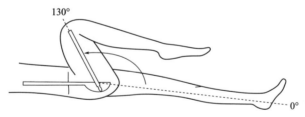

图 6-30　髋关节屈曲活动度测量

（2）伸展活动度测量

① 正常值：伸展活动度 0°～30°。

② 体位：站立位或俯卧位，躯干无侧弯，髋关节无内收、外展、内旋、外旋。膝关节伸展位。双足放在诊床沿外。

③ 运动方式：矢状面运动。

④ 避免连带动作：腰椎伸展。

⑤ 量角器摆放：轴心置于大转子，固定臂通过大转子，与躯干腋中线平行，移动臂置于股骨纵轴。见图 6-31。

（3）外展活动度测量

① 正常值：髋关节外展活动度 0°～30°。

② 体位：仰卧位或侧卧位，髋关节无屈曲、伸展、旋转，膝关节伸展位。

③ 运动方式：沿矢状轴做冠状面运动。

④ 避免连带动作：髋关节外旋。

⑤ 量角器摆放：轴心置于髂前上棘，固定臂置于两侧髂前上棘连线，移动臂置于股骨纵轴。见图 6-32。

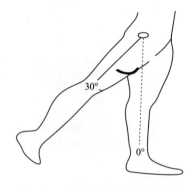

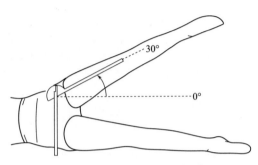

图 6-31　髋关节伸展活动度测量　　　　图 6-32　髋关节外展活动度测量

（4）内收活动度测量

① 正常值：内收活动度 0°～30°。

② 体位：仰卧位，髋关节无屈曲、伸展、旋转，膝关节伸展位，对侧下肢呈外展位。

③ 运动方式：冠状面运动。

④ 避免连带动作：髋关节内旋。

⑤ 量角器摆放：轴心置于髂前上棘，固定臂置于两侧髂前上棘连线，移动臂置于股骨纵轴。见图 6-33。

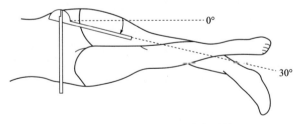

图 6-33　髋关节内收活动度测量

（5）内、外旋活动度测量

① 正常值：内、外旋活动度 0°～45°。

② 体位：端坐位，髋关节屈曲 90°，无外展及内收；膝关节屈曲 90°置于诊查床边缘。双手固定于诊查床边缘。

③ 运动方式：水平面运动。

④ 避免连带动作：内旋时髋关节内收，外旋时髋关节外展。

⑤ 量角器摆放：轴心置于髌骨中心，固定臂通过髌骨中心的垂线与地面垂直，

移动臂置于胫骨纵轴。见图 6-34。

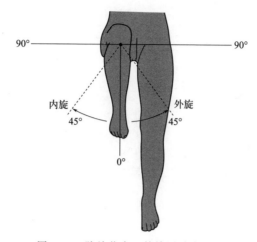

图 6-34　髋关节内、外旋活动度测量

髋关节活动度测量

### 8. 膝关节伸展、屈曲活动度测量

① 正常值：伸展活动度 0°～10°，屈曲活动度 135°。

② 体位：俯卧位，髋关节无内收、外展、屈曲、伸展及旋转。

③ 运动方式：矢状面运动。

④ 避免连带动作：髋关节旋转、屈曲、外展。

⑤ 量角器摆放：轴心置于股骨外侧髁，固定臂置于股骨纵轴，移动臂置于腓骨小头与外踝连线。见图 6-35。

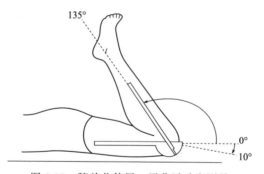

图 6-35　膝关节伸展、屈曲活动度测量

膝关节活动度测量

### 9. 踝关节背伸、跖屈活动度测量

（1）背伸活动度测量

① 正常值：背伸活动度 0°～20°。

② 体位：坐位，膝关节屈曲 90°。

③ 运动方式：沿冠状轴在矢状面上完成足尖从中立位向靠近小腿方向的运动。

④ 避免连带动作：踝关节内、外翻。

⑤ 量角器摆放：轴心置于第五跖骨与小腿纵轴延长线在足底的交点，固定臂

置于腓骨小头与外踝的连线，移动臂置于第五跖骨长轴。见图 6-36。

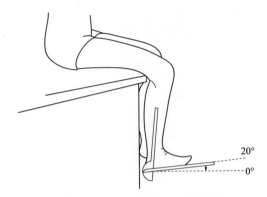

图 6-36　踝关节背伸活动度测量

（2）跖屈活动度测量

① 正常值：跖屈活动度 0°～35°。

② 体位：坐位，膝关节屈曲 90°。

③ 运动方式：在矢状面上完成向足底方向的运动。

④ 避免连带动作：踝关节内、外翻。

⑤ 量角器摆放：轴心置于第五跖骨与小腿纵轴延长线在足底的交点，固定臂置于腓骨小头与外踝的连线，移动臂置于第五跖骨长轴。见图 6-37。

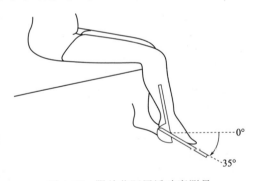 

图 6-37　踝关节跖屈活动度测量　　　　　　踝关节活动度测量

（九）关键提示

**1. 测量要点**

（1）关节活动度测量体位　中立位 0°法，即身体直立，两眼平视前方；双足并立，足尖朝前；上肢垂于躯干两侧，手掌朝向前方，拇指在外侧；以伸直位作为运动的起点；前臂肘屈曲时，以手掌呈矢状面状态为 0°。

（2）根据部位选择适当的量角器，正确操作，读数时视线与刻度同高。

（3）评估者正确示范待测关节如何活动，并在被测关节外侧放置量角器，其轴心对准关节轴，通常固定臂与构成关节的近端骨长轴平行，移动臂与构成关节的远端骨长轴平行，记录起始位置的度数。

（4）评估者充分固定患者被测关节的近端，要求该关节远端肢体进行规范动作运动（屈、伸、旋转等）并使量角器移动臂随着关节远端肢体的移动而移动到最大幅度后，记录终末位置的度数。

（5）进行被动的关节活动度测量时，由评估者施加适当的外力使待测关节被动运动，测量运动终末的角度，并记录其运动范围。

（6）关节活动度测量时，先测量主动活动度，再测量被动活动度。

（7）嘱患者全程放松，勿用力对抗，力度适宜，避免二次损伤。

（8）测量四肢关节 ROM 时，双侧对比。

（9）首次和再次测量的时间、地点、测量者及所用测量工具应保持一致。

**2. 记录要点**

（1）准确记录在"关节活动度测量记录表"，主动、被动活动一致时则记录一次即可，若活动不一致则应分别记录。

（2）记录时以中立位为起始点 0°，按照该关节屈伸、内收、外展、内旋、外旋各运动平面的两个相反方向记录活动的起始到终末度数，两度数之差即为活动范围。

（3）处于不易精确测量的部位，可以测量各骨的相对移动长度来表示其活动范围。

**（十）关键技术流程（图 6-38）**

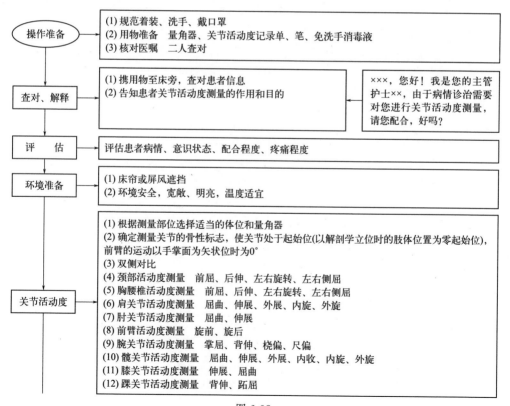

图 6-38

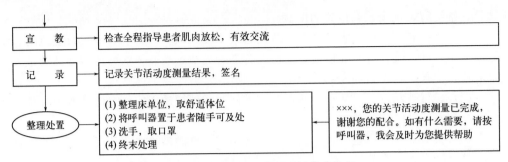

图 6-38　关节活动度测量关键技术流程

## （十一）操作考核评分标准（表 6-13）

### 表 6-13　关节活动度测量操作考核评分标准

科室：_____　　姓名：_____　　考核日期：_____　　考核者：_____　　得分：_____

| 项目 | 操作技术要点 | 考核要点 | | 标准分/分 | 得分/分 |
|---|---|---|---|---|---|
| 操作前<br>（15分） | 用物准备　量角器、关节活动度记录表、笔、免洗手消毒液 | 缺一项扣0.5分 | | 2 | |
| | 护士准备　仪表端庄、服装整洁、不留长指甲 | (1)着装符合要求<br>(2)洗手规范<br>(3)规范戴口罩 | 1分<br>1分<br>1分 | 3 | |
| | 采用两种以上方式核对床号、姓名、手腕带信息等 | (1)核对方法正确<br>(2)核对信息完整 | 1分<br>1分 | 2 | |
| | 环境准备　环境安全，宽敞、明亮，温度适宜 | (1)评估环境<br>(2)屏风或床帘遮挡 | 1分<br>1分 | 2 | |
| | 向患者解释操作的目的及意义，患者了解该项操作的目的，并愿意配合 | (1)告知全面<br>(2)患者理解并配合 | 2分<br>1分 | 4 | |
| | 洗手，戴口罩 | (1)洗手方法正确<br>(2)佩戴口罩正确 | 1分<br>1分 | 2 | |
| 操作中<br>（65分） | 协助患者关节处于测试起始位 | 体位符合测量要求 | 2分 | 2 | |
| | 示范待测关节活动，被动活动测量关节 | 患者正确活动关节 | 5分 | 5 | |
| | 暴露、确定测量关节的骨性标志 | 骨性标志准确 | 3分 | 4 | |
| | 放置量角器 | (1)轴心放置位置正确<br>(2)固定臂放置位置正确<br>(3)移动臂放置位置正确 | 5分<br>5分<br>5分 | 15 | |
| | 记录起始位置的度数 | 记录正确 | 2分 | 2 | |
| | 被测关节主动活动度测量 | (1)体位正确<br>(2)关节运动方式正确<br>(3)测量角度准确 | 5分<br>5分<br>5分 | 15 | |
| | 被测关节被动活动度测量 | (1)体位正确<br>(2)关节运动方式正确<br>(3)测量角度准确<br>(4)施加外力适当 | 3分<br>4分<br>5分<br>5分 | 17 | |
| | 检查全程指导患者肌肉放松 | 指导方法正确 | 5分 | 5 | |

续表

| 项目 | 操作技术要点 | 考核要点 | | 标准分/分 | 得分/分 |
|---|---|---|---|---|---|
| 操作后<br>(10分) | 协助取舒适体位 | (1)患者体位正确<br>(2)患者体位舒适 | 1分<br>1分 | 2 | |
| | 整理衣物及床单位 | 床单整理平整 | 1分 | 1 | |
| | 密切观察患者反应,注意倾听患者主诉 | (1)询问患者反应<br>(2)观察病情变化 | 1分<br>1分 | 2 | |
| | 洗手,取口罩,记录,签字 | (1)洗手方法正确<br>(2)取口罩方法正确<br>(3)记录正确 | 2分<br>1分<br>2分 | 5 | |
| 综合评价<br>(10分) | 手法正确,操作熟练、流畅 | | | 5 | |
| | 操作中观察病情变化,与患者沟通良好,注重人文关怀 | | | 5 | |
| 总分<br>(100分) | | 实际得分合计 | | | |

## 三、徒手肌力检查技术

### (一)概述

肌力是指某一肌肉或肌肉群以一次最大努力对抗阻力时主动收缩的力量。徒手肌力检查(manual muscle test,MMT)是嘱患者做肢体伸缩动作,检查者用自己的双手从相反方向给予阻力,从而测试患者对阻力的克服力量,双侧比较。根据抗引力或抗阻力的程度,通常将肌力分为 6 级。

### (二)作用和目的

(1)全面动态评估患者的肌力情况,判断有无肌力减退及减退的程度。

(2)评估患者生活自理能力。

(3)为制订康复训练计划提供依据。

(4)评价肌力康复训练的效果。

(5)了解患者对辅助用具的需求情况。

### (三)适应证

(1)四肢、关节疾病。

(2)颅内病变。

(3)脊髓及周围神经病变及损伤。

### (四)禁忌证

(1)关节不稳。

(2)骨折未做内固定或骨不连。

(3)重度疼痛。

215

(4) 关节活动范围极度受限。

(5) 急性扭伤。

(6) 四肢肿瘤。

（五）人员资质

经徒手肌力检查培训合格的医护人员。

（六）评估要点

评估患者病情、意识状态、配合程度、疼痛程度等。

（七）宣教要点

(1) 告知患者肌力检查的目的、关键流程及配合方法。

(2) 告知患者在肌力检查中有任何不适，及时告知检查者。

（八）主要部位肌力检查方法

### 1. 躯干肌力检查

(1) 颈前屈

① 主要动作肌：胸锁乳突肌。

② 检查体位：仰卧位。

③ 检查方法：固定患者胸壁下部，肩部放松，检查者在前额部施以阻力，嘱患者完成颈椎屈曲运动。

④ 5级肌力判断标准：能对抗前额部较大的阻力，完成颈椎前屈。

(2) 颈后伸

① 主要动作肌：斜方肌、颈夹肌、头长肌。

② 检查体位：俯卧位。

③ 检查方法：一手固定患者肩胛骨，另一手置于其后枕部施以阻力，嘱患者完成颈椎后伸运动。

④ 5级肌力判断标准：能对抗后枕部较大的阻力，完成颈椎后伸。

(3) 躯干前屈

① 主要动作肌：腹直肌。

② 检查体位：仰卧位。

③ 检查方法：患者双手交叉置于脑后，检查者固定其双侧下肢，嘱患者尽力前屈抬起胸廓。

④ 5级肌力判断标准：双肩均可完全离开台面。

(4) 躯干旋转

① 主要动作肌：腹外斜肌、腹内斜肌。

② 检查体位：仰卧位或坐位。

③ 检查方法：患者双手交叉置于脑后，检查者固定其双下肢，嘱患者胸廓向一侧旋转、屈曲。

④ 5级肌力判断标准：双侧肩胛骨均可离开台面，完成躯干旋转。

（5）躯干后伸

① 主要动作肌：骶棘肌、背棘肌。

② 检查体位：俯卧位。

③ 检查方法：检查者一手固定骨盆，另一手在胸廓下部施以适当阻力，嘱患者将上肢及双肩抬离台面，并将腰椎向后挺起。

④ 5 级肌力判断标准：腰椎后挺，胸廓下部离开台面。

躯干肌力检查

### 2. 下肢肌力检查

（1）髋关节屈曲

① 主要动作肌：髂腰肌、股直肌、缝匠肌、长收肌。

② 检查体位：坐位或侧卧位或仰卧位。

③ 检查方法：取坐位，患者双侧小腿自然下垂，两手握住台面以固定躯干，检查者一手固定骨盆，另一手在大腿上方施以阻力，嘱被检者最大限度地屈曲髋关节。

④ 5 级肌力判断标准：能对抗较大的阻力，完成髋关节屈曲。

（2）髋关节伸展

① 主要动作肌：臀大肌、半腱肌、半膜肌、股二头肌（长头）。

② 检查体位：俯卧位或侧卧位。

③ 检查方法：俯卧位，检查者一手固定骨盆，另一手在腘窝处施以阻力，嘱患者尽力伸展髋关节。

④ 5 级肌力判断标准：能对抗较大阻力，完成髋关节伸展。

（3）髋关节外展

① 主要动作肌：臀中肌、臀小肌、梨状肌、阔筋膜张肌。

② 检查体位：侧卧位或仰卧位。

③ 检查方法：侧卧位，被检侧肢体在上方，髋关节呈轻度过伸位，下侧肢体膝关节呈屈曲位，检查者一手固定骨盆，另一手在膝关节处施以阻力，嘱患者被检侧下肢外展。

④ 5 级肌力判断标准：能对抗较大阻力，完成髋关节外展。

（4）髋关节内收

① 主要动作肌：大收肌、短收肌、长收肌、耻骨肌、股薄肌。

② 检查体位：侧卧位或仰卧位。

③ 检查方法：侧卧位，被检侧下肢在下方，另一侧下肢由检查者一手抬起呈25°外展，同时检查者另一手在膝关节上方施以阻力，嘱患者被检侧下肢内收与另

一侧下肢靠拢。

④ 5 级肌力判断标准：能对抗较大阻力，完成髋关节内收。

（5）膝关节屈曲

① 主要动作肌：股二头肌、半腱肌、半膜肌。

② 检查体位：俯卧位或侧卧位。

③ 检查方法：俯卧位，双侧下肢伸展，检查者一手固定患者骨盆，另一手握住踝关节上方，嘱患者完成膝关节屈曲运动。

④ 5 级肌力判断标准：能对抗较大阻力，完成膝关节屈曲。

（6）膝关节伸展

① 主要动作肌：股四头肌、股直肌、股中间肌、股内侧肌、股外侧肌。

② 检查体位：坐位或侧卧位或仰卧位。

③ 检查方法：坐位，双侧小腿自然下垂，双手握住台面以固定躯干，身体稍后倾，检查者一手固定其大腿，另一手握住踝关节上方，同时施以阻力，嘱患者完成伸展膝关节的动作。

④ 5 级肌力判断标准：能对抗较大阻力，完成膝关节伸展。

（7）踝关节跖屈

① 主要动作肌：腓肠肌、比目鱼肌。

② 检查体位：立位或侧卧位。

③ 检查方法：被检侧下肢单腿支撑，膝关节伸展，足尖着地（五趾着地，足跟离开地面）。

④ 5 级肌力判断标准：能足尖着地，然后全脚掌着地，如此反复，能完成 4～5 次者为五级。

（8）踝关节背伸

① 主要动作肌：胫骨前肌、踇长伸肌、趾长伸肌、第三腓骨肌。

② 检查体位：坐位。

③ 检查方法：小腿自然下垂，检查者一手固定后踝（握住踝关节上方），另一手在足背施以阻力，嘱患者完成踝关节背伸。

④ 5 级肌力判断标准：能对抗较大阻力，完成踝关节背伸。

下肢肌力检查

（九）上肢肌力检查

（1）肩胛骨上提

① 主要动作肌：斜方肌、肩胛提肌。

② 检查体位：坐位或俯卧位。

③ 检查方法：双上肢放松，自然下垂，检查者双手置于肩上，向下施加压力，同时嘱患者尽力上提肩胛骨。

④ 5级肌力判断标准：能对抗较大阻力，完成肩胛骨充分上提。

（2）肩关节外展

① 主要动作肌：三角肌中部、冈上肌。

② 检查体位：坐位或仰卧位。

③ 检查方法：上肢自然下垂，肘关节轻度屈曲，手掌向下，检查者一手固定患者肩胛骨，另一手于肘关节处施以阻力，嘱患者完成外展动作。

④ 5级肌力判断标准：能对抗较大阻力，完成肩关节外展90°。

（3）肩关节后伸

① 主要动作肌：背阔肌、大圆肌、三角肌。

② 检查体位：仰卧位或侧卧位。

③ 检查方法：俯卧位，上肢内收、内旋（手掌向上），检查者一手固定患者肩胛骨，另一手于肘关节处施以阻力，嘱患者完成肩关节后伸动作。

④ 5级肌力判断标准：能对抗较大阻力，完成肩关节后伸。

（4）肩关节水平内收

① 主要动作肌：胸大肌。

② 检查体位：仰卧位或坐位。

③ 检查方法：仰卧位，上肢90°外展，检查者一手固定患者躯干，另一手于肘关节内侧施以阻力，同时嘱患者被检侧上肢尽力水平内收。

④ 5级肌力判断标准：能对抗较大阻力，完成肩关节水平内收。

（5）肘关节屈曲

① 主要动作肌：肱二头肌、肱肌、肱桡肌。

② 检查体位：坐位或仰卧位。

③ 检查方法：坐位，上肢自然下垂于体侧，检查者一手固定患者上臂，另一手于腕关节近端施以阻力，嘱患者尽力屈曲肘关节。

④ 5级肌力判断标准：能对抗较大阻力，完成肘关节屈曲。

（6）肘关节伸展

① 主要动作肌：肱三头肌。

② 检查体位：仰卧位。

③ 检查方法：肩关节屈曲90°，肘关节屈曲90°，检查者一手固定上臂，另一手于腕关节近端施以阻力，嘱患者尽力伸肘。

④ 5级肌力判断标准：能对抗较大阻力，完成肘关节伸展。

（7）腕关节屈曲

① 主要动作肌：桡侧腕屈肌、尺侧腕屈肌。

② 检查体位：坐位或卧位。

③ 检查方法：坐位，置前臂于旋后位，手指放松（不得握拳），检查者一手固定患者前臂，另一手在第二掌骨和第五掌骨基底部施以阻力，嘱患者屈曲腕关节。

④ 5 级肌力判断标准：能对抗较大阻力，完成腕关节屈曲。

（8）腕关节伸展

① 主要动作肌：桡侧腕长伸肌、桡侧腕短伸肌、尺侧腕伸肌。

② 检查体位：坐位或卧位。

③ 检查方法：置前臂于旋前位，手指放松（不得呈伸展位），检查者一手固定患者前臂，另一手在第二、三掌骨背面和第五掌骨背面施以阻力，嘱患者伸展腕关节。

④ 5 级肌力判断标准：能对抗较大阻力，完成腕关节伸展。

（9）握拳

① 主要动作肌：指深浅屈肌，掌侧骨间肌，蚓状肌，大、小鱼际肌。

② 检查体位：坐位或卧位。

③ 检查方法：检查者将双手同时置于患者双手掌，嘱患者紧握检查者手。

④ 5 级肌力判断标准：能对抗较大阻力，检查者手不易拽出。

（10）伸拳

① 主要动作肌：指伸肌，背侧骨间肌，蚓状肌，大、小鱼际肌。

② 检查体位：坐位、卧位。

③ 检查方法：检查者手从背侧压住患者的手指，嘱其用力伸拳。

④ 5 级肌力判断标准：能对抗较大阻力，完成掌指、指间关节伸展。

上肢肌力检查

（十）关键技术流程（图 6-39）

（十一）关键提示

（1）动作应标准，近端肢体应固定于适当位置，避免代偿。

（2）适当的检查体位，力度适宜，避免二次损伤。

（3）四肢检查时，双侧对比。

（4）肌力分级

0 级：无肌肉收缩，无关节活动。

1 级：有轻度肌肉收缩，无关节活动。

2 级：有肌肉收缩，关节有活动，但不能对抗引力。

3 级：可对抗引力，但不能对抗阻力。

4 级：对抗中度阻力时，有完全关节运动幅度，但肌力较弱。

5 级：肌力正常。

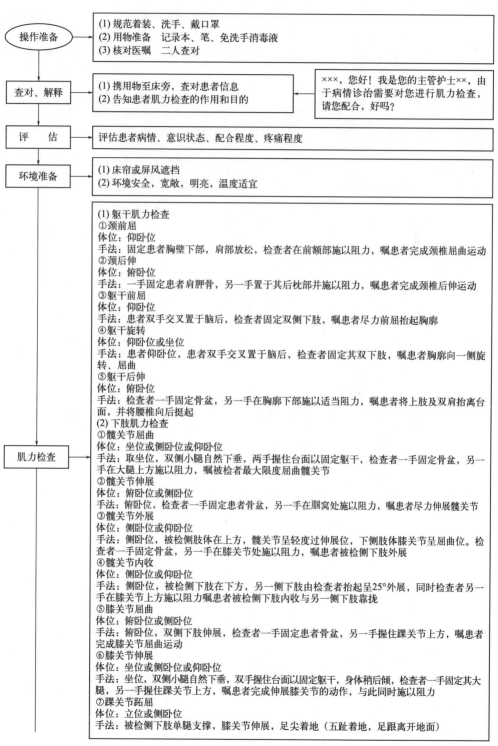

操作准备
(1) 规范着装、洗手、戴口罩
(2) 用物准备　记录本、笔、免洗手消毒液
(3) 核对医嘱　二人查对

查对、解释
(1) 携用物至床旁，查对患者信息
(2) 告知患者肌力检查的作用和目的

×××，您好！我是您的主管护士××，由于病情诊治需要对您进行肌力检查，请您配合，好吗?

评　估
评估患者病情、意识状态、配合程度、疼痛程度

环境准备
(1) 床帘或屏风遮挡
(2) 环境安全，宽敞，明亮，温度适宜

肌力检查
(1) 躯干肌力检查
①颈前屈
体位：仰卧位
手法：固定患者胸壁下部，肩部放松，检查者在前额部施以阻力，嘱患者完成颈椎屈曲运动
②颈后伸
体位：俯卧位
手法：一手固定患者肩胛骨，另一手置于其后枕部并施以阻力，嘱患者完成颈椎后伸运动
③躯干前屈
体位：仰卧位
手法：患者双手交叉置于脑后，检查者固定双侧下肢，嘱患者尽力前屈抬起胸廓
④躯干旋转
体位：仰卧位或坐位
手法：患者仰卧位，患者双手交叉置于脑后，检查者固定其双下肢，嘱患者胸廓向一侧旋转、屈曲
⑤躯干后伸
体位：俯卧位
手法：检查者一手固定骨盆，另一手在胸廓下部施以适当阻力，嘱患者将上肢及双肩抬离台面，并将腰椎向后挺起
(2) 下肢肌力检查
①髋关节屈曲
体位：坐位或侧卧位或仰卧位
手法：取坐位，双侧小腿自然下垂，两手握住台面以固定躯干，检查者一手固定骨盆，另一手在大腿上方施以阻力，嘱被检者最大限度屈曲髋关节
②髋关节伸展
体位：俯卧位或侧卧位
手法：俯卧位，检查者一手固定患者骨盆，另一手在腘窝处施以阻力，嘱患者尽力伸展髋关节
③髋关节外展
体位：侧卧位或仰卧位
手法：侧卧位，被检侧肢体在上方，髋关节呈轻度过伸展位，下侧肢体膝关节呈屈曲位。检查者一手固定骨盆，另一手在膝关节处施以阻力，嘱患者被检侧下肢外展
④髋关节内收
体位：侧卧位或仰卧位
手法：侧卧位，被检侧下肢在下方，另一侧下肢由检查者抬起呈25°外展，同时检查者另一手在膝关节上方施以阻力嘱患者被检侧下肢内收与另一侧下肢靠拢
⑤膝关节屈曲
体位：俯卧位或侧卧位
手法：俯卧位，双侧下肢伸展，检查者一手固定患者骨盆，另一手握住踝关节上方，嘱患者完成膝关节屈曲运动
⑥膝关节伸展
体位：坐位或侧卧位或仰卧位
手法：坐位，双侧小腿自然下垂，双手握住台面以固定躯干，身体稍后倾，检查者一手固定其大腿，另一手握住踝关节上方，嘱患者完成伸展膝关节的动作，与此同时施以阻力
⑦踝关节跖屈
体位：立位或侧卧位
手法：被检侧下肢单腿支撑，膝关节伸展，足尖着地（五趾着地，足跟离开地面）

图 6-39

⑧踝关节背伸

体位：坐位

手法：坐位，小腿自然下垂，检查者一手固定后踝（握住踝关节上方），另一手在足背施以阻力，嘱患者完成踝关节背伸

(3) 上肢肌力检查

①肩胛骨上提

体位：坐位或俯卧位

手法：坐位，双上肢放松，自然下垂，检查者双手置于肩上，向下施加压力，同时嘱患者尽力上提肩胛骨

②肩关节外展

体位：坐位或仰卧位

手法：坐位，上肢自然下垂，肘关节轻度屈曲，手掌向下，检查者一手固定患者肩胛骨，另一手于肘关节处施以阻力，嘱患者完成外展动作

③肩关节后伸

体位：仰卧位或侧卧位

手法：俯卧位，上肢内收、内旋（手掌向上）检查者一手固定患者肩胛骨，另一手于肘关节处施以阻力，嘱患者完成肩关节后伸动作

④肩关节水平内收

体位：仰卧位或坐位

手法：仰卧位，上肢90°外展，检查者一手固定患者躯干，另一手于肘关节内侧施以阻力，同时嘱患者被检侧上肢尽力水平内收

⑤肘关节屈曲

体位：坐位或仰卧位

手法：坐位，两上肢自然下垂于体侧，检查者一手固定患者上臂，另一手于腕关节近端施以阻力，嘱患者尽力屈肘

⑥肘关节伸展

体位：仰卧位

手法：仰卧位，肩关节屈曲90°，肘关节屈曲90°，检查者一手固定上臂，另一手于腕关节处施以阻力，嘱患者尽力伸肘

⑦腕关节屈曲

体位：坐位或卧位

手法：坐位，置前臂于旋后位，手指放松（不得握拳）检查者一手固定患者前臂，另一手在第二掌骨和第五掌骨基底部施以阻力，嘱患者屈曲腕关节

⑧腕关节伸展

体位：坐位或卧位

手法：置前臂于旋前位，手指放松（不得呈伸展位）检查者一手固定患者前臂，另一手在第二、三掌骨背面和第五掌骨背面施以阻力，嘱患者伸展腕关节

⑨握拳

体位：坐位或卧位

手法：检查者将双手同时置于患者双手掌，嘱患者紧握检者手

⑩伸拳

体位：坐位或卧位

手法：检查者从背侧压住患者的手指，嘱患者用力伸拳

(4) 检查全程

①手法正确、力度适宜，避免二次损伤

②观察患者有无病情变化、不适和其他感受，如有应立即停止并检查

③双侧对比

| 宣 教 | 检查全程指导患者肌肉放松、配合好口令，有效交流 |

| 记 录 | 记录肌力检查结果，签名 |

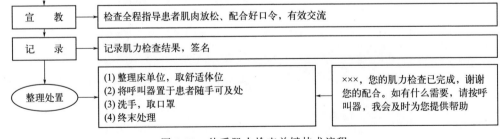

| 整理处置 | (1) 整理床单位，取舒适体位<br>(2) 将呼叫器置于患者随手可及处<br>(3) 洗手，取口罩<br>(4) 终末处理 | ×××，您的肌力检查已完成，谢谢您的配合。如有什么需要，请按呼叫器，我会及时为您提供帮助 |

图 6-39　徒手肌力检查关键技术流程

## （十二）操作考核评分标准（表 6-14）

### 表 6-14 徒手肌力操作技术考核评分标准

科室：_____ 姓名：_____ 考核日期：_____ 考核者：_____ 得分：_____

| 项目 | 操作技术要点 | 考核要点 | | 标准分/分 | 得分/分 |
|------|------------|---------|---|---------|--------|
| 操作前<br>（15分） | 用物准备 血压计、疼痛评估标尺、徒手肌力检查评估记录表、笔、免洗手消毒液 | 缺一项扣0.5分 | | 2 | |
| | 规范着装、洗手、戴口罩 | (1)着装符合要求<br>(2)洗手规范<br>(3)规范戴口罩 | 1分<br>1分<br>1分 | 3 | |
| | 采用两种以上方式核对床号、姓名、手腕带信息等 | (1)核对方法正确<br>(2)核对信息完整 | 1分<br>1分 | 2 | |
| | 评估<br>(1)环境安全,宽敞、明亮,温度适宜<br>(2)患者生命体征平稳<br>(3)评估患者病情、管道 | (1)正确评估环境<br>(2)监测患者生命体征<br>(3)正确评估患者情况 | 1分<br>1分<br>1分 | 3 | |
| | (1)向患者表明身份<br>(2)告知肌力评估的作用和目的、配合方法及注意事项 | (1)自我介绍<br>(2)告知内容全面<br>(3)与患者沟通有效 | 1分<br>2分<br>2分 | 5 | |
| 操作中<br>（65分） | (1)评估患者疼痛<br>(2)询问患者意愿及主观感受 | (1)疼痛评估准确<br>(2)询问患者主观感受 | 2分<br>1分 | 3 | |
| | 上肢肌力<br>(1)肩胛骨上提<br>(2)肩关节 外展、伸展、水平内收<br>(3)肘关节 屈曲、伸展<br>(4)腕关节 屈曲、伸展<br>(5)握拳、伸拳 | (1)评估肌力的方法正确<br>(2)肌力评估准确<br>(3)左右两侧肌力对比<br>(4)熟悉主要参与肌肉 | 5分<br>5分<br>5分<br>3分 | 18 | |
| | 颈部肌力<br>(1)颈前屈<br>(2)颈后伸 | (1)评估肌力的方法正确<br>(2)肌力评估准确<br>(3)熟悉主要参与肌肉 | 5分<br>5分<br>3分 | 13 | |
| | 躯干肌力评估<br>(1)躯干前屈<br>(2)躯干旋转 | (1)评估肌力的方法正确<br>(2)肌力评估准确<br>(3)熟悉主要参与肌肉 | 5分<br>5分<br>3分 | 13 | |
| | 下肢肌力评估<br>(1)髋关节 屈曲、伸展、外展、内收<br>(2)膝关节 屈曲、伸展<br>(3)踝关节 背伸、跖屈 | (1)评估肌力的方法正确<br>(2)肌力评估准确<br>(3)左右两侧肌力对比<br>(4)熟悉主要参与肌肉 | 5分<br>5分<br>5分<br>3分 | 18 | |
| 操作后<br>（10分） | 协助取舒适体位 | (1)患者体位正确<br>(2)患者体位舒适 | 1分<br>1分 | 2 | |
| | 整理衣物及床单位 | 床单整理平整 | 1分 | 1 | |
| | 密切观察患者反应,注意倾听患者主诉 | (1)询问患者反应<br>(2)观察病情变化 | 1分<br>1分 | 2 | |

223

续表

| 项目 | 操作技术要点 | 考核要点 | | 标准分/分 | 得分/分 |
|------|------------|---------|----|---------|--------|
| 操作后<br>(10分) | 洗手,取口罩,记录,签字 | (1)洗手方法正确<br>(2)取口罩方法正确<br>(3)记录正确 | 2分<br>1分<br>2分 | 5 | |
| 综合评价<br>(10分) | 手法正确,操作熟练、流畅 | | | 5 | |
| | 操作中观察病情变化,与患者沟通良好,注重人文关怀 | | | 5 | |
| 总分<br>(100分) | | 实际得分合计 | | | |

## 四、感觉功能评定技术

### （一）概述

感觉功能评定是指用客观的量化的方法有效地和准确地评定患者感觉功能障碍的种类、性质、部位、范围、严重程度和预后的评定方法。

### （二）作用和目的

（1）判断神经病损的部位和程度。

（2）为制订康复治疗方案提供依据。

### （三）适应证

（1）浅感觉评定　适用于脊髓损伤患者或脊柱损伤后判别患者有无脊髓损伤。

（2）深感觉和本体觉评定　适用于中枢神经损伤或脊髓神经损伤的患者。

### （四）人员资质

经感觉功能评定培训合格的医护人员。

### （五）评估要点

评估患者病情、意识状态、配合程度等。

### （六）宣教要点

（1）告知患者感觉功能评定的目的、关键流程及配合方法。

（2）告知患者在感觉功能评定中有任何不适,及时告知检查者。

### （七）关键技术流程（图6-40）

感觉功能评定——浅感觉　　　感觉功能评定——深感觉　　　感觉功能评定——复合觉

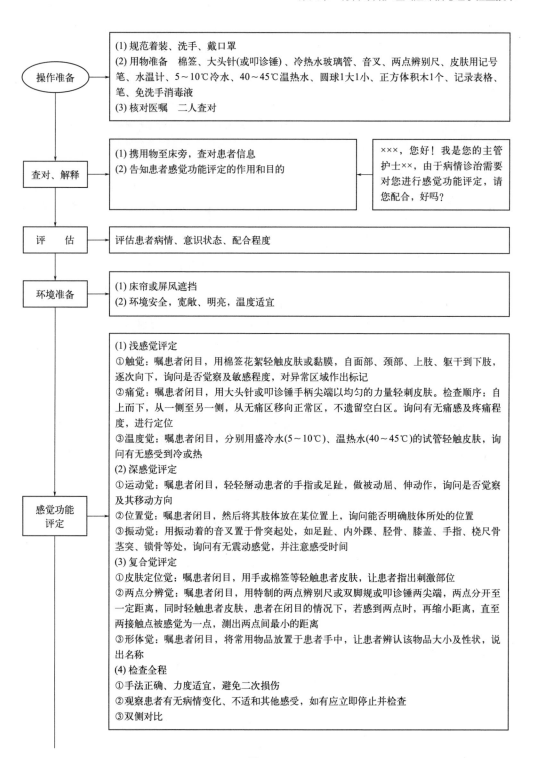

图 6-40

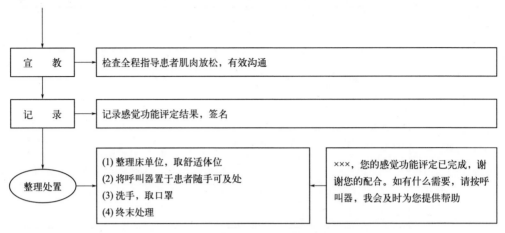

图 6-40　感觉功能评定关键技术流程

## （八）关键提示

（1）感觉检查　一般只检查痛觉及触觉，必要时检查温度觉、运动觉、位置觉、两点辨别觉等。

（2）手法正确

① 触觉：用棉花在皮肤上轻轻擦过检查触觉。

② 痛觉：用针头轻刺皮肤检查痛觉，针刺时，力度均匀，不可用力过度致出血。

③ 温觉：用 5～10℃冷水、40～45℃温热水交叉接触患者皮肤检查温度觉。

④ 两点分辨觉：检查时两点同时刺激，用力均等。两点分辨觉正常值：指尖为 3～6mm；手掌、足底为 15～20mm；手背、足背为 30mm；前臂、小腿为 40mm；上臂及股部为 60～70mm；前胸及背部为 40～70mm。

（3）检查时注意事项

① 嘱患者全程放松、闭目，双侧对比，以免影响检查结果。

② 充分暴露检查部位，健侧肢体也须暴露。

③ 注意保护患者隐私，女患者须有家属陪同或女护士在场。

（4）检查顺序　感觉减退的患者检查部位从障碍区移向正常区；感觉过敏的患者检查部位从正常区移向障碍区。

（5）检查体位　上肢及颈部可采取坐位，下肢和腰背部可采用下蹲位，特殊检查采用特殊体位。

（6）脊柱创伤患者，遵医嘱在肢体可移动范围内查体，避免搬动不当导致医源性损伤。

（7）检查结果记录　以"/"记录触觉异常部位、以"×"记录痛觉异常部位、以"～"记录温度觉的障碍边界，以了解神经病损的部位和程度。

（8）皮节图谱和感觉关键点检查　见图 6-41。

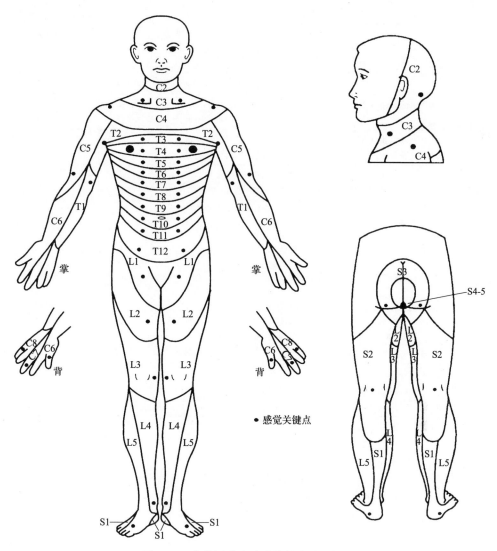

图 6-41 皮节图谱和感觉关键点检查标注

## （九）操作考核评分标准（表 6-15）

表 6-15 感觉功能评定技术操作考核评分标准

科室：_____ 姓名：_____ 考核日期：_____ 考核者：_____ 得分：_____

| 项目 | 操作技术要点 | 考核要点 | 标准分/分 | 得分/分 |
|------|------------|---------|----------|--------|
| 操作前<br>（20 分） | 　用物准备　棉签、锐针（大头针或头皮针）、冷热水玻璃管、音叉、两点辨别尺、皮肤用记号笔、水温计、5～10℃冷水、40～45℃温热水、圆球 1 大 1 小、正方体积木 1 个、记录表格、笔、免洗手消毒液 | 缺一项扣 0.2 分 | 3 | |

| 项目 | 操作技术要点 | 考核要点 | | 标准分/分 | 得分/分 |
|---|---|---|---|---|---|
| 操作前<br>(20分) | 护士准备　仪表端庄、服装整洁、不留长指甲 | (1)仪表端庄<br>(2)服装整洁<br>(3)指甲符合要求 | 1分<br>1分<br>1分 | 3 | |
| | 环境准备　环境安全,宽敞、明亮,温度适宜 | (1)评估环境<br>(2)屏风或床帘遮挡 | 2分<br>2分 | 4 | |
| | 采用两种以上方式核对床号、姓名、手腕带信息等 | (1)核对方法正确<br>(2)核对信息完整 | 2分<br>2分 | 4 | |
| | 向患者解释操作的目的及意义,患者了解该项操作的目的,并愿意配合 | (1)告知全面<br>(2)患者理解并配合 | 1分<br>2分 | 3 | |
| | 洗手,戴口罩 | (1)洗手方法正确<br>(2)佩戴口罩正确 | 2分<br>1分 | 3 | |
| 操作中<br>(60分) | 触觉　嘱患者闭目,用棉絮轻触皮肤或黏膜,自面部、颈部、上肢、躯干到下肢,逐次向下,询问是否觉察及敏感程度,对异常区域作出标记 | (1)棉签使用方法正确<br>(2)检查顺序无遗漏<br>(3)标注方法正确 | 1分<br>5分<br>2分 | 8 | |
| | 痛觉　嘱患者闭目,用锐针(大头针或头皮针)以均匀的力量轻刺皮肤,询问有无痛感及疼痛程度,进行定位 | (1)锐针使用力度正确<br>(2)检查部位准确<br>(3)询问方法正确 | 2分<br>3分<br>2分 | 7 | |
| | 温度觉　嘱患者闭目,分别用盛冷水(5～10℃)、温热水(40～45℃)的试管轻触皮肤,询问患者感受(冷或热) | (1)测量水温正确<br>(2)评估方法正确 | 2分<br>4分 | 6 | |
| | 运动觉　嘱患者闭目,轻轻扳动患者的手指或足趾,做被动屈、伸动作,询问是否觉察及其移动方向 | (1)扳动手法正确<br>(2)询问方法正确 | 4分<br>2分 | 6 | |
| | 位置觉　嘱患者闭目,然后将其肢体放在某位置上,询问能否明确说明肢体所处的位置 | (1)摆放肢体位置正确<br>(2)询问肢体所处位置 | 4分<br>2分 | 6 | |
| | 振动觉　嘱患者闭目,用振动着的音叉置于骨突处,如足趾、内外踝、胫骨、膝盖、手指、桡尺骨茎突、锁骨等处,询问有无震动感觉,并注意感受时间 | (1)使用音叉方法正确<br>(2)测量方法正确<br>(3)询问方法正确 | 2分<br>3分<br>2分 | 7 | |
| | 皮肤定位觉　嘱患者闭目,用手或棉签等轻触患者皮肤,让患者指出刺激部位 | (1)轻触皮肤力度适当<br>(2)询问准确 | 3分<br>3分 | 6 | |
| | 两点分辨觉　嘱患者闭目,用两点辨别尺,将两脚分开到一定距离,接触患者皮肤,当患者感到两点时,缩小距离,至两接触点被感觉到一点时为止 | (1)根据不同部位能正确定位辨别尺两点位置<br>(2)缩小距离规律得当<br>(3)检查手法有序 | 3分<br><br>2分<br>3分 | 8 | |
| | 形体觉　患者闭目,将常用物品放置于患者手中,让患者辨认该物品,说出名称、大小及性状 | (1)物体选择正确(方/圆,大/小)<br><br>(2)引导辨认方法正确 | 3分<br><br>3分 | 6 | |

续表

| 项目 | 操作技术要点 | 考核要点 | | 标准分/分 | 得分/分 |
|---|---|---|---|---|---|
| 操作后<br>(10 分) | 协助取舒适体位 | (1)患者体位正确 | 1 分 | 2 | |
| | | (2)患者体位舒适 | 1 分 | | |
| | 整理衣物及床单位 | 床单整理平整 | 1 分 | 1 | |
| | 密切观察患者反应,注意倾听患者主诉 | (1)询问患者反应 | 1 分 | 2 | |
| | | (2)观察病情变化 | 1 分 | | |
| | 洗手,取口罩,记录,签字 | (1)洗手方法正确 | 2 分 | 5 | |
| | | (2)取口罩方法正确 | 1 分 | | |
| | | (3)记录正确 | 2 分 | | |
| 综合评价<br>(10 分) | 手法正确,操作熟练、流畅 | | | 5 | |
| | 操作中观察病情变化,与患者沟通良好,注重人文关怀 | | | 5 | |
| 总分<br>(100 分) | | 实际得分合计 | | | |

## 五、神经系统反射评定技术

（一）概述

神经系统反射评定是指用客观的方法有效地和准确地评定患者中枢神经系统损害的种类、性质、部位、严重程度和预后的评估方法。

（二）作用和目的

（1）判断中枢神经系统的损害状况。

（2）为制订康复治疗方案提供依据。

（三）适应证

中枢神经系统损伤、脊髓神经损伤的患者。

（四）人员资质

经神经系统反射评定技术培训合格的医护人员。

（五）评估要点

评估患者病情、意识状态、配合程度等。

（六）宣教要点

（1）告知患者神经系统反射评定的目的、关键流程及配合方法。

（2）告知患者在神经系统反射评定中有任何不适,及时告知检查者。

（七）各种反射检查的临床意义

**1. 浅反射检查**

（1）腹壁反射检查

① 正常反应：受刺激部位可见腹肌收缩,脐向刺激侧移动。

② 局部腹壁反射消失：上部反射消失，提示 T7～T8 脊髓节段病损；中部反射消失，提示 T9～T10 脊髓节段病损；下部反射消失，提示 T11～T12 脊髓节段病损。

（2）提睾反射检查

① 正常反应：同侧睾丸上提。

② 双侧反射消失，提示 L1～L2 脊髓节段病损。

③ 一侧减弱或消失：锥体束病损或局部病变，如腹股沟疝、老年人等。

浅反射检查

（3）肛门反射检查

① 正常反应：肛门收缩。

② 阳性反应：反射减弱或消失提示马尾神经损伤（定位 S4～S5）。

（4）跖反射检查

① 正常反应：足趾向跖面屈曲。

② 阳性反应：反射减弱或消失提示坐骨神经受损（定位 S1～S2）。

**2. 深反射检查**

（1）肱二头肌反射

① 正常反应：肱二头肌收缩，前臂快速屈曲。

② 阳性反应：反射减弱或消失提示肌皮神经受损（定位 C5～C6）。

（2）肱三头肌反射

① 正常反应：前臂伸展。

② 阳性反应：反射减弱或消失提示桡神经受损（定位 C6～C7）。

（3）桡骨膜反射

① 正常反应：前臂屈曲腕指背曲。

② 阳性反应：反射减弱或消失提示正中神经、桡神经和肌皮神经受损（定位 C5～C8）。

深反射检查

（4）膝反射

① 正常反应：股四头肌收缩，小腿前踢。

② 阳性反应：反射减弱或消失提示股神经受损（定位 L2～L4）。

（5）跟腱反射

① 正常反应：踝关节跖屈。

② 阳性反应：反射减弱或消失提示坐骨神经受损（定位 S1～S2）。

**3. 阵挛检查**

（1）髌阵挛阳性反应　股四头肌节律性收缩使髌骨上下移动，即出现连续上下有节律的颤动。

（2）踝阵挛阳性反应　腓肠肌和比目鱼肌发生节律性收缩而使踝关节出现节律性交替屈伸颤动。

（3）髌阵挛和踝阵挛是腱反射亢进的表现，在锥体束损害时出现。

阵挛检查

#### 4.病理反射检查

（1）Hoffmann 征（霍夫曼征）　阳性反应　拇指和其他各指迅速屈曲。偶见于正常人，无病理意义，仅在反应强烈或双侧明显的不对称时才具有临床意义。

（2）Babinski 征（巴宾斯基征）

① 正常反应：踇趾及其他四趾跖屈。

② 阳性反应：踇趾背伸外展，其余四趾呈扇形分开，可在 1 岁以下的婴儿、深睡或昏迷状态者出现，往往为双侧性；也可在末梢神经疾病等情况下出现。

（3）Oppenheim 征（奥本海姆征）、Gordon 征（戈登征）、Chaddock 征（查多克征）　阳性反应：踇趾背伸外展，其余四趾呈扇形分开，可在 1 岁以下的婴儿、深睡或昏迷状态者出现，往往为双侧性；也可在末梢神经疾病等情况下出现。

（4）当一侧病理征阳性，伴有深反射亢进、浅反射减弱或消失时，提示锥体束或皮质运动区受损。

（5）病理反射阴性，而深、浅反射均减弱或消失时常提示周围神经病损或肌病。

（6）病理反射阴性，深反射正常，浅反射活跃，常提示神经功能性障碍。

### （八）关键技术流程（图 6-42）

病理反射检查

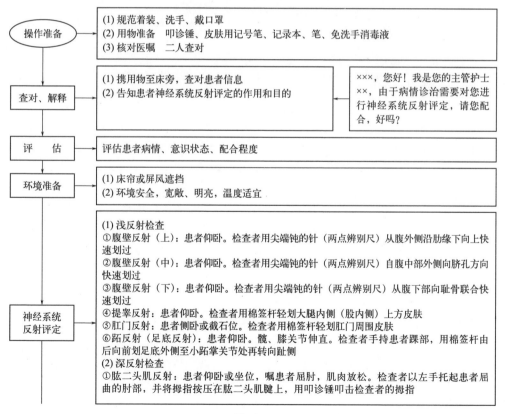

图 6-42

②肱三头肌反射：患者仰卧或坐位。检查者以左手托住患者屈曲的肘部，用叩诊锤直接叩击鹰嘴突上方的肱三头肌腱

③桡骨膜反射：患者仰卧或坐位。检查者以左手托住患者腕部，前臂处于半屈半旋前位，使腕关节自然下垂，叩诊锤轻叩桡骨外下 1/3（桡骨茎突）

④膝反射：患者仰卧或坐位。a. 仰卧位：检查者用左手在患者腘窝处抬起小腿，足跟抬离床面，使膝关节屈曲 120°。检查者右手持叩诊锤叩击髌骨下方的股四头肌腱。b. 坐位：患者膝关节屈曲呈 90°左右，双小腿自然下垂，足跟离地。检查者用叩诊锤叩击髌骨下方的股四头肌腱

⑤跟腱反射：患者仰卧，髋膝关节稍屈曲，下肢外旋外展。检查者左手将患者的足部背伸成直角，叩击跟腱。卧位不能测出时，让患者俯卧，屈曲小腿，检查者左手固定患者足部，使足背屈曲 90°，叩诊锤叩击跟腱

(3) 阵挛检查

①踝阵挛：患者仰卧，屈膝屈髋。检查者一手托住患者腘窝，另一手握足前部，快速推至足背屈并保持一定推力

②髌阵挛：患者仰卧，下肢伸直。检查者用拇指、示指夹住髌骨上缘，突然向远端用力快速推动数次，并保持适度的推力不放松

(4) 病理反射检查

①Hoffmann 征（霍夫曼征）：患者仰卧或坐位，前臂旋前，腕关节轻度过伸位，掌面向下。检查者左手托住患者手腕部，右手示指和中指夹住患者中指的第 2 指骨，用拇指掌侧弹拨患者中指指甲

②Babinski 征（巴宾斯基征）：患者仰卧，检查者用棉签杆由患者足底外侧向前轻划至小趾根部，再转向踇趾

③Oppenheim 征（奥本海姆征）：患者仰卧，检查者用拇指及示指沿患者的胫骨前侧用力由上向下加压推动

④Gordon 征（戈登征）：患者仰卧，检查者用手挤压患者腓肠肌

⑤Chaddock 征（查多克征）：患者仰卧，下肢伸直。检查者用棉签杆自患者外踝处由后向前快速划过

(5) 检查全程

①手法正确、力度适宜，避免二次损伤

②观察患者有无病情变化、不适和其他感受，如有应立即停止并检查

③双侧对比

| 宣　　教 | 检查全程指导患者肌肉放松，有效交流 |
| :---: | :--- |

| 记　　录 | 记录神经系统反射评定结果，签名 |
| :---: | :--- |

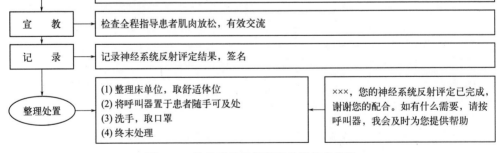

| 整理处置 | (1) 整理床单位，取舒适体位<br>(2) 将呼叫器置于患者随手可及处<br>(3) 洗手，取口罩<br>(4) 终末处理 | ×××，您的神经系统反射评定已完成，谢谢您的配合。如有什么需要，请按呼叫器，我会及时为您提供帮助 |
| :---: | :--- | :--- |

图 6-42　神经系统反射评定关键技术流程

（九）关键提示

（1）检查时体位正确、手法正确、力度适宜，避免二次损伤。

（2）嘱患者全程放松，分散其注意力。

（3）被检查肢体被动放置于适当位置，使肌肉保持适当张力。

（4）检查时做到双侧肢体姿势一样，叩击或划擦部位和力量一样，检查结果双侧对比。

（5）被检查部位无影响检查结果的因素，如外伤、瘢痕、炎症、挛缩、畸形等。

## （十）操作考核评分标准（表6-16）

### 表6-16 神经系统反射评定操作考核评分标准

科室：_____ 姓名：_____ 考核日期：_____ 考核者：_____ 得分：_____

| 项目 | 操作技术要点 | 考核要点 | | 标准分/分 | 得分/分 |
|---|---|---|---|---|---|
| 操作前（20分） | 用物准备 叩诊锤、皮肤用记号笔、记录本、笔、免洗手消毒液 | 缺一项扣0.5分 | | 2 | |
| | 护士准备 仪表端庄、服装整洁、不留长指甲 | (1)仪表端庄<br>(2)服装整洁<br>(3)指甲符合要求 | 1分<br>1分<br>1分 | 3 | |
| | 环境准备 环境安全,宽敞、明亮、温度适宜 | (1)评估环境<br>(2)屏风或床帘遮挡 | 2分<br>2分 | 4 | |
| | 采用两种以上方式核对床号、姓名、手腕带信息等 | (1)核对方法正确<br>(2)核对信息完整 | 2分<br>2分 | 4 | |
| | 向患者解释操作的目的及意义,患者了解该项操作的目的,并愿意配合 | (1)告知全面<br>(2)患者理解并配合 | 2分<br>2分 | 4 | |
| | 洗手,戴口罩 | (1)洗手方法正确<br>(2)戴口罩正确 | 2分<br>1分 | 3 | |
| 操作中（60分） | 浅反射检查<br>(1)腹壁反射(上) 用尖端钝的针(两点辨别尺尖端)从腹外侧沿肋缘下向上快速划过<br>(2)腹壁反射(中) 用尖端钝的针(两点辨别尺尖端)自腹中部外侧向脐孔方向快速划过<br>(3)腹壁反射(下) 用尖端钝的针(两点辨别尺尖端)从腹下部向耻骨联合快速划过<br>(4)提睾反射 患者取仰卧位,用尖端钝的针(两点辨别尺尖端)轻划大腿内侧(股内侧)上方皮肤<br>(5)肛门反射 患者取侧卧位或截石位,用尖端钝的针(两点辨别尺尖端)轻划肛门周围皮肤<br>(6)跖反射(足底反射) 患者取仰卧位,髋膝关节伸直,检查者手持患者踝部,用尖端钝的针(两点辨别尺尖端)由后向前划足底外侧至小跖掌关节处再转向趾侧 | (1)定位准确<br>(2)方法正确<br>(3)判定正确 | 5分<br>5分<br>5分 | 15 | |
| | 深反射检查<br>(1)肱二头肌反射 嘱患者屈肘,肌肉放松,检查者以左手托起患者屈曲的肘部,并将拇指按压在肱二头肌腱上,用叩诊锤叩击检查者的拇指 | (1)定位准确<br>(2)方法正确<br>(3)判定正确 | 5分<br>5分<br>5分 | 15 | |

233

续表

| 项目 | 操作技术要点 | 考核要点 | 标准分/分 | 得分/分 |
|---|---|---|---|---|
| 操作中<br>(60分) | (2)肱三头肌反射　检查者以左手托住患者屈曲的肘部,用叩诊锤直接叩击鹰嘴突上方的肱三头肌腱<br>(3)桡骨膜反射　检查者以左手托住患者腕部,前臂处于半屈半旋前位,使腕关节自然下垂,叩诊锤轻叩桡骨外下1/3(桡骨茎突)<br>(4)膝反射　患者取仰卧位或坐位。仰卧位:检查者用左手在患者腘窝处抬起小腿,足跟抬离床面,使膝关节屈曲120°,右手持叩诊锤叩击髌骨下方的股四头肌腱。坐位:患者膝关节屈曲呈90°,两小腿自然下垂,足跟离地,用叩诊锤叩击髌骨下方的股四头肌腱<br>(5)跟腱反射　患者取仰卧位,髋膝关节稍屈曲,下肢外旋外展,检查者左手将患者的足部背伸成直角,叩击跟腱。卧位不能测出时,让患者俯卧,屈曲小腿,检查者左手固定患者足部,使足背屈曲90°,叩诊锤叩击跟腱 | | | |
| | 阵挛检查<br>(1)踝阵挛　患者取仰卧位,屈膝屈髋。检查者一手托住患者腘窝,另一握手足前部,快速推至足背屈并保持一定推力<br>(2)髌阵挛　患者取仰卧位,下肢伸直。检查者用拇指、示指夹住髌骨上缘,突然向远端用力快速推动数次,并保持适度的推力不放松 | (1)定位准确　　　　5分<br>(2)方法正确　　　　5分<br>(3)判定正确　　　　5分 | 15 | |
| | 病理反射(主要反应锥体束损害)检查<br>(1)Hoffmann征(霍夫曼征)　患者前臂旋前,腕关节轻度过伸位,掌面向下,检查者左手托住患者手腕部,右手示指和中指夹住患者中指的第2指骨,用拇指掌侧弹拨患者中指指甲<br>(2)Babinski征(巴宾斯基征)　患者平卧,检查者用棉签杆由患者足底外侧向前轻划至小趾根部,再转向蹑趾<br>(3)Oppenheim征(奥本海姆征)　检查者用拇指及示指沿患者的胫骨前侧用力由上向下加压推动<br>(4)Gordon征(戈登征)　检查者用手挤压患者腓肠肌<br>(5)Chaddock征(查多克征)　患者取仰卧位,下肢伸直,检查者用棉签杆自患者外踝处由后向前快速划过 | (1)定位准确　　　　5分<br>(2)方法正确　　　　5分<br>(3)判定正确　　　　5分 | 15 | |

续表

| 项目 | 操作技术要点 | 考核要点 | | 标准分/分 | 得分/分 |
|---|---|---|---|---|---|
| 操作后<br>(10分) | 协助取舒适体位 | (1)患者体位正确 | 1分 | 2 | |
| | | (2)患者体位舒适 | 1分 | | |
| | 整理衣物及床单位 | 床单整理平整 | 1分 | 1 | |
| | 密切观察患者反应,注意倾听患者主诉 | (1)询问患者反应 | 1分 | 2 | |
| | | (2)观察病情变化 | 1分 | | |
| | 洗手,取口罩,记录,签字 | (1)洗手方法正确 | 2分 | 5 | |
| | | (2)取口罩方法正确 | 1分 | | |
| | | (3)记录正确 | 2分 | | |
| 综合评价<br>(10分) | 手法正确,操作熟练、流畅 | | | 5 | |
| | 操作中观察病情变化,与患者沟通良好,注重人文关怀 | | | 5 | |
| 总分<br>(100分) | | 实际得分合计 | | | |

## 六、臂丛神经牵拉试验

### (一)概述

臂丛神经牵拉试验:患者取坐位,头微前屈,一手推患侧头部向对侧,一手握患侧腕部,向相反方向牵拉。上肢及手部出现放射性疼痛和麻木即为阳性。

### (二)作用和目的

判断神经根型颈椎病。

### (三)适应证

颈椎病患者。

### (四)禁忌证

(1)脊髓型颈椎病患者。

(2)颈椎损伤或怀疑有颈椎骨折患者。

(3)颈椎不稳的患者。

(4)颈椎管重度狭窄患者。

### (五)人员资质

经臂丛神经牵拉试验检查培训合格的医护人员。

### (六)评估要点

评估患者病情、意识状态、配合程度等。

### (七)宣教要点

(1)告知患者臂丛神经牵拉试验的目的、关键流程及配合方法。

(2)告知患者在臂丛神经牵拉试验中若有任何不适,应及时告知检查者。

## （八）关键技术流程（图 6-43）

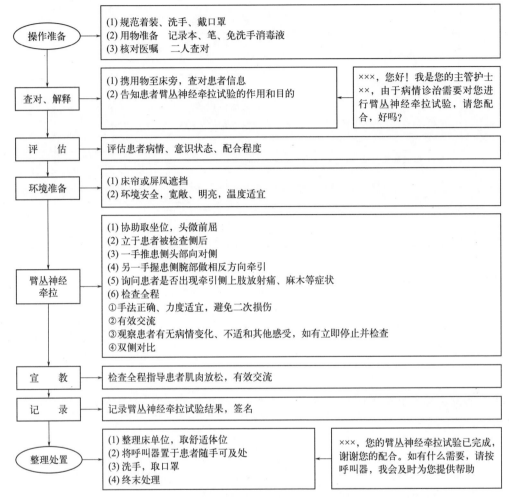

操作准备
(1) 规范着装、洗手、戴口罩
(2) 用物准备　记录本、笔、免洗手消毒液
(3) 核对医嘱　二人查对

查对、解释
(1) 携用物至床旁，查对患者信息
(2) 告知患者臂丛神经牵拉试验的作用和目的

×××，您好！我是您的主管护士××，由于病情诊治需要对您进行臂丛神经牵拉试验，请您配合，好吗？

评估
评估患者病情、意识状态、配合程度

环境准备
(1) 床帘或屏风遮挡
(2) 环境安全，宽敞、明亮，温度适宜

臂丛神经牵拉
(1) 协助取坐位，头微前屈
(2) 立于患者被检查侧后
(3) 一手推患侧头部向对侧
(4) 另一手握患侧腕部做相反方向牵引
(5) 询问患者是否出现牵引侧上肢放射痛、麻木等症状
(6) 检查全程
①手法正确、力度适宜，避免二次损伤
②有效交流
③观察患者有无病情变化、不适和其他感受，如有立即停止并检查
④双侧对比

宣教
检查全程指导患者肌肉放松，有效交流

记录
记录臂丛神经牵拉试验结果，签名

整理处置
(1) 整理床单位，取舒适体位
(2) 将呼叫器置于患者随手可及处
(3) 洗手，取口罩
(4) 终末处理

×××，您的臂丛神经牵拉试验已完成，谢谢您的配合。如有什么需要，请按呼叫器，我会及时为您提供帮助

图 6-43　臂丛神经牵拉试验关键技术流程

臂丛神经牵拉试验

## （九）关键提示

（1）手法正确、力度适宜，避免二次损伤。

（2）嘱患者全程放松，勿用力对抗。

（3）颈椎骨折、重度颈椎管狭窄症、脊髓型颈椎病患者禁做此项检查。

## （十）操作考核评分标准（表6-17）

### 表6-17　臂丛神经牵拉试验操作考核评分标准

科室：_____　　姓名：_____　　考核日期：_____　　考核者：_____　　得分：_____

| 项目 | 操作技术要点 | 考核要点 | | 标准分/分 | 得分/分 |
|---|---|---|---|---|---|
| 操作前<br>（30分） | 用物准备　记录本、笔、免洗手消毒液 | 缺一项扣0.5分 | | 2 | |
| | 护士准备　仪表端庄、服装整洁、不留长指甲 | （1）仪表端庄<br>（2）服装整洁<br>（3）指甲符合要求 | 1分<br>1分<br>1分 | 3 | |
| | 环境准备　环境安全，宽敞、明亮，温度适宜 | （1）评估环境<br>（2）屏风或床帘遮挡 | 2分<br>2分 | 4 | |
| | 查看患者症状、体征，排除脊髓型颈椎病、颈椎外伤 | （1）查看病历资料全面<br>（2）评估病情有效 | 3分<br>3分 | 6 | |
| | 采用两种以上方式核对床号、姓名、手腕带信息等 | （1）核对方法正确<br>（2）核对信息完整 | 3分<br>2分 | 5 | |
| | 向患者解释操作的目的及意义，患者了解该项操作的目的，并愿意配合 | （1）告知全面<br>（2）患者理解并配合 | 3分<br>2分 | 5 | |
| | 洗手，戴口罩 | （1）洗手方法正确<br>（2）佩戴口罩正确 | 3分<br>2分 | 5 | |
| 操作中<br>（50分） | 检查者立于患者后侧 | 站立位置正确 | 5分 | 5 | |
| | 协助患者取坐位，头微前屈，立于被检查侧后，一手推患者头部向对侧，另一手握该侧腕部做牵引 | （1）指导方法正确<br>（2）体位正确<br>（3）手放置位置正确<br>（4）检查方法正确<br>（5）力度合适 | 5分<br>5分<br>5分<br>10分<br>5分 | 30 | |
| | 询问患者是否出现牵引侧上肢放射痛、麻木等症状 | （1）询问方法正确<br>（2）观察判断正确 | 2分<br>3分 | 5 | |
| | 检查全程指导患者下肢肌肉放松 | （1）指导方法正确<br>（2）保证患者安全 | 5分<br>5分 | 10 | |
| 操作后<br>（10分） | 协助取舒适体位 | （1）患者体位正确<br>（2）患者体位舒适 | 1分<br>1分 | 2 | |
| | 整理衣物及床单位 | 床单整理平整 | 1分 | 1 | |
| | 密切观察患者反应，注意倾听患者主诉 | （1）询问患者反应<br>（2）观察病情变化 | 1分<br>1分 | 2 | |
| | 洗手，取口罩，记录，签字 | （1）洗手方法正确<br>（2）取口罩方法正确<br>（3）记录正确 | 2分<br>1分<br>2分 | 5 | |
| 综合评价<br>（10分） | 手法正确，操作熟练、流畅 | | | 5 | |
| | 操作中观察病情变化，与患者沟通良好，注重人文关怀 | | | 5 | |
| 总分<br>（100分） | | 实际得分合计 | | | |

237

## 七、拾物试验

（一）概述

拾物试验主要用于判断患者是否存在脊柱功能障碍，将一物品放在地上，令患者拾起。脊柱正常者，可双膝伸直，腰部自然弯曲，俯身将物品拾起，若患者先以一手扶膝、蹲下、腰部挺直地拾起物品，即为拾物试验阳性。

（二）作用和目的

判断患者是否存在脊柱前屈功能障碍。

（三）适应证

脊柱病变如腰椎结核、强直性脊柱炎、腰椎间盘突出、腰肌损伤及炎症的患者。

（四）禁忌证

腰椎外伤或腰椎疾病有病理性骨折可能的患者。

（五）人员资质

经拾物试验检查培训合格的医护人员。

（六）评估要点

评估患者病情、意识状态、配合程度等。

（七）宣教要点

（1）告知患者拾物试验的目的、关键流程及配合方法。

（2）告知患者在拾物试验中有任何不适，及时告知检查者。

（八）关键技术流程（图 6-44）

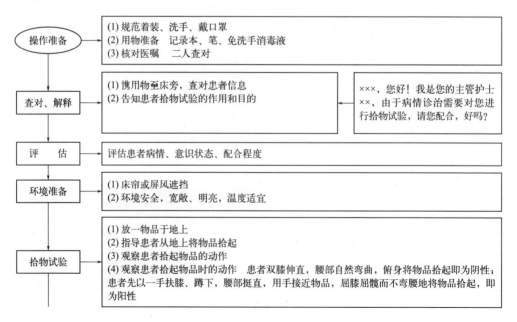

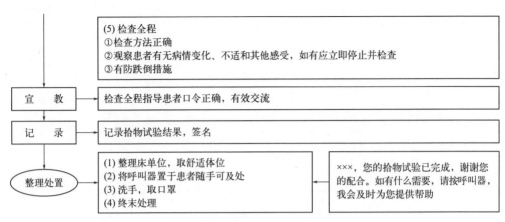

图 6-44　拾物试验关键技术流程

拾物试验

## （九）关键提示

（1）检查方法正确。

（2）有防跌倒措施。

## （十）操作考核评分标准（表 6-18）

表 6-18　拾物试验操作考核评分标准

科室：_____　姓名：_____　考核日期：_____　考核者：_____　得分：_____

| 项目 | 操作技术要点 | 考核要点 | | 标准分/分 | 得分/分 |
|---|---|---|---|---|---|
| 操作前<br>（30分） | 用物准备　记录本、笔、免洗手消毒液 | 缺一项扣 0.5 分 | | 2 | |
| | 护士准备　仪表端庄、服装整洁、不留<br>长指甲 | （1）仪表端庄<br>（2）服装整洁<br>（3）指甲符合要求 | 1 分<br>1 分<br>1 分 | 3 | |
| | 环境准备　环境安全,温湿度适宜,屏<br>风遮挡 | （1）评估环境<br>（2）屏风或床帘遮挡 | 3 分<br>2 分 | 5 | |
| | 采用两种以上方式核对床号、姓名、手<br>腕带信息等 | （1）核对方法正确<br>（2）核对信息完整 | 3 分<br>2 分 | 5 | |
| | 向患者解释操作的目的及意义,患者了<br>解该项操作的目的,并愿意配合 | （1）告知全面<br>（2）患者理解并配合 | 5 分<br>5 分 | 10 | |
| | 洗手,戴口罩 | （1）洗手方法正确<br>（2）佩戴口罩正确 | 3 分<br>2 分 | 5 | |

续表

| 项目 | 操作技术要点 | 考核要点 | | 标准分/分 | 得分/分 |
|---|---|---|---|---|---|
| 操作中<br>(50分) | 检查者立于患者前面 | 站立位置正确 | 5分 | 5 | |
| | 放一物品于地上,指导患者从地上将物品拾起,观察患者拾起物品的动作 | (1)指导方法正确<br>(2)检查方法正确 | 10分<br>5分 | 15 | |
| | 观察患者拾起物品时的动作:患者双膝伸直,腰部自然弯曲,俯身将物品拾起即为阴性;患者先以一手扶膝、蹲下,腰部挺直,用手接近物品,屈膝屈髋而不弯腰地将物品拾起,即为阳性 | 观察判断正确 | 20分 | 20 | |
| | 检查全程指导患者肌肉放松 | (1)指导方法正确<br>(2)保证患者安全 | 5分<br>5分 | 10 | |
| 操作后<br>(10分) | 协助取舒适体位 | (1)患者体位正确<br>(2)患者体位舒适 | 1分<br>1分 | 2 | |
| | 整理衣物及床单位 | 床单整理平整 | 1分 | 1 | |
| | 密切观察患者反应,注意倾听患者主诉 | (1)询问患者反应<br>(2)观察病情变化 | 1分<br>1分 | 2 | |
| | 洗手,取口罩,记录,签字 | (1)洗手方法正确<br>(2)取口罩方法正确<br>(3)记录正确 | 2分<br>1分<br>2分 | 5 | |
| 综合评价<br>(10分) | 手法正确,操作熟练、流畅 | | | 5 | |
| | 操作中观察病情变化,与患者沟通良好,注重人文关怀 | | | 5 | |
| 总分<br>(100分) | | 实际得分合计 | | | |

## 八、杜加斯征

### (一)概述

杜加斯征又称搭肩试验,肘关节屈曲,用手搭到对侧肩部,正常情况下肘部可以贴近胸壁。如将患侧肘部紧贴胸壁时,手掌搭不到健侧肩部,或手掌搭在健侧肩部时,肘部无法贴近胸壁,则杜加征阳性,提示肩关节脱位。

### (二)作用和目的

(1)判断有无肩关节脱位。

(2)判断肩关节脱位复位是否成功。

(3)为肩关节疾病患者提供诊断依据。

### (三)适应证

肩关节疾病。

## （四）禁忌证

颈肩部骨折患者。

## （五）人员资质

经杜加斯征检查培训合格的医护人员。

## （六）评估要点

评估患者病情、意识状态、配合程度等。

## （七）宣教要点

（1）告知患者杜加斯征的目的、关键流程及配合方法。

（2）告知患者在杜加斯征中有任何不适，及时告知检查者。

## （八）关键技术流程（图 6-45）

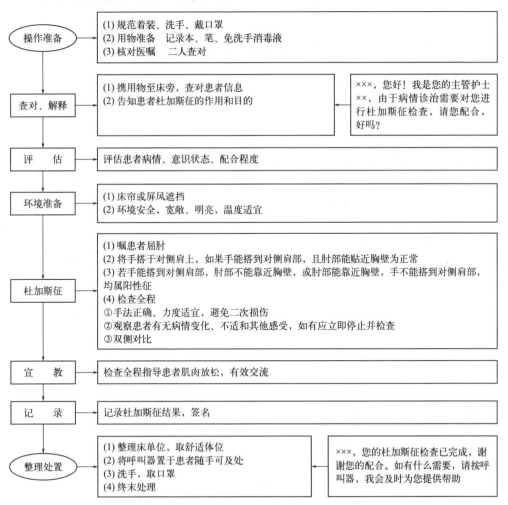

图 6-45 杜加斯征检查关键技术流程

杜加斯征检查

## （九）关键提示

（1）手法正确、力度适宜，避免二次损伤。

（2）嘱患者全程放松，勿用力对抗。

## （十）操作考核评分标准（表6-19）

**表6-19  杜加斯征检查操作考核评分标准**

科室：_____    姓名：_____    考核日期：_____    考核者：_____    得分：_____

| 项目 | 操作技术要点 | 考核要点 | | 标准分/分 | 得分/分 |
|---|---|---|---|---|---|
| 操作前<br>（30分） | 用物准备  记录本、笔、免洗手消毒液 | 缺一项扣0.5分 | | 2 | |
| | 护士准备  仪表端庄、服装整洁、不留长指甲 | （1）仪表端庄<br>（2）服装整洁<br>（3）指甲符合要求 | 1分<br>1分<br>1分 | 3 | |
| | 环境准备  环境安全,宽敞、明亮,温度适宜 | （1）评估环境<br>（2）屏风或床帘遮挡 | 2分<br>2分 | 4 | |
| | 查看患者症状、体征 | （1）查看病历资料全面<br>（2）评估病情有效 | 3分<br>3分 | 6 | |
| | 采用两种以上方式核对床号、姓名、手腕带信息等 | （1）核对方法正确<br>（2）核对信息完整 | 3分<br>2分 | 5 | |
| | 向患者解释操作的目的及意义,患者了解该项操作的目的,并愿意配合 | （1）告知全面<br>（2）患者理解并配合 | 3分<br>2分 | 5 | |
| | 洗手,戴口罩 | （1）洗手方法正确<br>（2）佩戴口罩正确 | 3分<br>2分 | 5 | |
| 操作中<br>（50分） | 检查者立于患者被检查侧 | 站立位置正确 | 5分 | 5 | |
| | 协助取站立位或坐位 | 体位正确 | 5分 | 5 | |
| | 检查肩关节外观、有无畸形等 | 判断正确 | 5分 | 5 | |
| | 杜加斯征  嘱患者屈肘,将手搭于对侧肩上,如果手能搭到对侧肩部,且肘部能贴近胸壁为正常。若手能搭到对侧肩部,肘部不能靠近胸壁,或肘部能靠近胸壁,手不能搭到对侧肩部,均属阳性 | （1）指导方法正确<br>（2）体位正确<br>（3）手放置位置正确<br>（4）检查方法正确<br>（5）力度合适 | 5分<br>5分<br>5分<br>10分<br>5分 | 30 | |
| | 检查全程指导患者肌肉放松 | 指导肌肉放松 | 5分 | 5 | |

续表

| 项目 | 操作技术要点 | 考核要点 | | 标准分/分 | 得分/分 |
|------|------------|---------|---|----------|---------|
| 操作后<br>(10分) | 协助取舒适体位 | (1)患者体位正确 | 1分 | 2 | |
| | | (2)患者体位舒适 | 1分 | | |
| | 整理衣物及床单位 | 床单整理平整 | 1分 | 1 | |
| | 密切观察患者反应,注意倾听患者主诉 | (1)询问患者反应 | 1分 | 2 | |
| | | (2)观察病情变化 | 1分 | | |
| | 洗手,取口罩,记录,签字 | (1)洗手方法正确 | 2分 | 5 | |
| | | (2)取口罩方法正确 | 1分 | | |
| | | (3)记录正确 | 2分 | | |
| 综合评价<br>(10分) | 手法正确,操作熟练、流畅 | | | 5 | |
| | 操作中观察病情变化与患者沟通良好,注重人文关怀 | | | 5 | |
| 总分<br>(100分) | | 实际得分合计 | | | |

## 九、骨盆挤压及分离试验

**（一）概述**

（1）骨盆挤压试验　用于诊断骨盆骨折和骶髂关节病变。患者仰卧位，检查者两手分别放于髂嵴两侧，两手同时向中线挤压，如有骨折则会发生疼痛，称骨盆挤压试验阳性。或嘱患者采取侧卧位，检查者双手放于上侧髂骨部，向下按压。后者多用于检查骶髂关节病变。

（2）骨盆分离试验　多用于检查骨盆骨折及骶髂关节病变。患者仰卧位，检查者两手交叉置于两侧髂嵴，两手同时向外推按髂骨翼，使之向两侧分开。如有骨盆骨折或骶髂关节病变，则局部发生疼痛反应，称为骨盆分离试验阳性。

**（二）作用和目的**

（1）检查骨盆骨折及骶髂关节病变。

（2）为骶髂关节病变、耻骨联合分离和骨盆骨折提供诊断依据。

**（三）适应证**

骨盆骨折和骶髂关节病变患者。

**（四）禁忌证**

骨盆肿瘤患者。

**（五）人员资质**

经骨盆挤压及分离试验检查培训合格的医护人员。

**（六）评估要点**

评估患者病情、意识状态、配合程度等。

（七）宣教要点

（1）告知患者骨盆挤压及分离试验的目的、关键流程及配合方法。

（2）告知患者在骨盆挤压及分离试验中有任何不适，及时告知检查者。

（八）关键技术流程（图 6-46）

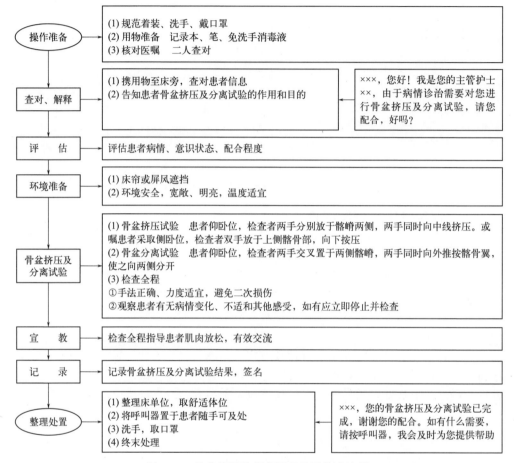

图 6-46　骨盆挤压及分离试验关键技术流程

骨盆挤压及分离试验

（九）关键提示

（1）手法正确、力度适宜，避免二次损伤。

（2）嘱患者全程放松，勿用力对抗。

（十）操作考核评分标准（表 6-20）

表 6-20　骨盆挤压及分离试验操作考核评分标准

科室：_____　姓名：_____　考核日期：_____　考核者：_____　得分：_____

| 项目 | 操作技术要点 | 考核要点 | | 标准分/分 | 得分/分 |
|---|---|---|---|---|---|
| 操作前<br>(30分) | 用物准备　记录本、笔、免洗手消毒液 | 缺一项扣0.5分 | | 2 | |
| | 护士准备　仪表端庄、服装整洁、不留长指甲 | (1)仪表端庄 | 1分 | 3 | |
| | | (2)服装整洁 | 1分 | | |
| | | (3)指甲符合要求 | 1分 | | |
| | 环境准备　环境安全，宽敞、明亮，温度适宜 | (1)评估环境 | 2分 | 4 | |
| | | (2)屏风或床帘遮挡 | 2分 | | |
| | 查看患者症状、体征 | (1)查看病历资料全面 | 3分 | 6 | |
| | | (2)评估病情有效 | 3分 | | |
| | 采用两种以上方式核对床号、姓名、手腕带信息等 | (1)核对方法正确 | 3分 | 5 | |
| | | (2)核对信息完整 | 2分 | | |
| | 向患者解释操作的目的及意义，患者了解该项操作的目的，并愿意配合 | (1)告知全面 | 3分 | 5 | |
| | | (2)患者理解并配合 | 2分 | | |
| 操作中<br>(50分) | 检查骨盆外观、有无畸形等 | 检查方法正确 | 5分 | 5 | |
| | 骨盆挤压试验　检查者双手将两侧髂嵴向中心挤压 | (1)指导方法正确 | 5分 | 40 | |
| | | (2)体位正确 | 5分 | | |
| | | (3)手放置位置正确 | 10分 | | |
| | 骨盆分离试验　检查者双手将两侧髂嵴用力向外下方推按 | (4)检查方法正确 | 10分 | | |
| | | (5)力度合适 | 10分 | | |
| | 检查全程指导患者肌肉放松 | 指导肌肉放松 | 5分 | 5 | |
| 操作后<br>(10分) | 协助取舒适体位 | (1)患者体位正确 | 1分 | 2 | |
| | | (2)患者体位舒适 | 1分 | | |
| | 整理衣物及床单位 | 床单整理平整 | 1分 | 1 | |
| | 密切观察患者反应，注意倾听患者主诉 | (1)询问患者反应 | 1分 | 2 | |
| | | (2)观察病情变化 | 1分 | | |
| | 洗手，取口罩，记录，签字 | (1)洗手方法正确 | 2分 | 5 | |
| | | (2)取口罩方法正确 | 1分 | | |
| | | (3)记录正确 | 2分 | | |
| 综合评价<br>(10分) | 手法正确，操作熟练、流畅 | | | 5 | |
| | 操作中观察病情变化，与患者沟通良好，注重人文关怀 | | | 5 | |
| 总分<br>(100分) | | 实际得分合计 | | | |

## 十、髋关节屈曲挛缩试验

### （一）概述

髋关节屈曲挛缩试验又称托马斯征（Thomas sign）是指患者仰卧，当患者双下肢放平到检查台上时，出现腰椎前突者为阳性。又令患者双手抱一侧膝关节，并尽力屈曲髋关节、膝关节，使大腿贴近腹壁，腰部贴于床面，再让患者伸直另一侧下肢，若不能将患侧下肢伸直平放于床面，即为阳性。提示存在髋关节挛缩畸形。患侧大腿与床面所成的角度即为髋关节屈曲畸形的角度。

（二）作用和目的

检查髋关节是否存在屈曲挛缩，腰大肌是否存在脓肿和挛缩。

（三）适应证

各种原因所致的髋关节挛缩畸形患者。

（四）禁忌证

下肢骨折、肿瘤患者。

（五）人员资质

经髋关节屈曲挛缩试验检查培训合格的医护人员。

（六）评估要点

评估患者病情、意识状态、配合程度等。

（七）宣教要点

（1）告知患者髋关节屈曲挛缩试验的目的、关键流程及配合方法。

（2）告知患者在髋关节屈曲挛缩试验中有任何不适，及时告知检查者。

（八）关键技术流程（图 6-47）

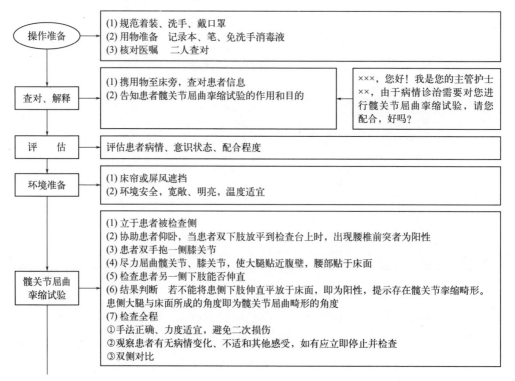

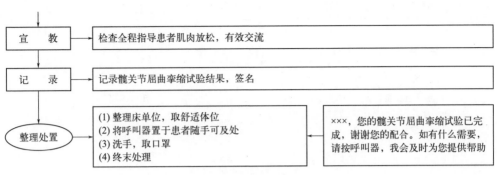

图 6-47　髋关节屈曲挛缩试验关键技术流程

髋关节屈曲挛缩试验

## （九）关键提示

（1）手法正确、力度适宜，避免二次损伤。

（2）嘱患者全程放松，双侧对比。

## （十）操作考核评分标准（表 6-21）

表 6-21　髋关节屈曲挛缩试验操作考核评分标准

科室：_____　姓名：_____　考核日期：_____　考核者：_____　得分：_____

| 项目 | 操作技术要点 | 考核要点 | | 标准分/分 | 得分/分 |
|---|---|---|---|---|---|
| 操作前（30分） | 用物准备　记录本、笔、免洗手消毒液 | 缺一项扣0.5分 | | 2 | |
| | 护士准备　仪表端庄、服装整洁、不留长指甲 | (1)仪表端庄<br>(2)服装整洁<br>(3)指甲符合要求 | 1分<br>1分<br>1分 | 3 | |
| | 环境准备　环境安全、宽敞、明亮、温度适宜 | (1)评估环境<br>(2)屏风或床帘遮挡 | 2分<br>2分 | 4 | |
| | 查看患者症状、体征，排除下肢骨折、肿瘤患者 | (1)查看病历资料全面<br>(2)评估病情有效 | 3分<br>3分 | 6 | |
| | 采用两种以上方式核对床号、姓名、手腕带信息等 | (1)核对方法正确<br>(2)核对信息完整 | 3分<br>2分 | 5 | |
| | 向患者解释操作的目的及意义，患者了解该项操作的目的，并愿意配合 | (1)告知全面<br>(2)患者理解并配合 | 3分<br>2分 | 5 | |
| | 洗手，戴口罩 | (1)洗手方法正确<br>(2)佩戴口罩正确 | 3分<br>2分 | 5 | |

续表

| 项目 | 操作技术要点 | 考核要点 | | 标准分/分 | 得分/分 |
|------|------------|----------|---|---------|--------|
| 操作中<br>(50分) | 检查者立于患者被检查侧 | 站立位置正确 | 5分 | 5 | |
| | 协助患者取仰卧位，双手抱一侧膝关节，并尽力屈曲髋关节、膝关节，使大腿贴近腹壁，腰部贴于床面，再让患者伸直另一侧下肢 | (1)指导方法正确<br>(2)体位正确<br>(3)手放置位置正确<br>(4)检查方法正确<br>(5)力度合适 | 5分<br>5分<br>5分<br>10分<br>5分 | 30 | |
| | 检查患者是否出现患肢不能平放于床面上或平放于床面上时出现代偿性腰椎前凸 | 判断正确 | 10分 | 10 | |
| | 检查全程指导患者肌肉放松 | 指导肌肉放松 | 5分 | 5 | |
| 操作后<br>(10分) | 协助取舒适体位 | (1)患者体位正确<br>(2)患者体位舒适 | 1分<br>1分 | 2 | |
| | 整理衣物及床单位 | 床单整理平整 | 1分 | 1 | |
| | 密切观察患者反应，注意倾听患者主诉 | (1)询问患者反应<br>(2)观察病情变化 | 1分<br>1分 | 2 | |
| | 洗手，取口罩，记录，签字 | (1)洗手方法正确<br>(2)取口罩方法正确<br>(3)记录正确 | 2分<br>1分<br>2分 | 5 | |
| 综合评价<br>(10分) | 手法正确，操作熟练、流畅 | | | 5 | |
| | 操作中观察病情变化，与患者沟通良好，注重人文关怀 | | | 5 | |
| 总分<br>(100分) | | 实际得分合计 | | | |

## 十一、抽屉试验

### (一) 概述

抽屉试验是指患者呈仰卧位，屈膝 90°，双足平置于检查床上。检查者坐于床上，抵住患者双足使之固定，双手握住小腿上段，先从后侧向前拉（前抽屉试验），再从小腿前上方向后推（后抽屉试验）。如出现胫骨前移，提示前交叉韧带的断裂或松弛；如出现胫骨后移，提示后交叉韧带的断裂或松弛；如出现胫骨前、后移提示前、后交叉韧带均断裂或松弛。

### (二) 作用和目的

用于前、后交叉韧带断裂、松弛的检查。

### (三) 适应证

膝关节损伤患者。

### (四) 禁忌证

(1) 下肢骨折或疑似骨折患者。

（2）下肢肿瘤患者。

（五）人员资质

经抽屉试验检查培训合格的医护人员。

（六）评估要点

评估患者病情、意识状态、配合程度等。

（七）宣教要点

（1）告知患者抽屉试验的目的、关键流程及配合方法。

（2）告知患者在抽屉试验中有任何不适，及时告知检查者。

（八）关键技术流程（图 6-48）

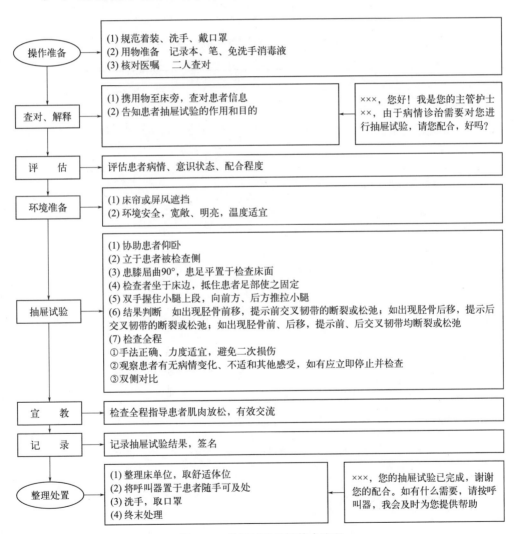

图 6-48　抽屉试验关键技术流程

抽屉试验

（九）关键提示

（1）膝关节屈曲90°，保持放松。

（2）手法正确、力度适宜，避免二次损伤。

（3）双侧对比。

（十）操作考核评分标准（表6-22）

表6-22　抽屉试验操作考核评分标准

科室：_____　　姓名：_____　　考核日期：_____　　考核者：_____　　得分：_____

| 项目 | 操作技术要点 | 考核要点 | 标准分/分 | 得分/分 |
|---|---|---|---|---|
| 操作前（30分） | 用物准备　记录本、笔、免洗手消毒液 | 缺一项扣0.5分 | 2 | |
| | 护士准备　仪表端庄、服装整洁、不留长指甲 | (1)仪表端庄　1分<br>(2)服装整洁　1分<br>(3)指甲符合要求　1分 | 3 | |
| | 环境准备　环境安全，宽敞、明亮，温度适宜 | (1)评估环境　2分<br>(2)屏风或床帘遮挡　2分 | 4 | |
| | 查看患者症状、体征，排除下肢骨折、肿瘤 | (1)查看病历资料全面　3分<br>(2)评估病情有效　3分 | 6 | |
| | 采用两种以上方式核对床号、姓名、手腕带信息等 | (1)核对方法正确　3分<br>(2)核对信息完整　2分 | 5 | |
| | 向患者解释操作的目的及意义,患者了解该项操作的目的,并愿意配合 | (1)告知全面　3分<br>(2)患者理解并配合　2分 | 5 | |
| | 洗手,戴口罩 | (1)洗手方法正确　3分<br>(2)佩戴口罩正确　2分 | 5 | |
| 操作中（50分） | 协助患者取仰卧位,屈膝90°,患足平置于检查床面,检查者坐于床边,固定住患足,双手握住小腿上段,向前方、后方推拉小腿,观察胫骨结节移位的程度,若出现胫骨前、后移为阳性 | (1)指导方法正确　5分<br>(2)体位正确　5分<br>(3)手放置位置正确　5分<br>(4)检查方法正确　10分<br>(5)力度合适　5分 | 30 | |
| | 检查者立于患者被检查侧 | 站立位置正确　5分 | 5 | |
| | 检查全程指导患者肌肉放松 | (1)指导方法正确　5分<br>(2)保证患者安全　10分 | 15 | |

续表

| 项目 | 操作技术要点 | 考核要点 | | 标准分/分 | 得分/分 |
|---|---|---|---|---|---|
| 操作后<br>(10分) | 协助取舒适体位 | (1)患者体位正确 | 1分 | 2 | |
| | | (2)患者体位舒适 | 1分 | | |
| | 整理衣物及床单位 | 床单整理平整 | 1分 | 1 | |
| 操作后<br>(10分) | 密切观察患者反应,注意倾听患者主诉 | (1)询问患者反应 | 1分 | 2 | |
| | | (2)观察病情变化 | 1分 | | |
| | 洗手,取口罩,记录,签字 | (1)洗手方法正确 | 2分 | 5 | |
| | | (2)取口罩方法正确 | 1分 | | |
| | | (3)记录正确 | 2分 | | |
| 综合评价<br>(10分) | 手法正确,操作熟练、流畅 | | | 5 | |
| | 操作中观察病情变化,与患者沟通良好,注重人文关怀 | | | 5 | |
| 总分<br>(100分) | | 实际得分合计 | | | |

## 十二、"4"字试验

**(一)概述**

"4"字试验是指患者仰卧平躺,一侧下肢伸直,另一侧下肢以"4"字形状放在伸直下肢近膝关节处,一手按住膝关节,另一手按压对侧髂嵴上,两手同时下压。下压时,髋关节出现痛者,并且屈侧膝关节不能触及床面为阳性。

**(二)作用和目的**

检查髋关节、骶髂关节是否存在病变。

**(三)适应证**

(1)髋关节出现间歇性或连续性疼痛人群。

(2)髋关节僵硬与活动受限人群。

**(四)禁忌证**

髋部、下肢骨折患者。

**(五)人员资质**

经"4"字试验检查培训合格的医护人员。

**(六)评估要点**

评估患者病情、意识状态、配合程度等。

**(七)宣教要点**

(1)告知患者"4"字试验目的、关键流程及配合方法。

(2)告知患者"4"字试验中有任何不适,及时告知检查者。

## （八）关键提示

（1）手法正确、力度适宜，避免二次损伤。

（2）该项检查禁止用于髋部、下肢骨折患者。

（3）双侧对比。

## （九）关键技术流程（图 6-49）

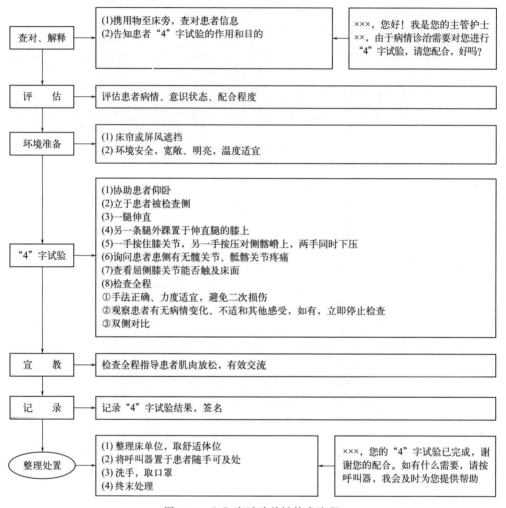

图 6-49 "4"字试验关键技术流程

"4"字试验

## （十）操作考核评分标准（表 6-23）

### 表 6-23 "4"字试验操作考核评分标准

科室：_____ 姓名：_____ 考核日期：_____ 考核者：_____ 得分：_____

| 项目 | 操作技术要点 | 考核要点 | | 标准分/分 | 得分/分 |
|---|---|---|---|---|---|
| 操作前<br>（30分） | 用物准备 记录本、笔、速干手消毒液 | 缺一项扣0.5分 | | 2 | |
| | 护士准备 仪表端庄、服装整洁、不留长指甲 | (1)仪表端庄<br>(2)服装整洁<br>(3)指甲符合要求 | 1分<br>1分<br>1分 | 3 | |
| | 环境准备 环境安全，温湿度适宜，屏风遮挡 | (1)评估环境<br>(2)屏风或床帘遮挡 | 2分<br>2分 | 4 | |
| | 查看患者症状、体征，排除髋部骨折、肿瘤 | (1)查看病历资料全面<br>(2)评估病情有效 | 3分<br>3分 | 6 | |
| | 采用两种以上方式核对床号、姓名，手腕带信息等 | (1)核对方法正确<br>(2)核对信息完整 | 3分<br>2分 | 5 | |
| | 向患者解释操作的目的及意义，患者了解该项操作的目的，并愿意配合 | (1)告知全面<br>(2)患者理解并配合 | 3分<br>2分 | 5 | |
| | 洗手，戴口罩 | (1)洗手方法正确<br>(2)佩戴口罩正确 | 3分<br>2分 | 5 | |
| 操作中<br>（50分） | 检查者立于患者被检查侧 | 站立位置正确 | 5分 | 5 | |
| | 协助患者仰卧平躺，一腿伸直，另一条腿外踝置于伸直腿的膝上；一手按住膝关节，另一手按压对侧髂嵴上，两手同时下压 | (1)指导方法正确<br>(2)体位正确<br>(3)手放置位置正确<br>(4)检查方法正确<br>(5)力度合适 | 5分<br>5分<br>5分<br>10分<br>5分 | 30 | |
| | 询问患者有无骶髂关节疼痛或者屈侧膝关节能否触及床面 | (1)询问方法正确<br>(2)观察判断正确 | 2分<br>3分 | 5 | |
| | 检查全程指导患者肌肉放松 | (1)指导方法正确<br>(2)保证患者安全 | 5分<br>5分 | 10 | |
| 操作后<br>（10分） | 协助取舒适体位 | (1)患者体位正确<br>(2)患者体位舒适 | 1分<br>1分 | 2 | |
| | 整理衣物及床单位 | 床单整理平整 | 1分 | 1 | |
| | 密切观察患者反应，注意倾听患者主诉 | (1)询问患者反应<br>(2)观察病情变化 | 1分<br>1分 | 2 | |
| | 洗手、取口罩，记录、签字 | (1)洗手方法正确<br>(2)取口罩方法正确<br>(3)记录正确 | 2分<br>1分<br>2分 | 5 | |
| 综合评价<br>（10分） | 手法正确，操作熟练、流畅 | | | 5 | |
| | 操作中观察病情变化，与患者沟通良好，注重人文关怀 | | | 5 | |
| 总分<br>（100分） | | 实际得分合计 | | | |

253

# 参考文献

[1] 王仙园. 创新教材 野战护理学 [M]. 2版. 北京：人民卫生出版社，2017.

[2] 尹琪楠，韩丽珠，边原，等. 2021年版《亚太膝关节和髋关节置换术和髋部骨折手术静脉血栓栓塞共识：静脉血栓栓塞症的药物预防》解读 [J]. 医药导报，2022，41（5）：599-602.

[3] 中华医学会呼吸病学分会肺栓塞与肺血管病学组，中国医师协会呼吸医师分会肺栓塞与肺血管病工作委员会，全国肺栓塞与肺血管病防治协作组. 肺血栓栓塞症诊治与预防指南 [J]. 中华医学杂志，2018，98（14）：1060-1087.

[4] 陈秀云，于梅. 骨科护士专科技能操作与考评 [M]. 北京：科学出版社，2016.

[5] （美）赛奥帕莫斯卡，等. 骨科术后康复指南手册 [M]. 天津：天津科技翻译出版公司，2011.

[6] 高小雁. 骨科用具护理指南 [M]. 北京：人民卫生出版社，2013.

[7] 李小寒，尚少梅. 基础护理学 [M]. 6版. 北京：人民卫生出版社，2017.

[8] 杨珏莹，林礼智，陈煜，等. 急救用新型快速止血材料研究进展 [J]. 化工新型材料，2020，48（7）：24-29.

[9] 中国健康促进基金会血栓与血管专项基金专家委员会. 静脉血栓栓塞症机械预防中国专家共识 [J]. 中华医学杂志，2020，100（7）：484-492.

[10] 陈燕琴，任红俤. 康复专科护士实践手册 [M]. 北京：化学工业出版社，2014.

[11] 考特尼 M. 汤森德，R. 丹尼尔·比彻姆，B. 马克·埃弗斯，等. 克氏外科学 [M]. 陈孝平，刘玉树，等译. 20版. 长沙：湖南科学技术出版社，2020.

[12] 胥少汀，葛宝丰，卢世璧. 实用骨科学 [M]. 4版修订本. 郑州：河南科学技术出版社，2019.

[13] 李乐之，路潜. 外科护理学 [M]. 7版. 北京：人民卫生出版社，2022.

[14] 山慈明，尹慧珍，杜书明，等. 围手术期深静脉血栓形成的物理预防研究进展 [J]. 中华护理杂志，2014，49（3）：349-354.

[15] 中国健康促进基金会血栓与血管专项基金专家委员会，中华医学会呼吸病学分会肺栓塞与肺血管病学组，中国医师协会呼吸医师分会肺栓塞与肺血管病工作委员会. 医院内静脉血栓栓塞症防治与管理建议 [J]. 中华医学杂志，2018，98（18）：1383-1388.

[16] 李秀华. 灾害护理学 [M]. 北京：人民卫生出版社，2015.

[17] 中华医学会骨科学分会创伤骨科学组，中华医学会骨科学分会外固定与肢体重建学组，中国医师协会骨科医师分会创伤专家工作委员会，等. 中国创伤骨科患者围手术期静脉血栓栓塞症预防指南（2021）[J]. 中华创伤骨科杂志，2021，23（3）：185-192.

[18] 中华医学会外科学分会. 中国普通外科围手术期血栓预防与管理指南 [J]. 中华外科杂志，2016，54（5）：321-327.

[19] 李雪阳，田秋菊，陈明霞. 逐级加压弹力袜与间歇充气加压装置预防深静脉血栓应用进展 [J]. 护理学报，2017，24（9）：31-34.

[20] 国际血管联盟中国分部护理专业委员会. 住院患者静脉血栓栓塞症预防护理与管理专家共识 [J]. 解放军护理杂志，2021，38（6）：17-21.

[21] Ortel T L, Neumann I, Ageno W, et al. American society of hematology 2020 guidelines for management of venous thromboembolism: treatment of deep vein thrombosis and pulmonary embolism [J]. Blood Advances, 2020, 4 (19): 4693-4738.

[22] Liew N C, Alemany G V, Angchaisuksiri P, et al. Asian venous thromboembolism guidelines: updated recommendations for the prevention of venous thromboembolism [J]. International Angiology, 2017, 36 (1): 1-20.

[23] Lane J. Commentary on: does hip fracture admitting service affect proper deep venous thrombosis prophylaxis? an investigation at a level 1 trauma center [J]. Journal of Orthopaedic Trauma, 2022, 36 (12): 623.

[24] Dennis M，Caso V，Kappelle L J，et al. European stroke organisation（eso）guidelines for prophylaxis for venous thromboembolism in immobile patients with acute ischaemic stroke [J]. European Stroke Journal，2016，1（1）：6-19.

[25] Spruce L. Prevention of venous thromboembolism [J]. AORN Journal，2021，113（1）：91-99.

[26] Michael，Gould，David，et al. Prevention of vte in nonorthopedic surgical patients：antithrombotic therapy and prevention of thrombosis, 9th ed：american college of chest physicians evidence-based clinical practice guidelines [J]. Chest，2012，141（2 Suppl）：e227S-e277S.

[27] Falck-Ytter Y，Francis C W，Johanson N A，et al. Prevention of vte in orthopedic surgery patients [J]. Chest，2012，141（2）：e278S-e325S.

[28] 甄凯元，翟振国. 下肢间歇充气加压装置在住院患者静脉血栓栓塞症预防中的应用进展 [J]. 中华结核和呼吸杂志，2020，43（7）：599-603.

[29] Babayan R K. Re：reducing postoperative venous thromboembolism complications with a standardized risk-stratified prophylaxis protocol and mobilization program [J]. Journal of Urology，2015，193（1）：190.

[30] Hill J，Treasure T. Reducing the risk of venous thromboembolism（deep vein thrombosis and pulmonary embolism）in patients admitted to hospital：summary of the nice guideline [J]. Bmj，2010 Jun；96（11）：879-882.

[31] Caprini J A. Risk assessment as a guide to thrombosis prophylaxis [J]. Current Opinion in Pulmonary Medicine，2010，16（5）：448-452.

[32] Na Eun K，Liam C P，Maureen K，et al. Standardized risk assessment and risk-stratified venous thromboembolism prophylaxis for patients undergoing breast operation [J]. Journal of the American College of Surgeons，2020，230（6）：947-955.

[33] Sadaghianloo N，Dardik A. The efficacy of intermittent pneumatic compression in the prevention of lower extremity deep venous thrombosis [J]. Journal of Vascular Surgery Venous & Lymphatic Disorders，2016，4（2）：248-256.

[34] Key N S，Khorana A A，Kuderer N M，et al. Venous thromboembolism prophylaxis and treatment in patients with cancer：asco clinical practice guideline update [J]. Journal of Clinical Oncology，2020，38（5）：496-520.

# 附录A ▶▶ ×××骨科——肢体感觉、运动、血液循环观察表

姓名： 床号： ID： 诊断： 年份： 年

| 日期 | 时间 | 肢体周径/cm | | 颜色 | | 肿胀 | | | | 皮温 | | | 感觉 | | | | 毛细血管充盈时间 | | | 动脉搏动 | | | | 肢端活动度 | | | 预防及处理措施 | 签名 |
|---|---|---|---|---|---|---|---|---|---|---|---|---|---|---|---|---|---|---|---|---|---|---|---|---|---|---|---|---|
| | | 健侧 | 患侧 | 正常 | 异常* | 无 | 轻 | 中 | 重 | 升高* | 正常 | 降低* | 正常 | 减退* | 麻痹* | 消失* | 正常 | 延长* | 消失* | 动脉 | 正常 | 减弱* | 消失* | 正常 | 受限* | 不能活动* | | |
| | | | | | | | | | | | | | | | | | | | | | | | | | | | | |
| | | | | | | | | | | | | | | | | | | | | | | | | | | | | |
| | | | | | | | | | | | | | | | | | | | | | | | | | | | | |
| | | | | | | | | | | | | | | | | | | | | | | | | | | | | |
| | | | | | | | | | | | | | | | | | | | | | | | | | | | | |
| | | | | | | | | | | | | | | | | | | | | | | | | | | | | |
| | | | | | | | | | | | | | | | | | | | | | | | | | | | | |
| | | | | | | | | | | | | | | | | | | | | | | | | | | | | |
| | | | | | | | | | | | | | | | | | | | | | | | | | | | | |

注：1. 评估对象及时机：所有四肢骨折、手术、牵引、血管壁、神经损伤以及外周循环不良等患者；患者入院2h内完成首次评估，以后每班评估一次，如有异常随时评估。

2. 颜色：应在光线充足下进行观察，①暗红、②暗紫、③紫黑、④淡红*、⑤苍白*、⑥灰暗*，其他颜色文字注明。

3. 皮温：正常为与人体体温相差±2℃。升高为高于此范围，降低为低于此范围。

4. 毛细血管充盈时间：正常为1～2s；异常*有①消失、②充盈时间延迟>2s。

5. 动脉：①桡动脉、②足背动脉、③胫后动脉。

6. 肢端活动度受限情况：①无法背伸、②无法掌屈、③无法屈指（趾）、④仅指（趾）尖可活动。

7. 预防及处理措施：①抬高患肢、②冷疗、③调整外固定、④患肢放置于心脏水平、⑤严禁按摩与热敷、⑥及时告知医师、⑦手术探查/切开减压，做好术前准备、⑧心理护理、⑨健康宣教。

8. 所有项目正常直接打"√"，肢体周径"健侧"可测量记录一次，颜色异常、活动度受限、预防及处理措施选填对应的数字，带"*"及时报告医师。

附录B ▸▸ # NRS-2002营养风险筛查表

床号：＿＿＿＿　　姓名：＿＿＿＿＿　　性别：□男□女　　年龄：＿＿＿岁

ID号：＿＿＿＿　　BMI：＿＿kg/m²　　诊断：＿＿＿＿＿＿＿＿＿＿＿＿＿＿＿＿＿

一、初筛（请在相应的括号中打"√"，下同）

1. BMI＜18.5kg/m²　　　　　　　　　　　　是（　）否（　）

2. 患者在过去3个月有体重下降吗？　　　　　是（　）否（　）

3. 患者在过去1周内有摄食减少吗？　　　　　是（　）否（　）

4. 患者有严重的疾病吗？（如ICU治疗）　　　是（　）否（　）

5. 前白蛋白＜0.2g/L（近1周内检查结果）　　是（　）否（　）

注：患者或家属不清楚者均填"否"；以上五项中只要其中一项选择"是"，进入下一步最终筛查，若均选择"否"，该次筛查终止，每周评估一次。

二、最终筛查

评分一：营养状态受损评分

没有：□0分，正常营养状态。

轻度：□1分，3个月内体重丢失＞5%，或前白蛋白160～200g/L，或前一周食物摄入比正常需要量低25%～50%。

中度：□2分，2个月内体重丢失＞5%，或前白蛋白100～160g/L，或前一周食物摄入比正常需要量低50%～75%。

重度：□3分，BMI＜18.5kg/m²，或1个月内体重丢失＞5%（3个月体重下降15%），或前白蛋白＜0.1g/L，或前1周食物摄入比正常需要量低75%～100%。

评分二：疾病的严重程度评分（主要疾病诊断＿＿＿＿＿）

没有：□0分，正常营养需要量

轻度：□1分，需要量轻度提高：椎-基底动脉供血不足、高血压心脏病、风湿性心脏病、症状性癫痫、骨折、一般胰腺炎、肝硬化、一般恶性肿瘤、慢性支气管炎（慢支）急性发作、氮质血症、血液透析、狼疮肾炎、轻度感染、慢性阻塞性肺疾病（COPD）、糖尿病等。

中度：□2分，需要量中度增加：腹部大手术（预计1周内进行）、血液恶性肿瘤、重度肺炎、重度哮喘、重症胰腺炎、脑血管意外等。

重度：□3分，需要量明显增加：颅脑损伤、骨髓移植、APACHE评分大于10分的ICU患者等。

评分三：□1分，年龄超过70岁者

三、营养风险总评分＝　　　分（评分一＋评分二＋评分三）

筛查完成时间：　年　月　日　时　　　　　评估者签名：＿＿＿＿＿＿＿

# 关节活动度测量记录表

| 测量部位 | 运动类型 | 主动活动度 | | 被动活动度 | | 参考值 |
|---|---|---|---|---|---|---|
| | | 左侧 | 右侧 | 左侧 | 右侧 | |
| 颈部活动度 | 前屈 | | | | | 0°～50° |
| | 后伸 | | | | | 0°～50° |
| | 侧屈 | | | | | 0°～50° |
| | 旋转 | | | | | 0°～70° |
| 胸腰椎活动度 | 前屈 | | | | | 0°～85° |
| | 后伸 | | | | | 0°～30° |
| | 侧屈 | | | | | 0°～35° |
| | 旋转 | | | | | 0°～45° |
| 肩关节活动度 | 前屈上举 | | | | | 0°～180° |
| | 后伸 | | | | | 0°～60° |
| | 外展 | | | | | 0°～180° |
| | 内旋 | | | | | 0°～80° |
| | 外旋 | | | | | 0°～90° |
| 肘关节活动度 | 屈曲 | | | | | 0°～150° |
| | 伸展 | | | | | 0°～10° |
| 前臂活动度 | 旋前 | | | | | 0°～90° |
| | 旋后 | | | | | |
| 腕关节活动度 | 掌屈 | | | | | 0°～80° |
| | 背伸 | | | | | 0°～80° |
| | 桡偏 | | | | | 0°～20° |
| | 尺偏 | | | | | 0°～45° |
| 髋关节活动度 | 屈曲 | | | | | 0°～130° |
| | 伸展 | | | | | 0°～30° |
| | 外展 | | | | | 0°～30° |
| | 内收 | | | | | |
| | 内旋 | | | | | 0°～45° |
| | 外旋 | | | | | |
| 膝关节活动度 | 屈曲 | | | | | 0°～135° |
| | 伸展 | | | | | 0°～10° |
| 踝关节活动度 | 背伸 | | | | | 0°～20° |
| | 跖屈 | | | | | 0°～35° |